U0347315

Breast Cancer in Young Women

年轻女性乳腺癌

原著 [意] Oreste Gentilini
　　　[美] Ann H. Partridge
　　　[瑞士] Olivia Pagani
主审 宋尔卫 崔树德
主译 刘真真 刘 强

中国科学技术出版社
·北京·

图书在版编目（CIP）数据

年轻女性乳腺癌 /（意）欧莱斯特·詹地利尼 (Oreste Gentilini)，（美）安·H. 帕特里奇 (Ann H. Partridge)，
（瑞士）奥利维亚·帕加尼 (Olivia Pagani) 原著；刘真真，刘强主译 . — 北京：中国科学技术出版社，2021.4
书名原文：Breast Cancer in Young Women

ISBN 978-7-5046-8970-2

Ⅰ . ①年… Ⅱ . ①欧… ②安… ③奥… ④刘… ⑤刘… Ⅲ . ①乳腺癌—诊疗 Ⅳ . ① R737.9

中国版本图书馆 CIP 数据核字 (2021) 第 027083 号

著作权合同登记号：01-2021-0161

First published in English under the title

Breast Cancer in Young Women

edited by Oreste Gentilini, Ann H. Partridge, Olivia Pagani

Copyright © Springer International Publishing Switzerland，2020

This edition has been translated and published under licence from Springer Nature Switzerland AG.

All rights reserved.

策划编辑	焦健姿　费秀云	
责任编辑	孙　超	
装帧设计	佳木水轩	
责任印制	李晓霖	

出　　版	中国科学技术出版社
发　　行	中国科学技术出版社有限公司发行部
地　　址	北京市海淀区中关村南大街 16 号
邮　　编	100081
发行电话	010-62173865
传　　真	010-62179148
网　　址	http://www.cspbooks.com.cn

开　　本	889mm×1194mm　1/16
字　　数	384 千字
印　　张	15
版　　次	2021 年 4 月第 1 版
印　　次	2021 年 4 月第 1 次印刷
印　　刷	天津翔远印刷有限公司
书　　号	ISBN 978-7-5046-8970-2 / R·2666
定　　价	168.00 元

（凡购买本社图书，如有缺页、倒页、脱页者，本社发行部负责调换）

译者名单

主　审　宋尔卫　中山大学孙逸仙纪念医院

　　　　崔树德　郑州大学附属肿瘤医院

主　译　刘真真　郑州大学附属肿瘤医院

　　　　刘　强　中山大学孙逸仙纪念医院

副主译　（以姓氏汉语拼音为序）

　　　　陈秀春　郑州大学附属肿瘤医院

　　　　龚　畅　中山大学孙逸仙纪念医院

　　　　李连方　郑州大学附属肿瘤医院

　　　　卢振铎　郑州大学附属肿瘤医院

　　　　闫　敏　郑州大学附属肿瘤医院

　　　　王承正　郑州大学附属肿瘤医院

译　者　（以姓氏汉语拼音为序）

　　　　郭旭辉　郑州大学附属肿瘤医院

　　　　焦得闯　郑州大学附属肿瘤医院

　　　　李军涛　郑州大学附属肿瘤医院

　　　　律慧敏　郑州大学附属肿瘤医院

　　　　吕民豪　郑州大学附属肿瘤医院

　　　　毛启新　郑州大学附属肿瘤医院

　　　　乔江华　郑州大学附属肿瘤医院

　　　　秦　丽　郑州大学附属肿瘤医院

　　　　孙献甫　郑州大学附属肿瘤医院

　　　　吴军召　郑州大学附属肿瘤医院

　　　　袁　鹏　郑州大学附属肿瘤医院

　　　　张崇建　郑州大学附属肿瘤医院

内容提要

　　本书引进自国际知名的 Springer 出版社，由意大利、美国和瑞士等 14 个国家 33 位国际知名专家共同编写，国内 20 位资深乳腺癌诊疗专家联袂翻译而成，是一部有关年轻女性乳腺癌的经典学术著作。全书分 17 章，全方位系统地介绍了年轻乳腺癌的疾病特征、风险评估、治疗方法和健康管理等方面的内容，精辟论述了年轻女性乳腺癌的诸多特点及应对措施，涵盖了该领域临床研究的最新进展。本书编写思路清晰、内容丰富、注重实用、图文并茂，非常适合年轻外科医生及乳腺专科医生阅读参考，是一部不可多得的临床案头必备工具书。

中文版序

目前，在世界范围内乳腺癌居女性恶性肿瘤发病率第一位。近年来，由于我国经济发展带来的生活、饮食习惯的改变，致使乳腺癌的发病率和死亡率呈快速增长趋势，严重威胁人们的生命健康。欧美国家的乳腺癌发病中位年龄为62—64岁，而我国女性乳腺癌发病的中位年龄仅为48—50岁，年轻患者较多。相较于年长乳腺癌患者，年轻乳腺癌患者的复发和死亡风险较高，生存预后较差，可能与其更具侵袭性的生物学行为有关，比如组织学分级较高，HER2 阳性及三阴乳腺癌的比例较高，临床诊断时分期较晚，肿瘤恶性程度较高等。

Breast Cancer in Young Women 一书由多位国际知名专家共同编写，由郑州大学附属肿瘤医院刘真真教授和中山大学孙逸仙纪念医院刘强教授担任主译，联合国内多位专家共同翻译，对提高国内医生对年轻女性乳腺癌的认知和诊治水平意义重大。该书从流行病学、生物学特性、影像学特征和遗传基因风险评估，到局部外科治疗方式、重建选择时机、系统治疗（包括化疗和内分泌治疗）、妊娠相关乳腺癌和生育保护、形体及心理健康等方面，详细介绍了年轻女性乳腺癌的诸多特点及应对措施，是一部不可多得的乳腺癌诊疗参考工具书。

本书中文版的面世，将为国内广大乳腺专科医生提供系统全面的年轻女性乳腺癌相关知识，为临床工作提供帮助，为进一步改善年轻女性乳腺癌的预防及早诊断、早治疗做出贡献！

中山大学孙逸仙纪念医院　宋尔卫

乳腺癌是成年女性常见的恶性肿瘤之一，在我国乳腺癌高居女性恶性肿瘤发病率之首，死亡率在女性恶性肿瘤位居第五。与发达国家相比，我国女性乳腺癌发病年龄更早，因此，年轻女性乳腺癌患者更需要我们关注。

近年来，随着我国乳腺癌诊治水平不断提高，广大女性对自身健康的关注越来越多，很多乳腺癌在初期即被发现。但是在我国年轻乳腺癌患者所占比例较高，在临床、病理和遗传方面具有特殊性。辅助化疗或者新辅助化疗后，药物性闭经和卵巢功能受损导致生育力异常等问题会对患者的生理、心理等方面造成负面影响。单一的乳腺专科医生已不能满足年轻女性乳腺癌患者的诊疗需求，目前我们中心常规开展的跨学科乳腺癌 MDT 诊疗模式很好地满足了年轻乳腺癌患者的需求。

Breast Cancer in Young Women 是一部专门介绍年轻女性乳腺癌的学术专著，涵盖了年轻女性乳腺癌的基本知识和最新进展。全书分 17 章，对年轻女性乳腺癌的流行病学特征、肿瘤生物学特征、影像学诊断，年轻女性乳腺癌的局部治疗（包括外科治疗、乳房重建及放射治疗）、系统治疗（包括个体化化疗、生物治疗及内分泌治疗），妊娠期乳腺癌及生育保护和妊娠，年轻女性乳腺癌的生理心理健康（包括性健康、身体形象、支持性护理、心理关怀和生活方式的改变）和晚期乳腺癌管理等方面做了精辟论述，非常适合年轻外科医生及乳腺专科医生学习参考。

本书由来自郑州大学附属肿瘤医院乳腺癌诊疗中心及中山大学孙逸仙纪念医院的多位资深乳腺癌诊疗专家翻译并审校，在忠实表达原著者理念的基础上，结合临床实际，用通俗易懂的语言表达出来，相信会对大家的临床实践有一定的帮助。

由于中外术语表述及语言表达习惯有所差异，书中可能会存在一些疏漏及欠妥之处，真诚希望大家不吝赐教，我们将虚心学习和改进。

郑州大学附属肿瘤医院　刘真真

目 录

第 1 章 流行病学
Epidemiology

Philip D. Poorvu   Ann H. Partridge   著

一、发病率和时间趋势

乳腺癌是女性最常见的恶性肿瘤，全球每年新诊断的乳腺癌达 130 多万例，是导致女性癌症死亡的第二大原因 [1]。该病主要发生于年龄较大的女性，诊断时中位年龄为 61 岁 [2]，年轻女性中确诊的病例不到 7% [3]，其中 30 岁之前约占 1%，35 岁之前约占 2.5%。女性 30 岁时的患病风险约为 1/1300，40 岁时为 1/200 [3]。虽然发达国家的年轻女性乳腺癌发病率较高，但世界范围内的差异相当有限，特别是与老年女性相比，老年女性的发病率差异更大（图 1-1）[1, 2, 4, 5]。然而，在美国，每年有 10 500 名年轻女性确诊乳腺癌，比霍奇金淋巴瘤和睾丸癌的发病率都要高 [2, 6]。

由于生殖模式的改变、乳腺癌筛查方法的实施及围绝经期和绝经后激素替代疗法（hormone replacement therapy，HRT）的使用，乳腺癌的总体发病率在 20 世纪下半叶有所上升。随着激素替代疗法在 21 世纪初使用的突然减少，乳腺癌的发病率随之下降 [7]。虽然一些数据显示，1994—2012 年 [2] 乳腺癌的年增长率为 0.6%，但在过去的几十年里，年轻女性的乳腺癌发病率基本保持稳定，可能是因为年轻女性不受导致老年女性乳腺癌发病率变化的因素的影响 [3, 4]。一项 SEER 分析发现 1976—2009 年初诊转移性乳腺癌的发病率略有增加（1.5～2.9 例 /10 万女性），这可能是因为使用断层成像技术检测远处病灶的能力提高，以及随着时间的推移，年轻女性对这种技术不同程度的使用 [8]。

二、风险因素

（一）生殖和激素因素

几项大型队列研究已经确定了乳腺癌发生的危险因素，其中大多数是针对绝经前乳腺癌，少数是针对年轻女性。与绝经后乳腺癌的相关性相比，月经初潮年龄小和第一胎妊娠年龄大与绝经前乳腺癌的相关性更强，尽管无论绝经状态如何，月经初潮年龄和第一胎妊娠年龄增加乳腺癌的风险都很低。

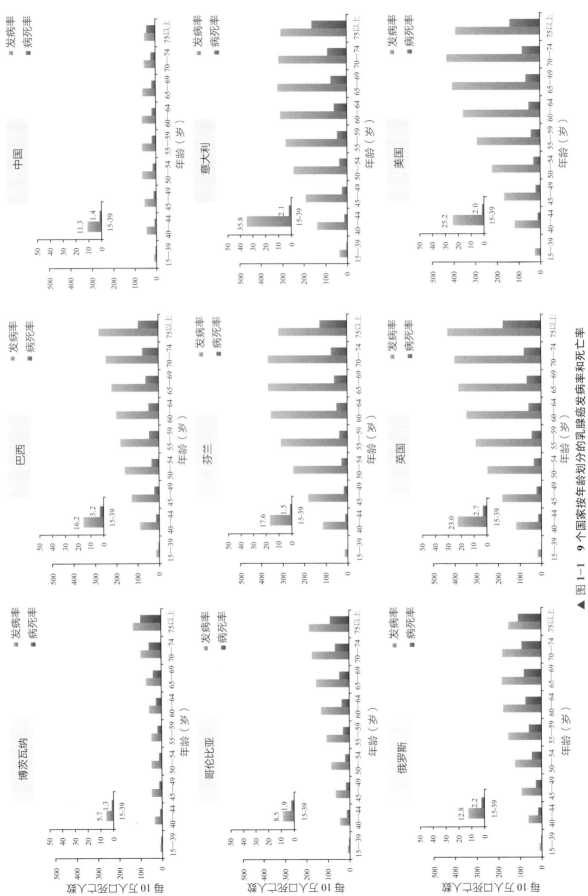

▲ 图 1-1　9 个国家按年龄划分的乳腺癌发病率和死亡率

引自 GLOBOCAN 2012：Estimated Cancer Incidence, Mortality and Prevalence Worldwide in 2012, International Agency for Research on Cancer, World Health Organization

护理健康研究的数据进一步表明，这种影响在年龄＜ 40 岁或≥ 40 岁的绝经前女性中是相似的 [9, 10]。然而，在一项研究中，相较于绝经前乳腺癌（每足月妊娠 1 次，患病风险总体减少约 3%），胎次对绝经后乳腺癌的保护作用似乎更强（每次足月妊娠 1 次，总体风险减少约 12%），这可能是因为在妊娠后不久乳腺癌的风险有小幅增加，而且妊娠相关乳腺癌主要发生在 40 岁以下的女性 [4, 9, 11, 12]。有趣的是，首次妊娠的年龄越大，由妊娠引起的风险越高，单胎妊娠女性的风险也比双胎妊娠女性的风险更高，高峰时间也更晚 [13]。妊娠增加风险及随后产生保护作用的这种"双重效应"的机制还不清楚 [14]。众所周知，母乳喂养可以降低患乳腺癌的风险，在年轻女性中尤其具有保护作用，在一项护理健康研究分析中，与没有进行母乳喂养的女性相比，母乳喂养患乳腺癌风险的相对危险度（relative risk，RR）为 0.85 [10]。

虽然妊娠可能是一个短期风险，但口服避孕药（oral contraceptives，OC）也与乳腺癌风险的小幅增加有关。一项对 54 项研究的汇总数据分析发现，当前使用口服避孕药的女性患病风险较高（RR=1.24），但在停用口服避孕药 10 年后恢复到基线水平 [15]。随后的系统回顾和 Meta 分析也证实，当前使用口服避孕药的女性患病风险略有增加，在停止服用后逐渐降低 [16]。重要的是，多个大型前瞻性研究未能证明使用体外受精和非体外受精药物会增加乳腺癌的风险 [17-20]。一些生理参数，包括较高的内源性雌二醇和睾酮水平、出生体重、生长速度和身高峰值，都与绝经前乳腺癌有关，并不限于年轻女性 [21-26]。

（二）健康行为与环境因素

有趣的是，体重和 BMI 与绝经前乳腺癌呈负相关，但与绝经后乳腺癌呈正相关，这表明肥胖的影响不仅仅是通过内源性循环雌激素的增加介导的 [24, 26, 27]。运动对绝经前乳腺癌的风险具有剂量依赖性的保护作用，但对乳腺癌不同亚型的影响，研究结果并不一致 [28-31]。

人们对于找出对年轻女性乳腺癌风险有保护作用或有害作用的饮食模式或特定食物非常感兴趣。既往的研究已经证实，酒精摄入量与乳腺癌风险之间似乎存在剂量依赖关系，而绝经前和绝经后女性的风险没有明显差异 [32-35]。对青少年饮食模式的研究发现了一种炎症性的饮食模式，即大量摄入软饮料、精制谷物和红肉，低的蔬菜和咖啡摄入及黄油消耗量（RR=1.06）是绝经前乳腺癌小的风险因素 [36]，而高膳食纤维（RR=0.78）和植物脂肪摄入（RR=0.85）则有一定的保护作用 [37]。其他的研究数据表明，大量摄入低脂乳制品与绝经前乳腺癌的发生风险降低有关（RR=0.68），乳制品钙摄入量（RR=0.69）和总维生素 D（RR=0.72）也存在同样的相关性，而与绝经后乳腺癌无关 [38]。地中海式饮食与西方饮食相比，患绝经前乳腺癌的风险较低，因此经常被推荐，特别是因为它可能更适合减肥 [39-41]。

曾经经常用于霍奇金淋巴瘤治疗但现在很少使用的斗篷式照射是年轻女性乳腺癌的一个很强的危险因素，在一项研究中，估计到 40 岁时累积风险为 15%，这与 *BRCA1* 突变携带者的风险相当 [42]。因此，以前接受过斗篷式照射放疗的霍奇金淋巴瘤幸存者可能需要更密集的筛查和降低风险的策略。

（三）种族

在美国，年轻女性的乳腺癌负担在人口亚群中不是按比例分布的。在年龄≤40岁的女性乳腺癌病例中，非洲裔美国女性占14%，白种人女性占76%，在年龄＞40岁的女性乳腺癌病例中，非洲裔美国女性占8%，而白种人女性占85%[43]。在包括年轻女性在内的各年龄组中，非洲裔美国女性被诊断出患有三阴性和晚期乳腺癌的比例高于其他种族群体[44-47]。

（四）基因风险因素

乳腺癌患者易发生有害的胚系基因突变，在未选择的患者中发生率为10%，其中60%发生于BRCA1基因或BRCA2基因，40%发生于低外显率基因，包括ATM、BRIP1、CHEK2和PALB2[48, 49]。BRCA1突变携带者乳腺癌累积发病率高于BRCA2突变携带者：30岁为2% vs. 0%；40岁为17% vs. 4%；50岁为35% vs. 9%；60岁为41% vs. 26%；70岁为52% vs. 32%[50]。由于这些胚系突变易患早发性癌症，年轻女性的发生率更高，约为16%，其中3/4为BRCA1或BRCA2突变，其余1/4为其他低外显率基因[49]。BRCA1和BRCA2突变在阿什肯纳兹犹太女性中更为常见，其发生率为每40名女性中有1例[51, 52]。然而，BRCA突变并不局限于高风险人群，佛罗里达州癌症登记处的数据显示，在年龄＜50岁被诊断出乳腺癌的黑人女性中，13%有BRCA1或BRCA2突变[53]。而另外一个系列研究发现，在患有三阴性乳腺癌的年轻墨西哥女性中，24%有BRCA突变[54]。

三、年轻女性乳腺癌的特征

（一）分期、分级和肿瘤亚型

在一项研究中，与年龄较大的女性相比，年轻女性在诊断时受累范围更广，较大肿瘤体积的比例更大（$T_2 \sim T_4$为50% vs. 36%），淋巴结受累更多（淋巴结阳性为39% vs. 25%；＞3个淋巴结受累为29% vs. 18%），以及更高的分期（Ⅱ期或以上为56% vs. 40%）。虽然许多患者和临床医生可能认为年轻女性的乳房异常更有可能是良性的，但对于大多数患者来说，诊断延迟并不常见，似乎并不是造成更大疾病负担的主要原因[55]。疾病严重程度上的差异部分原因是缺乏对年轻女性乳腺癌的筛查，另一部分原因是在不同的年龄组中乳腺癌各亚型的比例分布存在差异。在一项研究中，与老年女性相比，年轻女性的肿瘤组织学级别更高（43% vs. 26%），这与较差的预后有关，通常需要加强全身治疗[43]。年轻女性乳腺癌更有可能是三阴性和HER2阳性[56, 57]。在确诊的年轻女性乳腺癌中，60%～66%为ER阳性，25%～33%为HER2阳性[43, 57-59]。一项研究显示，49%是HR阳性/HER2阴性，23%是HR阴性/HER2阴性，18%HR阳性/HER阳性，10%HR阴性/HER2阳性[57]。一项大型前瞻性队列研究显示，与已公布的老年女性数据相比，年轻女性乳腺癌似乎腔面 B 型的比例更高（35%），腔面 A 型的比例较低（33%）[58]。在一个大型数据集中，ER 阳性的年轻女性乳腺癌的 Oncotype Dx 复发评分似乎呈右移分布，低、中、高风险评分的比例分别为 48%、38% 和 14%，而在 40—49 岁的女性中，分别为 60%、33% 和 7%[60]。癌症基因组图谱（TCGA）对乳腺癌的分子分析发现，*GATA3* 突变在年轻女性中更为常见，尽管这一发现在乳腺癌发展中的意义尚不清楚[61]。

（二）年轻是独立的风险因素

尽管较差的预后特征发生率更高，但多项研究证实，年轻是疾病复发和死亡的独立危险因素[43, 56, 62]。有趣的是，这种风险的增加似乎与亚型有关，年轻对腔面 A（HR=2.1）和腔面 B 型乳腺癌（HR=1.4）尤其具有预后意义，而对于三阴性和 HER2 阳性乳腺癌则不尽如此[63]，可能是由于年轻的绝经前女性内分泌治疗效果较差，以及辅助化疗的化学激素剥夺效应较弱[64]。同样，年轻作为乳腺癌特异性死亡的独立风险因素似乎仅限于 Ⅰ 期（HR=1.4）和 Ⅱ 期肿瘤（HR=1.1），而不包括 Ⅲ 期肿瘤（HR=1.0）[43]。内分泌治疗不足和依从性低（见本章后面的内分泌治疗和依从性部分）一直是年轻女性面临的问题[65]。鉴于最近的数据支持对年轻患者使用卵巢功能抑制，评估对年轻女性的治疗模式，以确保其内分泌治疗的优化，并有希望解决腔面亚型年轻女性患者的额外风险，这将是非常重要的[66, 67]。尽管就乳腺癌特异性和总体死亡率而言，年轻预示着化疗获益更大，但在年轻女性中乳腺癌仍是一种异质性很强的疾病，必须根据个体疾病的特征进行个体化的治疗[68]。年轻女性尤其容易受到过度治疗，并承受最大的化疗毒性负担。希望随着肿瘤分型的改善和更有效的靶向治疗，年龄的影响会逐渐减弱。

黑人女性的 5 年疾病特异性生存率相对较差，为 79%，白人女性为 90%[69]。此外，与 1990 年相比，2005 年有死亡危险的年轻黑人女性的生存结果改善率较慢，年轻黑人女性为 0.68，白人女性为 0.55[69]。内分泌治疗依从性的降低导致了这些差异，需要更多的研究工作来确定和解决其他的决定因素[70, 71]。

（三）特异性治疗

除内分泌治疗外，年轻女性乳腺癌的总体治疗方法与中年女性相似。然而，局部和全身治疗的差异可能不仅是由于对年轻患者高风险的担忧，还由于独特的心理社会问题和生殖问题，以及年轻女性面临更常见的遗传倾向，这将在后面的章节中详细讨论[72]。值得注意的是，总体上年轻女性参与临床试验即使不超过老年女性也同样多。然而，除非研究对象是年轻女性，否则她们通常只代表了一小部分参与者。因此，考虑到对其他方面都健康的年轻患者进行治疗时倾向于更加积极，临床医生可能不愿意对年轻患者采用新的治疗模式，特别是那些降级治疗。

与老年女性相比，年轻女性接受保乳手术（breast-conserving surgery，BCS）后局部复发（Locoregional recurrence，LRR）的风险更高，研究表明风险高达 5 倍；然而，与乳房切除术相比，在所有年龄段的女性中，BCS 与较差的总体生存率无关[72-77]。年轻女性 BCS 术后的局部复发风险被认为是可以接受的，对于有适应证的年轻患者，BCS 仍然是标准的治疗手段[72]。

在过去的几十年里，LRR 率大幅下降，这可能是由于诊断和外科技术的进步及有效靶向治疗（即抗 HER2 抗体）的发展[78-80]。考虑到放射对重建乳房的影响，年轻女性中淋巴结受累的发生率更高，因此需要乳房切除术后进行放射治疗，这使得 BCS 更适合作为合适的候选人。然而，BCS 比例在 1998—2011 年下降了 15% 以上，双侧乳房切除率从 3.6% 上升到 33%[74]。这一现象是复杂的，由多种因素驱动，包括术前接受 MRI 检查，以及对侧预防性乳房切除术降低风险的误解[75, 81-83]。无论是在美国国内还是国外，年轻女性接受的辅助化疗也比老年女性多。在瑞典的一项登记中，在 20—34 岁、35—39 岁、40—49 岁和 50—69 岁的女性中，化疗使用率分别为 65%、61%、46% 和 27%，由于疾病特征和治疗适宜性的差异，只有一小部分差异[56]。在英国、韩国和沙特阿拉伯的大型前瞻性队列研究中，化疗使用率已超过 85%[59, 84, 85]。在过去的 10 年中，已经实施了多种基因组分析，它们既能预测疾病复发，又能更好地为 HR+/HER2– 乳腺癌辅助化疗的选择提供信息[86-88]。一项基于人群的回顾性研究发现，中风险评分（年龄＜ 40 岁，55%；40—49 岁，46%；50—59 岁，37%）和低风险评分（淋巴结阴性，年龄＜ 40 岁，18%；40—49 岁，12%；50—59 岁，7%；淋巴结阳性，年龄＜ 40 岁，55%；40—49 岁，37%；50—59 岁，27%）的年轻女性使用化疗的频率更高[89]。

（四）依存性

内分泌治疗可以提高各年龄段女性乳腺癌的无病生存率和总体生存率，因此是保证最佳的内分泌治疗的策略，并且坚持内分泌治疗是乳腺癌治疗的一个重要方面[68]。反之，内分泌治疗依从性差与乳腺癌复发率增加和生存率降低有关（HR=1.2）[90]。年轻女性比年老女性更有可能不坚持内分泌治疗，约 1/3 的女性提前停用内分泌治疗，另有 1/4 的女性不规范地使用内分泌治疗。在 5 年的治疗中，只有大约一半的女性完全依从地进行内分泌治疗[91, 92]。一项大型前瞻性研究发现，在 515 名绝经前女性中，包括 41—45 岁的女性，13% 的女性没有使用他莫昔芬，16% 的女性使用他莫昔芬不足 5 年，71% 的女性在 5 年内坚持使用他莫昔芬[93]。对未来生育能力担忧的女性更有可能不愿开始内分泌治疗（OR=5.0）或提前停止（OR=1.8）[93]。因此，对生育的关注，包括咨询卵巢储备功能的下降风险（这与治疗和年龄相关），以及咨询保留生育能力的可选方法，可能是提高年轻女性内分泌治疗依从性的重要策略[94]。血管舒缩、妇科和性功能方面的不良反应，以及对发生不良反应的恐惧，尤其是在年轻女性中，是内分泌治疗不依从的重要影响因素，包括不愿开始和不能坚持内分泌治疗，积极的咨询和早期处理内分泌治疗的不良反应（使用行为学和药理学的方法）是至关重要的，可以从根本上解决内分泌治疗不依从的问题。

四、对年轻女性的特殊考虑

乳腺癌不仅威胁患者的身体健康，而且对于年轻女性来说，它还威胁到生活中的很多方面，这些方面是角色功能不可或缺的。年轻女性乳腺癌的诊断常常是在许多人对建立家庭感兴趣的时候，推荐的治疗方法可能会损害未来的生育能力。大多数年轻女性接受促性腺毒性化疗，闭经的风险在很大程度上取决于年龄和治疗方案[97]。前瞻性研究发现，35 岁以下女性发生化疗相关闭经（chemotherapy-related amenorrhea，CRA）的风险较低（15%），30 岁以下女性的风险更低[98, 99]。卵巢的储备功能从 35 岁左右开始急速下降，35—40 岁的女性发生 CRA 的风险增加到约 30%，大于 40 岁的女性发生 CRA 的风险增加到 50% 以上[98, 99]。生育能力是年轻女性的首要问题，在诊断时，大多数女性自述担心治疗后不孕的风险，特别是那些未生育、非常年轻并接受化疗的女性[100]。患乳腺癌后妊娠，包括对乳腺癌预后的影响和保留生育技术将在第 17 章中更详细地讨论。

促性腺毒性化疗和内分泌治疗也会使年轻女性面临过早绝经的风险，面临着血管舒缩症状和性功能障碍等短期不良反应及骨质疏松症、心脏病和认知功能障碍等长期不良反应[101-104]。年轻女性普遍存在更年期症状，包括潮热（40%）、性交困难（40%）、阴道干燥（50%）和乳腺敏感（50%）[105]。大约 60% 的女性自述存在认知方面的不良反应，包括注意力难以集中和健忘，而且化疗会加重幸存者的神经认知测试结果，而在内分泌治疗的加入则会进一步恶化测试结果，尽管描述的症状不一定与测试结果相关[104, 105]。虽然更年期症状在绝经后和围绝经期患者中更为普遍，但在诊断为绝经前并随后因辅助治疗而经历绝经过渡期的女性，其血管舒缩症状更重[106]。性健康常是年轻女性担忧的问题，高达 40% 的女性自述有性兴趣问题，60% 自述有生理性功能问题（见第 16 章）[107]。

年轻女性乳腺癌患者体重增加的风险也比同龄女性和老年患者更大，高达 50% 的女性自述在治疗期间体重增加[108-110]。很大比例的年轻幸存者（约 70%）对自己的外表也表示不满[111]。肥胖与更糟糕的生存结局有关，特别是在绝经前女性中[108, 112]。在治疗初期，年轻女性的体力活动可能会减少，这可能会导致化疗患者体重增加，但在接下来的 1 年内运动水平会增加[113]。幸存者乳腺癌死亡的风险与运动呈剂量依赖性下降，在第 16 章中有更详细的讨论[114]。

至少部分年轻女性由于这些独特的问题，其心理社会功能和生活质量，无论是生理上还是精神上都受到了更大的损害[115, 116]。考虑到年轻女性的发展阶段，她们还经常需要努力平衡自己的教育或早期职业目标，并在压力很大的时候处理幼儿的育儿问题。年轻女性更容易出现抑郁症状，并且程度常达到临床抑郁症的诊断标准[116, 117]。与较差的生活质量相关的因素包括更大的症状负担（如疼痛、更年期症状）及人际关系和身体形象问题，而社会支持功能（如就业）的改善与运动锻炼都能提高患者的生活质量[104, 109, 116, 118, 119]。这些问题及心理社会支持的方法将在第 17 章中讨论。

五、总结

年轻女性占乳腺癌患者的少数。然而，她们独特的关注方面和治疗结果的差异值得重视。专门的心理社会和临床规划及为解决这一群体中存在的重要问题而设计的研究[120]，有助于提供更多的支持和信息来改善年轻女性乳腺癌患者的治疗和预后。

参考文献

[1] Ferlay J, Shin H-R, Bray F, Forman D, Mathers C, Parkin DM. Estimates of worldwide burden of cancer in 2008: GLOBOCAN 2008. Int J Cancer. 2010;127(12): 2893–917.

[2] DeSantis CE, Fedewa SA, Goding Sauer A, Kramer JL, Smith RA, Jemal A. Breast cancer statistics, 2015: convergence of incidence rates between black and white women. CA Cancer J Clin. 2016;66(1):31–42.

[3] Anders CK, Johnson R, Litton J, Phillips M, Bleyer A. Breast cancer before age 40 years. Semin Oncol. 2009;36(3):237–49.

[4] Narod SA. Breast cancer in young women. Nat Rev Clin Oncol. 2012;9(8):460–70.

[5] GLOBOCAN. Estimated cancer incidence, mortality and prevalence worldwide in 2012. International Agency for Research on Cancer. [cited August 10, 2017]. 2012. http://globocan.iarc.fr/Pages/age-specific_ table_sel.aspx.

[6] Siegel RL, Miller KD, Jemal A. Cancer statistics, 2016. CA Cancer J Clin. 2016;66(1):7–30.

[7] Toriola AT, Colditz GA. Trends in breast cancer incidence and mortality in the United States: implications for prevention. Breast Cancer Res Treat. 2013;138(3): 665–73.

[8] Johnson RH, Chien FL, Bleyer A. Incidence of breast cancer with distant involvement among women in the United States, 1976–2009. JAMA. 2013;309(8):800–5.

[9] Clavel-Chapelon F, Gerber M. Reproductive factors and breast cancer risk. Do they differ according to age at diagnosis? Breast Cancer Res Treat. 2002;72(2):107–15.

[10] Warner ET, Colditz GA, Palmer JR, Partridge AH, Rosner BA, Tamimi RM. Reproductive factors and risk of premenopausal breast cancer by age at diagnosis: are there differences before and after age 40? Breast Cancer Res Treat. 2013;142(1):165–75.

[11] Talamini R, Franceschi S, La Vecchia C, Negri E, Borsa L, Montella M, et al. The role of reproductive and menstrual factors in cancer of the breast before and after menopause. Eur J Cancer. 1996;32(2):303–10.

[12] Lambe M, Hsieh C-c, Trichopoulos D, Ekbom A, Pavia M, Adami H-O. Transient increase in the risk of breast cancer after giving birth. N Engl J Med. 1994;331(1): 5–9.

[13] Liu Q, Wuu J, Lambe M, Hsieh S-F, Ekbom A, Hsieh C-C. Transient increase in breast cancer risk after giving birth: postpartum period with the highest risk (Sweden). Cancer Causes Control. 2002;13(4):299–305.

[14] Shakhar K, Valdimarsdottir HB, Bovbjerg DH. Heightened risk of breast cancer following pregnancy: could lasting systemic immune alterations contribute? Cancer Epidemiol Biomark Prev. 2007;16(6):1082–6.

[15] Collaborative Group on Hormonal Factors in Breast Cancer. Breast cancer and hormonal contraceptives: collaborative reanalysis of individual data on 53 297 women with breast cancer and 100 239 women without breast cancer from 54 epidemiologic studies. Lancet. 1999;347(9017):1713–27.

[16] Gierisch JM, Coeytaux RR, Urrutia RP, Havrilesky LJ, Moorman PG, Lowery WJ, et al. Oral contraceptive use and risk of breast, cervical, colorectal, and endometrial cancers: a systematic review. Cancer Epidemiol Biomark Prev. 2013;22(11):1931–43.

[17] van den Belt-Dusebout AW, Spaan M, Lambalk CB, Kortman M, Laven JS, van Santbrink EJ, et al. Ovarian stimulation for in vitro fertilization and long-term risk of breast cancer. JAMA. 2016;316(3):300–12.

[18] Venn A, Watson L, Lumley J, Giles G, King C, Healy D. Breast and ovarian cancer incidence after infertility and in vitro fertilization. Lancet. 1995;346(8981):995–1000.

[19] Brinton LA, Trabert B, Shalev V, Lunenfeld E, Sella T, Chodick G. In vitro fertilization and risk of breast and gynecologic cancers: a retrospective cohort study within the Israeli Maccabi Healthcare Services. Fertil Steril. 2013;99(5):1189–96.

[20] Sergentanis TN, Diamantaras A, Perlepe C, Kanavidis P, Skalkidou A, Petridou ET. IVF and breast cancer: a systematic review and meta-analysis. Hum Reprod Update. 2014;20(1):106–23.

[21] Eliassen AH, Missmer SA, Tworoger SS, Spiegelman D, Barbieri RL, Dowsett M, et al. Endogenous steroid hormone concentrations and risk of breast cancer among premenopausal women. J Natl Cancer Inst. 2006;98(19):1406–15.

[22] Kaaks R, Berrino F, Key T, Rinaldi S, Dossus L, Biessy C, et al. Serum sex steroids in premenopausal women and breast cancer risk within the European Prospective Investigation into Cancer and Nutrition (EPIC). J Natl Cancer Inst. 2005;97(10):755–65.

[23] Hankinson SE, Willett WC, Manson JE, Colditz

GA, Hunter DJ, Spiegelman D, et al. Plasma sex steroid hormone levels and risk of breast cancer in postmenopausal women. J Natl Cancer Inst. 1998;90(17):1292–9.

[24] Ahlgren M, Melbye M, Wohlfahrt J, Sørensen TIA. Growth patterns and the risk of breast cancer in women. N Engl J Med. 2004;351(16):1619–26.

[25] Gunnell D, Okasha M, Davey Smith G, Oliver SE, Sandhu J, Jolly JMP. Height, leg length, and cancer risk: a systematic review. Epidemiol Rev. 2001;23(2):313–42.

[26] Friedenreich CM. Review of anthropometric factors and breast cancer risk. Eur J Cancer Prev. 2001;10(1):15–32.

[27] Carmichael AR, Bates T. Obesity and breast cancer: a review of the literature. Breast. 2004;13(2):85–92.

[28] Steindorf K, Ritte R, Eomois P-P, Lukanova A, Tjonneland A, Johnsen NF, et al. Physical activity and risk of breast cancer overall and by hormone receptor status: the European prospective investigation into cancer and nutrition. Int J Cancer. 2013;132(7):1667–78.

[29] Maruti SS, Willett WC, Feskanich D, Rosner B, Colditz GA. A prospective study of age-specific physical activity and premenopausal breast cancer. J Natl Cancer Inst. 2008;100(10):728–37.

[30] Rockhill B, Willett WC, Hunter DJ, Manson JE, Hankinson SE, Coldtiz GA. A prospective study of recreational physical activity and breast cancer risk. Arch Intern Med. 1999;159(19):2290–6.

[31] Baer HJ, Tworoger SS, Hankinson SE, Willett WC. Body fatness at young ages and risk of breast cancer throughout life. Am J Epidemiol. 2010;171(11): 1183–94.

[32] Liu Y, Colditz GA, Rosner B, Berkey CS, Collins LC, Schnitt SJ, et al. Alcohol intake between menarche and first pregnancy: a prospective study of breast cancer risk. J Natl Cancer Inst. 2013;105(20):1571–8.

[33] Willett WC, Stampfer MJ, Colditz GA, Rosner BA, Hennekens CH, Speizer FE. Moderate alcohol consumption and the risk of breast cancer. N Engl J Med. 1987;316(19):1174–80.

[34] Chen WY, Rosner B, Hankinson SE, Colditz GA, Willett WC. Moderate alcohol consumption during adult life, drinking patterns, and breast cancer risk. JAMA. 2011;206(17):1884–90.

[35] Bowlin SJ, Leske MC, Varma A, Nasca P, Weinstein A, Caplan L. Breast cancer risk and alcohol consumption: results from a large case-control study. Int J Epidemiol.

1997;26(5):915–23.

[36] Harris HR, Willett WC, Vaidya RL, Michels KB. An adolescent and early adulthood dietary pattern with inflammation and the incidence of breast cancer. Cancer Res. 2017;77(5):1179–87.

[37] Frazier AL, Ryan CT, Rockett H, Willett WC, Colditz GA. Adolescent diet and risk of breast cancer. Breast Cancer Res. 2003;5(3):R59–64.

[38] Shin M, Holmes MD, Hankinson SE, Wu K, Colditz GA, Willett WC. Intake of dietary products, calcium, and vitamin D and risk of breast cancer. J Natl Cancer Inst. 2002;94(17):1301–11.

[39] Castello A, Pollan M, Buijsse B, Ruiz A, Casas AM, Baena-Canada JM, et al. Spanish Mediterranean diet and other dietary patterns and breast cancer risk: case-control EpiGEICAM study. Br J Cancer. 2014;111(7):1454–62.

[40] Hirko KA, Willett WC, Hankinson SE, Rosner BA, Beck AH, Tamimi RM, et al. Healthy dietary patterns and risk of breast cancer by molecular subtype. Breast Cancer Res Treat. 2016;155(3):579–88.

[41] Schwingshackl L, Hoffmann G. Adherence to Mediterranean diet and risk of cancer: an updated systematic review and meta-analysis of observational studies. Cancer Med. 2015;4(12):1933–47.

[42] Moskowitz CS, Chou JF, Wolden SL, Bernstein JL, Malhotra J, Novetsky Friedman D, et al. Breast cancer after chest radiation therapy for childhood cancer. J Clin Oncol. 2014;32(21):2217–23.

[43] Gnerlich JL, Deshpande AD, Jeffe DB, Sweet A, White N, Margenthaler JA. Elevated breast cancer mortality in women younger than age 40 years compared with older women is attributed to poorer survival in early-stage disease. J Am Coll Surg. 2009;208(3):341–7.

[44] Morris GJ, Naidu S, Topham AK, Guiles F, Xu Y, McCue P, et al. Differences in breast carcinoma characteristics in newly diagnosed African-American and Caucasian patients: a single-institution compilation compared with the National Cancer Institute's Surveillance, Epidemiology, and End Results database. Cancer. 2007;110(4):876–84.

[45] Amirikia KC, Mills P, Bush J, Newman LA. Higher population-based incidence rates of triple-negative breast cancer among young African-American women: implications for breast cancer screening recommendations. Cancer. 2011;117(12):2747–53.

[46] Carey LA, Perou CM, Livasy CA, Dressler LG, Cowan

D, Conway K, et al. Race, breast cancer subtypes, and survival in the Carolina Breast Cancer Study. JAMA. 2006;295(21):2492–502.

[47] Copson E, Maishman T, Gerty S, Eccles B, Stanton L, Cutress RI, et al. Ethnicity and outcome of young breast cancer patients in the United Kingdom: the POSH study. Br J Cancer. 2014;110(1):230–41.

[48] Cancer Genome Atlas N. Comprehensive molecular portraits of human breast tumours. Nature. 2012;490(7418):61–70.

[49] Tung N, Lin NU, Kidd J, Allen BA, Singh N, Wenstrup RJ, et al. Frequency of germline mutations in 25 cancer susceptibility genes in a sequential series of patients with breast cancer. J Clin Oncol. 2016;34(13):1460–8.

[50] Gabai-Kapara E, Lahad A, Kaufman B, Friedman E, Segev S, Renbaum P, et al. Population-based screening for breast and ovarian cancer risk due to BRCA1 and BRCA2. Proc Natl Acad Sci U S A. 2014;111(39):14205–10.

[51] Roa BB, Boyd AA, Volcik K, Richards CS. Ashkenazi Jewish population frequencies for common mutations in BRCA1 and BRCA2. Nat Genet. 1996;14(2):185–7.

[52] Warner E, Foulkes W, Goodwin P, Meschino W, Blondal J, Paterson C, et al. Prevalence and penetrance of BRCA1 and BRCA2 gene mutations in unselected Ashkenazi Jewish women with breast cancer. J Natl Cancer Inst. 1999;91(14):1241–7.

[53] Pal T, Bonner D, Cragun D, Monteiro ANA, Phelan C, Servais L, et al. A high frequency of BRCA mutations in young black women with breast cancer from Florida. Cancer. 2015;121(23):4173–80.

[54] Villarreal-Garza C, Weitzel JN, Llacuachaqui M, Sifuentes E, Magallanes-Hoyos MC, Gallardo L, et al. The prevalence of BRCA1 and BRCA2 mutations among young Mexican women with triple-negative breast cancer. Breast Cancer Res Treat. 2015;150(2):389–94.

[55] Ruddy KJ, Gelber S, Tamimi RM, Schapira L, Come SE, Meyer ME, et al. Breast cancer presentation and diagnostic delays in young women. Cancer. 2014;120(1):20–5.

[56] Fredholm H, Eaker S, Frisell J, Holmberg L, Fredriksson I, Lindman H. Breast cancer in young women: poor survival despite intensive treatment. PLoS One. 2009;4(11):e7695.

[57] Keegan TH, DeRouen MC, Press DJ, Kurian AW, Clarke CA. Occurrence of breast cancer subtypes in adolescent and young women. Breast Cancer Res. 2012;14:R55.

[58] Collins LC, Marotti JD, Gelber S, Cole K, Ruddy K, Kereakoglow S, et al. Pathologic features and molecular phenotype by patient age in a large cohort of young women with breast cancer. Breast Cancer Res Treat. 2012;131(3):1061–6.

[59] Copson E, Eccles B, Maishman T, Gerty S, Stanton L, Cutress RI, et al. Prospective observational study of breast cancer treatment outcomes for UK women aged 18–40 years at diagnosis: the POSH study. J Natl Cancer Inst. 2013;105(13):978–88.

[60] Swain SM, Nunes R, Yoshizawa C, Rothney M, Sing AP. Quantitative gene expression by recurrence score in ER-positive breast cancer, by age. Adv Ther. 2015;32(12):1222–36.

[61] Azim HA Jr, Nguyen B, Brohee S, Zoppoli G, Sotiriou C. Genomic aberrations in young and elderly breast cancer patients. BMC Med. 2015;13:266.

[62] Han W, Kim SW, Park IA, Kang D, Kim SW, Youn YK, et al. Young age: an independent risk factor for disease-free survival in women with operable breast cancer. BMC Cancer. 2004;4:82.

[63] Partridge AH, Hughes ME, Warner ET, Ottesen RA, Wong YN, Edge SB, et al. Subtypedependent relationship between young age at diagnosis and breast cancer survival. J Clin Oncol. 2016;34(27):3308–14.

[64] Swain SM, Jeong J, Geyer CE Jr, Costantino JP, Pajon ER, Fehrenbacher L, et al. Longer therapy, iatrogenic amenorrhea, and survival in early breast cancer. N Engl J Med. 2010;362(22):2053–65.

[65] Bellet M, Gray KP, Francis PA, Lang I, Ciruelos E, Lluch A, et al. Twelve-month estrogen levels in premenopausal women with hormone receptor-positive breast cancer receiving adjuvant triptorelin plus exemestane or tamoxifen in the Suppression of Ovarian Function Trial (SOFT): the SOFT-EST substudy. J Clin Oncol. 2016;34(14):1584–93.

[66] Francis PA, Regan MM, Fleming GF, Lang I, Ciruelos E, Bellet M, et al. Adjuvant ovarian suppression in premenopausal breast cancer. N Engl J Med. 2015;372(5):436–46.

[67] Saha P, Regan MM, Pagani O, Francis PA, Walley BA, Ribi K, et al. Treatment efficacy, adherence and quality-of-life among very young women (age <35 years) in the IBCSG TEXT and SOFT Adjuvant Endocrine Therapy Trials. J Clin Oncol. 2017;35:3113–22.

[68] Early Breast Cancer Trialists' Collaborative Group. Effects of chemotherapy and hormonal therapy for early breast cancer on recurrence and 15-year survival: an overview of the randomised trials. Lancet. 2005;365(9472):1687–717.

[69] Ademuyiwa FO, Gao F, Hao L, Morgensztern D, Aft RL, Ma CX, et al. US breast cancer mortality trends in young women according to race. Cancer. 2015;121(9):1469–76.

[70] Wheeler SB, Reeder-Hayes KE, Carey LA. Disparities in breast cancer treatment and outcomes: biological, social, and health system determinants and opportunities for research. Oncologist. 2013;18(9):986–93.

[71] Roberts MC, Wheeler SB, Reeder-Hayes K. Racial/ethnic and socioeconomic disparities in endocrine therapy adherence in breast cancer: a systematic review. Am J Public Health. 2015;105(S3):e4–e15.

[72] Paluch-Shimon S, Pagani O, Partridge AH, Bar-Meir E, Fallowfield L, Fenlon D, et al. Second international consensus guidelines for breast cancer in young women (BCY2). Breast. 2016;26:87–99.

[73] Kroman N, Holtveg H, Wohlfahrt J, Jensen MB, Mouridsen HT, Blichert-Toft M, et al. Effect of breast-conserving therapy versus radical mastectomy on prognosis for young women with breast carcinoma. Cancer. 2004;100(4):688–93.

[74] Mahmood U, Morris C, Neuner G, Koshy M, Kesmodel S, Buras R, et al. Similar survival with breast conservation therapy or mastectomy in the management of young women with early-stage breast cancer. Int J Radiat Oncol Biol Phys. 2012;83(5):1387–93.

[75] Kurian AW, Lichtensztajn DY, Keegan TH, Nelson DO, Clarke CA, Gomez SL. Use of and mortality after bilateral mastectomy compared with other surgical treatments for breast cancer in California, 1998–2011. JAMA. 2014;312(9):902–14.

[76] Braunstein LZ, Taghian AG, Niemierko A, Salama L, Capuco A, Bellon JR, et al. Breastcancer subtype, age, and lymph node status as predictors of local recurrence following breastconserving therapy. Breast Cancer Res Treat. 2017;161(1):173–9.

[77] Arvold ND, Taghian AG, Niemierko A, Abi Raad RF, Sreedhara M, Nguyen PL, et al. Age, breast cancer subtype approximation, and local recurrence after breast-conserving therapy. J Clin Oncol. 2011;29(29):3885–91.

[78] Aalders KC, Postma EL, Strobbe LJ, van der Heiden-van der Loo M, Sonke GS, Boersma LJ, et al. Contemporary locoregional recurrence rates in young patients with early-stage breast cancer. J Clin Oncol. 2016;34(18):2107–14.

[79] Radosa JC, Eaton A, Stempel M, Khander A, Liedtke C, Solomayer EF, et al. Evaluation of local and distant recurrence patterns in patients with triple-negative breast cancer according to age. Ann Surg Oncol. 2017;24(3):698–704.

[80] Kuijer A, King TA. Age, molecular subtypes and local therapy decision-making. Breast. 2017;34:S70–7.

[81] King TA, Sakr R, Patil S, Gurevich I, Stempel M, Sampson M, et al. Clinical management factors contribute to the decision for contralateral prophylactic mastectomy. J Clin Oncol. 2011;29(16):2158–64.

[82] Rosenberg SM, Sepucha K, Ruddy KJ, Tamimi RM, Gelber S, Meyer ME, et al. Local therapy decision-making and contralateral prophylactic mastectomy in young women with early-stage breast cancer. Ann Surg Oncol. 2015;22(12):3809–15.

[83] Rosenberg SM, Partridge AH. Management of breast cancer in very young women. Breast. 2015;24(Suppl 2):S154–8.

[84] Han W, Kang SY, Korean Breast Cancer Society. Relationship between age at diagnosis and outcome of premenopausal breast cancer: age less than 35 years is a reasonable cut-off for defining young age-onset breast cancer. Breast Cancer Res Treat. 2010;119(1):193–200.

[85] Elkum N, Dermime S, Ajarim D, Al-Zahrani A, Alsayed A, Tulbah A, et al. Being 40 or younger is an independent risk factor for relapse in operable breast cancer patients: the Saudi Arabia experience. BMC Cancer. 2007;7(1):222.

[86] Paik S, Shak S, Tang G, Kim C, Baker J, Cronin M, et al. A multigene assay to predict recurrence of tamoxifen-treated, node-negative breast cancer. N Engl J Med. 2004;351.2817–26.

[87] Paik S, Tang G, Shak S, Kim C, Baker J, Kim W, et al. Gene expression and benefit of chemotherapy in women with node-negative, estrogen receptor-positive breast cancer. J Clin Oncol. 2006;24(23):3726–34.

[88] Sparano JA, Gray RJ, Makower DF, Pritchard KI, Albain KS, Hayes DF, et al. Prospective validation of a 21-gene expression assay in breast cancer. N Engl J Med. 2015;373(21):2005–14.

[89] Petkov VI, Miller DP, Howlader N, Gliner N, Howe

W, Schussler N, et al. Breast-cancer-specific mortality in patients treated based on the 21-gene assay: a SEER population-based study. NPJ Breast Cancer. 2016;2:16017.

[90] Makubate B, Donnan PT, Dewar JA, Thompson AM, McCowan C. Cohort study of adherence to adjuvant endocrine therapy, breast cancer recurrence and mortality. Br J Cancer. 2013;108(7):1515–24.

[91] Partridge AH, Wang PS, Winer EP, Avorn J. Nonadherence to adjuvant tamoxifen therapy in women with primary breast cancer. J Clin Oncol. 2003;21(4):602–6.

[92] Hershman DL, Kushi LH, Shao T, Buono D, Kershenbaum A, Tsai WY, et al. Early discontinuation and nonadherence to adjuvant hormonal therapy in a cohort of 8,769 early-stage breast cancer patients. J Clin Oncol. 2010;28(27):4120–8.

[93] Llarena NC, Estevez SL, Tucker SL, Jeruss JS. Impact of fertility concerns on tamoxifen initiation and persistence. J Natl Cancer Inst. 2015;107(10):djv202.

[94] Rosenberg SM, Partridge AH. New insights into nonadherence with adjuvant endocrine therapy among young women with breast cancer. J Natl Cancer Inst. 2015;107(10):djv245.

[95] Land SR, Walcott FL, Liu Q, Wickerham DL, Costantino JP, Ganz PA. Symptoms and QOL as predictors of chemoprevention adherence in NRG Oncology/NSABP Trial P-1. J Natl Cancer Inst. 2016;108(4):djv365.

[96] Murphy CC, Bartholomew LK, Carpentier MY, Bluethmann SM, Vernon SW. Adherence to adjuvant hormonal therapy among breast cancer survivors in clinical practice: a systematic review. Breast Cancer Res Treat. 2012;134(2):459–78.

[97] Goodwin PJ, Ennis M, Pritchard KL, Trudeau M, Hood N. Risk of menopause during the first year after breast cancer diagnosis. J Clin Oncol. 1999;17(8):2365–70.

[98] Petrek JA, Naughton MJ, Case LD, Paskett ED, Naftalis EZ, Singletary SE, et al. Incidence, time course, and determinants of menstrual bleeding after breast cancer treatment: a prospective study. J Clin Oncol. 2006;24(7):1045–51.

[99] Sukumvanich P, Case LD, Van Zee K, Singletary SE, Paskett ED, Petrek JA, et al. Incidence and time course of bleeding after long-term amenorrhea after breast cancer treatment: a prospective study. Cancer. 2010;116(13):3102–11.

[100] Ruddy KJ, Gelber SI, Tamimi RM, Ginsburg ES, Schapira L, Come SE, et al. Prospective study of fertility concerns and preservation strategies in young women with breast cancer. J Clin Oncol. 2014;32(11):1151–6.

[101] Davies MC, Hall ML, Jacobs HS. Bone mineral loss in young women with amenorrhea. BMJ. 1990;301:790–3.

[102] Colditz GA, Willett WC, Stampfer MJ, Rosner B, Speizer FE, Hennekens CH. Menopause and the risk of coronary artery disease in women. N Engl J Med. 1987;316(18):1105–10.

[103] Rocca WA, Shuster LT, Grossardt BR, Maraganore DM, Gostout BS, Geda YE, et al. Long-term effects of bilateral oophorectomy on brain aging: unanswered questions from the Mayo Clinic Cohort Study of oophorectomy and aging. Womens Health (Lond). 2009;5(1):39–48.

[104] Ganz PA, Greendale GA, Petersen L, Kahn B, Bower JE. Breast cancer in younger women: reproductive and late health effects of treatment. J Clin Oncol. 2003;21(22):4184–93.

[105] Leining MG, Gelber S, Rosenberg R, Przypyszny M, Winer EP, Partridge AH. Menopausal-type symptoms in young breast cancer survivors. Ann Oncol. 2006;17(12):1777–82.

[106] Crandall C, Petersen L, Ganz PA, Greendale GA. Association of breast cancer and its therapy with menopause-related symptoms. Menopause. 2004;11(5):519–30.

[107] Webber K, Mok K, Bennett B, Lloyd AR, Friedlander M, Juraskova I, et al. If I am in the mood, I enjoy it: an exploration of cancer-related fatigue and sexual functioning in women with breast cancer. Oncologist. 2011;16(9):1333–44.

[108] Kroenke CH, Chen WY, Rosner B, Holmes MD. Weight, weight gain, and survival after breast cancer diagnosis. J Clin Oncol. 2005;23(7):1370–8.

[109] Avis NE, Crawford S, Manuel J. Quality of life among younger women with breast cancer. J Clin Oncol. 2005;23(15):3322–30.

[110] Irwin ML, McTiernan A, Baumgartner RN, Baumgartner KB, Bernstein L, Gilliland FD, et al. Changes in body fat and weight after a breast cancer diagnosis: influence of demographic, prognostic, and lifestyle factors. J Clin Oncol. 2005;23(4):774–82.

[111] Avis NE, Crawford S, Manuel J. Psychosocial problems among younger women with breast cancer. Psycho-Oncology. 2004;13(5):295–308.

[112] Chan DS, Vieira AR, Aune D, Bandera EV, Greenwood DC, McTiernan A, et al. Body mass index and survival in women with breast cancer-systematic literature review and metaanalysis of 82 follow-up studies. Ann Oncol. 2014;25(10):1901–14.

[113] Demark-Wahnefried W, Petersen BL, Winer EP, Marks L, Aziz N, Marcom K, et al. Changes in weight, body composition, and factors influencing energy balance among premenopausal breast cancer patients receiving adjuvant chemotherapy. J Clin Oncol. 2001;19(9):2381–9.

[114] Holmes MD, Chen WY, Feskanich D, Kroenke CH, Colditz GA. Physical activity and survival after breast cancer diagnosis. JAMA. 2005;293(20):2479–86.

[115] Kroenke CH, Rosner B, Chen WY, Kawachi I, Colditz GA, Holmes MD. Functional impact of breast cancer by age at diagnosis. J Clin Oncol. 2004;22(10):1849–56.

[116] Howard-Anderson J, Ganz PA, Bower JE, Stanton AL. Quality of life, fertility concerns, and behavioral health outcomes in younger breast cancer survivors: a systematic review. J Natl Cancer Inst. 2012;104(5):386–405.

[117] Wong-Kim EC, Bloom JR. Depression experienced by young women newly diagnosed with breast cancer. Psycho-Oncology. 2005;14(7):564–73.

[118] Kendall AR, Mahue-Giangreco M, Carpenter CL, Ganz PA, Bernstein L. Influence of exercise activity on quality of life in long-term breast cancer survivors. Qual Life Res. 2005;14(2):361–71.

[119] Harrison SA, Hayes SC, Newman B. Age-related differences in exercise and quality of life among breast cancer survivors. Med Sci Sports Exerc. 2010;42(1):67–74.

[120] Partridge AH, Pagani O, Abulkhair O, Aebi S, Amant F, Azim HA, et al. First international consensus guidelines for breast cancer in young women (BCY1). Breast. 2014;23(3):209–20.

第 2 章　年轻患者的肿瘤生物学
Young Age and Breast Cancer Biology

Hamdy A. Azim　　Bastien Nguyen　　Hatem A. Azim Jr　著

一、概述

在过去的 30 年中，人们一直认为在年轻女性中发生的乳腺癌具有更侵袭性的临床病理学特征[1]。尽管有效筛查手段的缺乏可以解释为什么年轻乳腺癌在确诊时临床分期相对较晚，但仍然不能说明为什么其具有侵袭性病理学特征，其中包括分化较差和雌激素受体阴性的肿瘤[2-4]。

尽管在一定程度上年轻提示患者预后不良，但有趣的是，一些研究发现，年龄是独立的预后指标，而与肿瘤分期和病理特征的差异无关[4-6]。这表明，年龄不仅仅是侵袭性病理特征的替代指标，这些肿瘤的生物学特点可能更复杂[4, 7]。在生殖年龄期间发生的内分泌变化和在怀孕期间发生的变化可能直接或通过调节乳房微环境以旁分泌的方式影响这些肿瘤的生物学特点。与年长女性的肿瘤相比，这些肿瘤在生物学上有着不同特征。在这里，我们讨论与发生在年轻患者中的肿瘤生物学有关的关键因素，这些因素可能会打开这类患者个体化治疗的大门。

二、基因表达谱

由于微阵列技术的出现使高通量全基因组测序可同时评估成千上万个基因，因此在"组学"领域的技术进步极大地提高了我们对年轻女性乳腺癌生物学的认识。这不仅包括乳腺癌分子亚型的特征，还包括在年轻时发生的肿瘤中描述的关键 mRNA 失控。

（一）年轻女性中基底样肿瘤的富集

在 2008 年，Anders 等[8] 发表了第一个大规模的基因组分析，旨在使用基因表达谱描述年轻女性的乳腺癌生物学特征。这项研究包括 411 名早期乳腺癌患者，她们的数据来自 4 个公开可用数据库。他们比较了两组，200 名归类为年轻（≤ 45 岁）的患者，而 211 名归类为年龄较大（≥ 65 岁）的患者。首先，他们将分析重点放在标准实践中常规评估的单个基因上，发现年轻乳腺癌患者的特征是雌激素受体（estrogen receptor，ER）和孕激素受体（progesterone receptor，PgR）的 mRNA 表达降低。这与早期的研究相一致，早期的研究报道了年轻女性中激素受体（hormone receptor，HR）阴性疾病的比例更高 [9, 10]。此外，他们发现年轻患者的乳腺癌中人表皮生长因子受体 2（human epidermal-growth-factor receptor 2，HER2）和表皮生长因子受体（epithelial growth factor receptor，EGFR）的表达较高，这是以前的研究中未发现的 [10, 11]。

随后，Azim Jr 等 [4] 进行了迄今为止最大规模的研究，通过使用来自 20 个不同数据库的基因表达数据来研究年轻女性的乳腺癌生物学，该数据集共有 3522 名患者。发现与 65 岁或 65 岁以上的患者相比，年轻的乳腺癌患者（≤ 40 岁）的基底样肿瘤比例几乎增加一倍（34.3% vs. 17.9%），但腔面 A 型亚型的比例却只有一半（17.2% vs. 35.4%）。该小组的进一步工作发现，与绝经后乳腺癌不同，年轻女性中出现的 ER 阳性肿瘤主要是高度增殖的腔面 B 亚型，而不是更惰性的腔面 A 型 [12]。

后来，Jenkins 等 [13] 分析了大约 4000 例患者中通过常规免疫组织化学分类或通过 PAM50 分子分类的亚型之间的差异。一个有趣的发现是，在年轻的人群中（< 40 岁），仅 IHC（HR 阳性 /HER2 阴性）分类为腔面型患者中仅有 67% 被 PAM50 分类为腔面 A/B 型，而老年组为 86%（> 70 岁）。相反，通过 IHC（HR 阴性 /HER2 阴性）分类为三阴性的患者中，有 80% 被 PAM50 分类为基底样，而老年组（> 70 岁）为 57%。这表明，在年轻患者中，经典 IHC 定义的腔面型乳腺癌可能是更具侵袭性的基底样肿瘤，因此预后较差。

（二）年轻女性中独特的转录改变

为了进一步阐明年轻女性乳腺癌的生物学特性，Azim Jr 等根据年龄评估了超过 50 种已知在乳腺癌中起关键作用的基因表达和基因特征 [4]。重要的是，他们试图解决基因表达是否与年龄有关，而与年龄和分子亚型的差异无关。他们发现了 12 个与年龄显著相关的基因特征，包括"干细胞特性"相关基因的高表达，如乳腺干细胞特征、腔面祖细胞特征、RANK 配体（RANK-ligand，RANKL）和 c-kit。乳腺干细胞是激素受体阴性细胞，已知可通过一系列受谱系限制的中间产物（包括腔祖细胞）产生腔或肌上皮细胞的成熟上皮 [14]。在年轻女性肿瘤诊断中的其他关键分子畸变包括生长因子信号转导的失调，如促有丝分裂原活化蛋白激酶（mitogen activated protein kinase，MAPK）和磷酸肌醇 3 激酶（phosphoinositide 3-kinase，PI_3K）通路。此外，年轻女性的乳腺癌中也富含与 BRCA1 突变相关的基因标志，这与年轻患者中 BRCA1 突变的相对较高发生率相符 [15, 16]。该小组的进一步工作证实了年轻患者具有显著的内分泌抵抗、增殖、干细胞和 Notch 信号相关的基因表达特征 [11]。

从这些发现中可以得出几个重要的信息和假设。有可能是，女性在其育龄时期的乳房组织中富含干细胞，为可能的妊娠做准备，这种微环境，对生长因子非常敏感，也可能促进肿瘤生长 [17-19]。年轻乳腺组织中腔面祖细胞（基底样乳腺癌的起源细胞）数量的增加可能可以解释其调节基因 c-kit 在年轻患者肿瘤中的高表达 [14]。BRCA1 和 RANKL 也可能导致这种现象，稍后将对此进行详细讨论。PI_3K 和 MAPK 激酶途径的异常，除了内分泌耐药性的增强外，可能至少部分解释了年轻女性的腔面 B 型比例较高（腔面 A 型相对较低），而且在 ER 阳性患者中预后相对较差。

三、胚系 *BRCA* 突变及其与 PgR 和 RANKL 信号的相互作用

（一）年轻乳腺癌患者中的胚系 *BRCA* 突变

5%～10% 的乳腺癌继发于 *BRCA1* 或 *BRCA2* 的胚系突变，它们是肿瘤抑制基因，动态参与基因组完整性的维持[20]。这两个基因都被认为是 DNA 同源重组修复途径的关键组成部分[21]。因此，它们的丢失导致受损 DNA 的修复不良，从而增加了癌症的敏感性。

因此，在 *BRCA1* 和 *BRCA2* 胚系突变携带者中，与非 *BRCA1/2* 携带者相比，乳腺癌的总发病率急剧上升[22]。有趣的是，这种风险在年轻女性中更为显著，在 21—30 岁和 31—40 岁的女性中，*BRCA1* 胚系突变携带者发生乳腺癌的风险分别是非 *BRCA1* 胚系突变携带者的 73 倍和 46 倍，而对于 *BRCA2* 胚系突变携带者，在这两个年龄组中发生乳腺癌的风险分别是非 *BRCA2* 胚系突变携带者的 60 倍和 20 倍[23]。因此，年轻乳腺癌仍然是胚系 *BRCA* 检测的绝对指征[24]，目前它具有预防和治疗意义。在这种情况下，Rosenberg 等报道，在美国，2013 年诊断出的所有年轻乳腺癌患者几乎都接受了 *BRCA* 检测，而 2006 年只有 77%[25]。

BRCA1 除了在 DNA 修复中的关键作用[21]之外，它还参与了乳腺细胞分化的控制[14]。事实证明，*BRCA1* 缺乏会破坏正常乳腺中存在的分化等级，并增加未分化乳腺干细胞的比例[14]。对具有 *BRCA1* 突变的女性的良性乳腺组织进行的分子分析表明，即使在癌症发生之前，祖细胞谱系的缺陷也存在。此外，破坏小鼠的 *BRCA1* 会激活上皮 - 间充质转化并诱导腔面祖细胞去分化，而腔面祖细胞的积累是易发生肿瘤转化的主要细胞库[26]。有趣的是，具有 *BRCA1* 突变的女性中激素受体阴性肿瘤的比例在年轻女性中最高，并随着年龄的增长而逐渐降低。这些数据与前面讨论的转录学研究结果一致，突出了胚系事件是如何影响年轻乳腺肿瘤的表型和分子组成的。

（二）PgR 和 BRCA 交叉通路

另一方面，*BRCA1* 在 PgR 降解中起重要作用，并在乳腺癌临床前模型中显示其可抑制孕激素刺激的增殖[27]。相反，在体外模型中敲除内源性 *BRCA1* 可以显著增强孕酮刺激的 PgR 活性[27]。在乳腺癌患者中，与散发性病例相比，*BRCA1* 突变携带者中与浸润性乳腺癌相邻的良性乳腺上皮中 PgR 的表达更高[27]。此外，携带 *BRCA* 突变的乳腺癌患者的血清孕酮水平比对照组高[27]。这些发现提示 *BRCA1* 调节 PGR 的表达，而 PgR 通过其旁分泌信号参与 *BRCA1* 相关的乳腺癌发生。

这些生物学上的考虑因素可能会提供相关的治疗见解。令人费解的是，尽管 *BRCA1* 相关的肿瘤大多是三阴性的，但在 *BRCA1* 突变携带者中，预防性双侧输卵管卵巢切除术可以降低罹患乳腺癌的风险[28]。这可能是由于孕酮的耗竭所致，孕酮可能在 *BRCA1* 相关乳腺癌的演变中具有重要的作用。值得

注意的是，输卵管卵巢切除术的保护作用在 40 岁之前更加明显。

（三）RANKL 调节 PgR 信号转导与 *BRCA* 相关肿瘤有关

RANK 和 RANKL 主要被认为是破骨细胞成熟、活化和骨重塑的关键调节因子[29]。多年来，靶向 RANKL 被认为是治疗骨质疏松症和减少晚期癌症患者骨转移继发的相关骨骼事件的有效方法[29]。但是，近年来，越来越多的证据表明 RANKL 在乳腺癌发生中的潜在作用，特别是与年轻乳腺癌的发展有关。

RANKL 在乳腺癌发生和发展中的潜在作用最初是在 2010 年通过两项 "back-to-back" 的研究阐明的，这表明孕酮在乳腺癌发生中的关键作用主要是由 RANK /RANKL 信号传导介导的[30, 31]。研究发现 PgR 阳性腔面细胞上调 RANKL 表达，其随后与存在于乳腺干细胞和腔面祖细胞表面上的 RANK 受体相互作用，其负表达内分泌受体，提示 RANKL 在调节乳腺干细胞方面具有旁分泌作用。进一步的证据表明，使用 RANKL 抑制药可减少乳腺干细胞池[32]，并显著延迟了孕酮诱导的肿瘤的发生[30, 31]。

2 年后，Azim Jr 等的研究进一步显示，与老年患者相比，年轻患者中 RANKL 在原发性乳腺癌中的表达要高得多[4]。在同一项研究中，与 *BRCA* 突变和乳腺干细胞相关的特征也高表达。同一小组的进一步试验表明，在邻近的正常组织中，尤其是在妊娠的乳腺癌患者中，其表达也很高[33]，这突出了乳房微环境在改变肿瘤表型和行为方面的潜在影响。

最近，两项重要的研究揭示了在 *BRCA1* 相关乳腺癌中 RANK/RANKL 信号通路的重要性[34, 35]。Sigl 等发现 RANKL/RANK 信号可能在 *BRCA1/2* 突变驱动的乳腺癌的发病中起作用。他们发现，与野生型乳腺恶性肿瘤相比，RANK 在人 *BRCA* 突变携带者中高表达。在小鼠模型中，他们显示 RANK 的遗传失活可防止 *BRCA1* 缺失驱动的肿瘤发生。Nolan 等进一步证明，与野生型和 *BRCA2* 突变携带者相比，*BRCA1* 突变携带者的腔面祖细胞中 RANK 表达最高[35]。已显示 *BRCA1* 突变可诱导 RANK/RANKL 依赖的乳腺腔面祖细胞扩展，如前所述，乳腺腔面祖细胞是基底样肿瘤发生的主要细胞亚群[14]。同一小组又提供了证据，证明抑制 RANKL 对 *BRCA1* 缺陷小鼠的乳腺增生和肿瘤的发展具有实质性的预防作用[35]。另外，在 *BRCA1* 突变携带者中，骨保护素（osteoprotegerin，OPG）水平较低（RANKL 的内源性拮抗剂受体）已有报道[36]。重要的是，与低 OPG 的女性相比，血浆 OPG 高的女性患乳腺癌的风险显著降低[37]。这些数据表明，RANK/RANKL 信号传导可能是 *BRCA1* 突变携带者中预防乳腺癌的潜在靶点。

综上所述，RANKL 已被确定为孕激素信号转导的关键旁分泌介质，在 *BRCA1* 相关的肿瘤发生过程中显著失调（图 2-1）。RANKL 抑制药 Denosumab 已被用于绝经后激素受体阳性患者，以降低内分泌治疗引起的骨质疏松和相关骨骼事件的风险[38]。目前，至少有两项研究正在进行中，预计很快就会有报道。D-BEYOND 是一个机会稍纵即逝的研究，旨在评估术前用地诺单抗对年轻乳腺癌患者肿瘤生物学的影响。根据 Nolan 等的发现，已经启动一项初步研究（BRCA-D），以评估 RANKL 抑制药是否可以作为 *BRCA1* 和 *BRCA2* 突变携带者的乳腺癌预防措施。

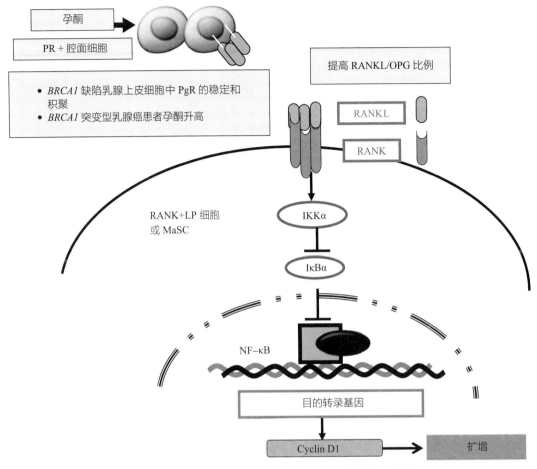

▲ 图 2-1　*BRCA* 突变型乳腺癌中 **RANKL** 和孕酮信号的通路

四、基因拷贝数变异与患者年龄

体细胞 DNA 拷贝数的变化（拷贝数变异，copy number alterations，CNA）是乳腺癌基因组结构的重要特征[39]。研究发现，在乳腺癌中，CNA 占表达变异的 85%[39]。癌基因拷贝数的增加和抑癌基因拷贝数的丢失驱动乳腺癌的发生和发展，影响疾病的预后[39]。因此，对这些基因变异的研究可以为年轻女性乳腺癌患者的生物学特征提供重要的见解，并可能解释其相对较差的预后。

2007 年，Yau 等[40] 发表了第一项研究，旨在通过转录组学和拷贝数分析，根据年龄来确定乳腺癌的特征。他们回顾性分析了 71 例 ER 阳性乳腺癌患者［27 例为年轻患者（≤ 45 岁），44 例为老年患者（≥ 70 岁）］。在转录组学水平上，他们发现一些与癌症相关的基因在两组人群之间存在差异表达，年轻患者中细胞周期相关基因表达更多，其中生长因子双调蛋白基因表达水平增加 3 倍以上，而老年患者中除了 ER（*ESR1*）外，还表达四种不同的同源盒（*HOX*）基因。他们继续使用比较基因组杂交阵列对比这两组人群，发现整个基因组及特异位点区域变异比例均无任何显著差异。然而，该项研究也存在一定的局限性，例如样本量较小及入组人群仅为 HR 阳性的患者。此外，该研究分析拷贝数变异所使用阵列属低密度基因组阵列，仅含有 2464 个探针，远远低于目前使用的 90 万个探针的基因组阵列。

在最近发表的一项使用来自癌症基因组图谱（TCGA）公开数据的计算机分析中[41]，Azim Jr 等[11]发现全球的老年乳腺癌患者存在较多的 CNA。这可能是因为随着年龄的增长，乘客基因中的 CNA 正常积累。此外，他们发现年轻患者染色体区域 6q27 中具有更高频率的灶性缺失，这种特征曾被认为与肿瘤的侵袭性相关[42]。

五、年轻女性乳腺癌患者中 GATA3 突变的频率更高

近来，一些研究团队报道了对大型乳腺癌队列中与不同生物学过程相关的体细胞突变、拷贝数变异和突变特征的综合分析[39, 41, 43, 44]。然而，这些研究对年轻乳腺癌患者的代表性很差。在对 TCGA 数据的二次分析中，Azim Jr 等[11]发现了 11 个与患病年龄独立相关的突变基因。其中，GATA3 基因是年轻女性患者中唯一更频繁突变的基因，突变率约为 15%，而老年女性的这一比例为 8%。后者被认为可以调节辅助性 T 细胞分化[45]，并在乳房发育中起着重要的作用。

然而，人们对 GATA3 突变与癌症的联系知之甚少。GATA3 的下调导致上皮间质转化和基底样肿瘤，因此，GATA3 被认为是抑癌基因[46-48]。但 Mair 等最近的一项研究[49]揭示了一个事实，一些移码突变导致 GATA 编码的蛋白 C 端延长（即 GATA-ext），此为功能获得性突变，因此 GATA 也可以作为癌基因看待。这些特定的突变与更差的 DFS 相关，并导致细胞系模型中药物敏感性不同。进一步的研究表明，GATA3 与雌激素受体一起控制着乳腺末端芽中腔面上皮的正常分化[50]。另外，有人认为 GATA3 与内分泌治疗耐药相关[51]。这是具有临床意义的，因为早期诊断的不良预后主要见于腔面型乳腺癌患者[7]。GATA3 是否导致 ER 阳性年轻乳腺癌患者的不良预后并可以作为相关的治疗靶点尚待探讨。

六、妊娠调节乳腺癌生物学

正常乳房发育的重要阶段发生在妊娠期间。多项研究和 Meta 分析表明，与非妊娠相关患者相比，在妊娠期间或妊娠后不久被诊断患有乳腺癌的女性预后较差[52, 53]。此外，女性在妊娠后的短期内患乳腺癌的风险仍然较高[54]。这表明妊娠期间发生的生理变化可能通过调节乳腺微环境来影响乳腺癌的发生和发展。

Schedin 等[55, 56]发表了数项关于妊娠后乳房变化对乳腺癌发生和发展影响的研究。研究结果表明，与未产妇的乳房相比，妊娠后退缩的乳房中发生的肿瘤高度增殖，体积更大，数量更多。重要的是，他们发现正常的产后乳房中发生的生物学变化已很好地反映在小鼠乳腺癌发生模型上，特别是胶原蛋白的沉积和 Cox-2 的表达，凸显了产后乳房微环境对同一乳房内发生肿瘤性质的影响。在他们的一项研究中发现 Cox-2 抑制药的使用可以减小在产后退缩的乳房中发生的肿瘤体积。这项工作促成了一项临床试验的启动，预计不久将报道 Cox-2 抑制对产后肿瘤产生的作用。

我们的小组致力于确定妊娠期间诊断的乳腺肿瘤的特征。妊娠期间诊断的乳腺肿瘤比较少见，

但仍然可以作为了解妊娠对乳腺癌生物学影响的良好模型。我们发现，与未怀孕的年轻患者相比，*RANKL* 基因似乎在年轻女性的乳腺癌发生中起着关键作用，该基因在妊娠乳腺癌患者的原发肿瘤和肿瘤周围正常组织中表达更高 [33]。运用基因组学方法，通过分析患者基因表达谱，妊娠似乎并未显著影响乳腺癌分子亚型的分布 [57]。但是，通过对基因表达、拷贝数变化和全基因组测序数据进行综合分析后，我们发现妊娠期间发生的肿瘤具有富含非沉默突变、较高频率黏蛋白基因家族突变及与错配修复缺陷相关突变的特征 [58]。这就表明这些特征可能与促进妊娠期间肿瘤进展相关，或许可以用来解释 BCP 的侵袭性行为。

总之，妊娠似乎确实改变了年轻乳腺癌的已经很复杂的生物学分子组成。

七、生物学知识更新转化为患者治疗的改善

越来越多的证据表明，年轻女性的乳腺癌生物学行为相当特殊。迄今为止，乳腺癌治疗是根据传统因素评估的肿瘤表型亚型（如激素受体和 HER2 状态，以及分级和增殖率）制订的，并未将年龄因素考虑在内 [59-61]。然而，在如今个体化治疗时代，将更多的生物学知识进行临床转化，对完善年轻女性乳腺癌患者个体化治疗策略具有重要意义。

在年轻患者中观察到的 RANK/RANKL 信号通路的上调从而启动了一项术前试验，评估了 RANKL 抑制药 Denosumab 对年轻女性乳腺癌生物学行为的影响（D–BEYOND，NCT01864798）。这项研究可能奠定地诺单抗在年轻患者未来治疗中的地位。

年轻的乳腺癌患者富含 *BRCA1/2* 突变，利用聚 ADP 核糖聚合酶（PARP）抑制药诱导的合成致死机制对于这些患者来说似乎是一个非常有希望的策略 [62]。转移性乳腺癌治疗的最新结果表明，与标准的化疗相比，PARP 抑制药 Olaparib 使治疗反应率提高 1 倍，并将疾病进展的风险降低近 40% [63]，使其成为携带 *BRCA* 突变的转移性乳腺癌患者的一种新的标准治疗选择。目前，一项更大规模的研究正在评估同一制剂（Olaparib）在辅助治疗中的价值（NCT02032823），并且可能会有相当多的年轻患者入组。

最后，使用新一代测序技术对年轻女性乳腺肿瘤中发生的体细胞突变进行更好的鉴定，可以进一步发现针对这种相当棘手的肿瘤可以作为治疗靶点的驱动突变。成立于 2006 年的"帮助我们自己，帮助他人"（Helping Ourselves, Helping Others, HOHO）研究，是一项针对年轻女性乳腺癌的研究，已经招募了 1300 多名诊断时年龄不超过 40 岁的年轻女性。这项大型研究建立了肿瘤和血液样本的生物库，为研究年轻乳腺癌的分子特征提供了一个很好的机会。总之，现阶段我们仍然需要很多的努力来提高对年轻女性乳腺癌生物学特征的认识，同时，牢记我们的最终目标是确保这些女性获得最佳的治疗结果。

参考文献

[1] Azim HA Jr, Partrdige AH. Biology of breast cancer in young women. Breast Cancer Res. 2014;16(4):427.

[2] Gnerlich JL, Deshpande AD, Jeffe DB, Sweet A, White N, Margenthaler JA. Elevated breast cancer mortality in women younger than age 40 years compared with older women is attributed to poorer survival in early-stage disease. J Am CollSurg. 2009;208(3):341–7.

[3] Han W, Kang SY, Korean Breast Cancer Society. Relationship between age at diagnosis and outcome of premenopausal breast cancer: age less than 35 years is a reasonable cut-off for defining young age-onset breast cancer. Breast Cancer Res Treat. 2010;119(1):193–200.

[4] Azim HA Jr, Michiels S, Bedard PL, Singhal SK, Criscitiello C, Ignatiadis M, et al. Elucidating prognosis and biology of breast cancer arising in young women using gene expression profiling. Clin Cancer Res. 2012;18(5):1341–51.

[5] Fredholm H, Eaker S, Frisell J, Holmberg L, Fredriksson I, Lindman H. Breast cancer in young women: poor survival despite intensive treatment. PLoS One. 2009, 4(11):1–9.

[6] Cancello G, Maisonneuve P, Rotmensz N, Viale G, Mastropasqua MG, Pruneri G, et al. Prognosis and adjuvant treatment effects in selected breast cancer subtypes of very young women (<35 years) with operable breast cancer. Ann Oncol. 2010;21(10):1974–81.

[7] Partridge AH, Hughes ME, Warner ET, Ottesen RA, Wong YN, Edge SB, et al. Subtype-dependent relationship between young age at diagnosis and breast cancer survival. J ClinOncol. 2016;34(27):3308–14.

[8] Anders CK, Hsu DS, Broadwater G, Acharya CR, Foekens JA, Zhang Y, et al. Young age at diagnosis correlates with worse prognosis and defines a subset of breast cancers with shared patterns of gene expression. J ClinOncol. 2008;26(20):3324–30.

[9] Walker RA, Lees E, Webb MB, Dearing SJ. Breast carcinomas occurring in young women (< 35 years) are different. Br J Cancer. 1996;74(11):1796–800.

[10] Colleoni M, Rotmensz N, Robertson C, Orlando L, Viale G, Renne G, et al. Very young women (<35 years) with operable breast cancer: features of disease at presentation. Ann Oncol. 2002;13(2):273–9.

[11] Azim HA Jr, Nguyen B, Brohée S, Zoppoli G, Sotiriou C. Genomic aberrations in young and elderly breast cancer patients. BMC Med. 2015;13(1):266.

[12] Azim HA Jr, Azim H. Breast cancer arising at a young age: do we need to define a cut-off? Breast. 2013;22(6):1007–8.

[13] Jenkins EO, Deal AM, Anders CK, Prat A, Perou CM, Carey LA, et al. Age-specific changes in intrinsic breast cancer subtypes: afocus on older women. Oncologist. 2014;19(10):1076–83.

[14] Lim E, Vaillant F, Wu D, Forrest NC, Pal B, Hart AH, et al. Aberrant luminal progenitors as the candidate target population for basal tumor development in BRCA1 mutation carriers. Nat Med. 2009;15(8):907–13.

[15] Huzarski T, Byrski T, Gronwald J, Górski B, Domagala P, Cybulski C, et al. Ten-year survival in patients with BRCA1-negative and BRCA1-positive breast cancer. J ClinOncol. 2013;31(26):3191–6.

[16] Young SR, Pilarski RT, Donenberg T, Shapiro C, Hammond LS, Miller J, et al. The prevalence of BRCA1 mutations among young women with triple-negative breast cancer. BMC Cancer. 2009;9(1):86.

[17] Kim JB, Stein R, O'Hare MJ. Tumour-stromal interactions in breast cancer: the role of stroma in tumourigenesis. Tumor Biol. 2005;26(4):173–85.

[18] Bhowmick NA, Moses HL. Tumor–stroma interactions. CurrOpin Genet Dev. 2005;15(1):97–101.

[19] McDaniel SM, Rumer KK, Biroc SL, Metz RP, Singh M, Porter W, et al. Remodeling of the mammary microenvironment after lactation promotes breast tumor cell metastasis. Am J Pathol. 2006;168(2):608–20.

[20] Easton DF. How many more breast cancer predisposition genes are there? Breast Cancer Res. 1999;1(1):14–7.

[21] Moynahan ME, Chiu JW, Koller BH, Jasin M. Brca1 controls homology-directed DNA repair. Mol Cell. 1999;4(4):511–8.

[22] Burke W, Daly M, Garber J, Botkin J, Kahn MJ, Lynch P, et al. Recommendations for follow-up care of individuals with an inherited predisposition to cancer. II. BRCA1 and BRCA2. Cancer Genetics Studies Consortium. JAMA. 1997;277(12):997–1003.

[23] Kuchenbaecker KB, Hopper JL, Barnes DR, Phillips K-A, Mooij TM, Roos-Blom M-J, et al. Risks of breast, ovarian, and contralateral breast cancer for BRCA1 and BRCA2mutation carriers. JAMA. 2017;317(23):2402.

[24] NCCN Guidelines Version 2.2017 Hereditary Breast and/or Ovarian Cancer Syndrome. [cited 2017 Nov 8]. http://www.nccn.org/professionals/physician_gls/pdf/genetics_screening.pdf

[25] Rosenberg SM, Ruddy KJ, Tamimi RM, Gelber S, Schapira L, Come S, et al. BRCA1 and BRCA2mutation testing in young women with breast cancer. JAMA Oncol. 2016;2(6):730.

[26] Bai F, Chan HL, Scott A, Smith MD, Fan C, Herschkowitz JI, et al. BRCA1 suppresses epithelial-to-mesenchymal transition and stem cell dedifferentiation during mammary and tumor development. Cancer Res. 2014;74(21):6161–72.

[27] Ma Y, Katiyar P, Jones LP, Fan S, Zhang Y, Furth PA, et al. The breast cancer susceptibility gene BRCA1 regulates progesterone receptor signaling in mammary epithelial cells. MolEndocrinol. 2006;20(1):14–34.

[28] Metcalfe K, Lynch HT, Foulkes WD, Tung N, Kim-Sing C, Olopade OI, et al. Effect of oophorectomy on survival after breast cancer in BRCA1 and BRCA2mutation carriers. JAMA Oncol. 2015;1(3):306.

[29] Azim H, Azim HA Jr. Targeting RANKL in breast cancer: bone metastasis and beyond. Expert Rev Anticancer Ther. 2013;13(2):195–201.

[30] Gonzalez-Suarez E, Jacob AP, Jones J, Miller R, Roudier-Meyer MP, Erwert R, et al. RANK ligand mediates progestin-induced mammary epithelial proliferation and carcinogenesis. Nature. 2010;468(7320):103–7.

[31] Schramek D, Leibbrandt A, Sigl V, Kenner L, Pospisilik JA, Lee HJ, et al. Osteoclast differentiation factor RANKL controls development of progestin-driven mammary cancer. Nature. 2010;468(7320):98–102.

[32] Asselin-Labat M-L, Vaillant F, Sheridan JM, Pal B, Wu D, Simpson ER, et al. Control of mammary stem cell function by steroid hormone signalling. Nature. 2010;465(7299):798–802.

[33] Azim HA Jr, Peccatori FA, Brohée S, Branstetter D, Loi S, Viale G, et al. RANK-ligand (RANKL) expression in young breast cancer patients and during pregnancy. Breast Cancer Res. 2015;17(1):24.

[34] Sigl V, Owusu-Boaitey K, Joshi PA, Kavirayani A, Wirnsberger G, Novatchkova M, et al. RANKL/ RANK control Brca1 mutation-driven mammary tumors. Cell Res. 2016;26(7):761–74.

[35] Nolan E, Vaillant F, Branstetter D, Pal B, Giner G, Whitehead L, et al. RANK ligand as a potential target for breast cancer prevention in BRCA1-mutation carriers. Nat Med. 2016;22(8):933–9.

[36] Widschwendter M, Burnell M, Fraser L, Rosenthal AN, Philpott S, Reisel D, et al. Osteoprotegerin (OPG), the endogenous inhibitor of receptor activator of NF-κBligand (RANKL), is dysregulated in BRCA mutation carriers. EBioMedicine. 2015;2(10):1331–9.

[37] Odén L, Akbari M, Zaman T, Singer CF, Sun P, Narod SA, et al. Plasma osteoprotegerin and breast cancer risk in BRCA1 and BRCA2 mutation carriers. Oncotarget. 2016;7(52):86687–94.

[38] Gnant M, Pfeiler G, Dubsky PC, Hubalek M, Greil R, Jakesz R, et al. Adjuvant denosumab in breast cancer (ABCSG-18): a multicentre, randomised, double-blind, placebo-controlled trial. Lancet. 2015;386(9992):433–43.

[39] Curtis C, Shah SP, Chin S-F, Turashvili G, Rueda OM, Dunning MJ, et al. The genomic and transcriptomic architecture of 2,000 breast tumours reveals novel subgroups. Nature. 2012;486(7403):346–52.

[40] Yau C, Fedele V, Roydasgupta R, Fridlyand J, Hubbard A, Gray JW, et al. Aging impacts transcriptomes but not genomes of hormone-dependent breast cancers. Breast Cancer Res. 2007;9(5):R59.

[41] TCGA. Comprehensive molecular portraits of human breast tumours. Nature. 2012;487(7407):61–70.

[42] Noviello C, Courjal F, Theillet C. Loss of heterozygosity on the long arm of chromosome 6 in breast cancer: possibly four regions of deletion. Clin Cancer Res. 1996;2(9):1601–6.

[43] Pereira B, Chin S-F, Rueda OM, Vollan H-KM, Provenzano E, Bardwell HA, et al. The somatic mutation profiles of 2,433 breast cancers refines their genomic and transcriptomic landscapes. Nat Commun. 2016;7(May):11479.

[44] Nik-Zainal S, Davies H, Staaf J, Ramakrishna M, Glodzik D, Zou X, et al. Landscape of somatic mutations in 560 breast cancer whole-genome sequences. Nature. 2016;534(7605):1–20.

[45] Tindemans I, Serafini N, Di Santo JP, Hendriks RW. GATA-3 function in innate and adaptive immunity. Immunity. 2014;41(2):191–206.

[46] Asselin-Labat M-L, Sutherland KD, Barker H, Thomas R, Shackleton M, Forrest NC, et al. Gata-3 is an essential regulator of mammary-gland morphogenesis and luminal-cell differentiation. Nat Cell Biol.

2007;9(2):201–9.

[47] Kouros-Mehr H, Kim J, Bechis SK, Werb Z. GATA-3 and the regulation of the mammary luminal cell fate. CurrOpin Cell Biol. 2008;20(2):164–70.

[48] Kouros-Mehr H, Slorach EM, Sternlicht MD, Werb Z. GATA-3 maintains the differentiation of the luminal cell fate in the mammary gland. Cell. 2006;127(5):1041–55.

[49] Mair B, Konopka T, Kerzendorfer C, Sleiman K, Salic S, Serra V, et al. Gain- and loss-of-function mutations in the breast cancer gene GATA3 result in differential drug sensitivity. PLoS Genet. 2016;12(9):1–26.

[50] Chou J, Provot S, Werb Z. GATA3 in development and cancer differentiation: cells GATA have it! J Cell Physiol. 2010;222(1):42–9.

[51] Yu-Rice Y, Jin Y, Han B, Qu Y, Johnson J, Watanabe T, et al. FOXC1 is involved in ERα silencing by counteracting GATA3 binding and is implicated in endocrine resistance. Oncogene. 2016;35(41):5400–11.

[52] Azim HA Jr, Santoro L, Russell-Edu W, Pentheroudakis G, Pavlidis N, Peccatori FA. Prognosis of pregnancy-associated breast cancer: a meta-analysis of 30 studies. Cancer Treat Rev. 2012;38(7):834–42.

[53] Hartman EK, Eslick GD. The prognosis of women diagnosed with breast cancer before, during and after pregnancy: a meta-analysis. Breast Cancer Res Treat. 2016;160(2):347–60.

[54] Lambertini M, Santoro L, Del Mastro L, Nguyen B, Livraghi L, Ugolini D, et al. Reproductive behaviors and risk of developing breast cancer according to tumor subtype: a systematic review and meta-analysis of epidemiological studies. Cancer Treat Rev. 2016;49: 65–76.

[55] Lyons TR, O'Brien J, Borges VF, Conklin MW, Keely PJ, Eliceiri KW, et al. Postpartum mammary gland involution drives progression of ductal carcinoma in situ through collagen and COX-2. Nat Med. 2011;17(9):1109–15.

[56] O'Brien J, Lyons T, Monks J, Lucia MS, Wilson RS, Hines L, et al. Alternatively activated macrophages and collagen remodeling characterize the postpartum involutingmammary gland across species. Am J Pathol. 2010;176(3):1241–55.

[57] Azim HA Jr, Brohee S, Peccatori FA, Desmedt C, Loi S, Lambrechts D, et al. Biology of breast cancer during pregnancy using genomic profiling. EndocrRelat Cancer. 2014;21(4):545–54.

[58] Nguyen B, Venet D, Azim HA Jr, Brown D, Desmedt C, Lambertini M, et al. Breast cancer diagnosed during pregnancy is associated with enrichment of nonsilent mutations, mismatch repair deficiency signature and mucin mutations. NPJ Breast Cancer. 2018;4:23.

[59] Paluch-Shimon S, Pagani O, Partridge AH, Abulkhair O, Cardoso MJ, Dent RA, et al. ESO-ESMO 3rd international consensus guidelines for breast cancer in young women (BCY3). Breast. 2017;35:203–17.

[60] Rosenberg SM, Partridge AH. Management of breast cancer in very young women. Breast. 2015;24:S154–8.

[61] Partridge AH. Chemotherapy in premenopausal breast cancer patients. Breast Care. 2015;10(5):307–10.

[62] Balmaña J, Domchek SM, Tutt A, Garber JE. Stumbling blocks on the path to personalized medicine in breast cancer: the case of PARP inhibitors for BRCA1/2 - associated cancers. Cancer Discov. 2011;1(1):29–34.

[63] Robson M, Im SA, Senkus E, Xu B, Domchek SM, Masuda M, et al. Olaparib for metastatic breast cancer in patients with a germline BRCA mutation. N Engl J Med. 2017;377(6):523–33.

第 3 章　影像学检查将进一步提高年轻女性乳腺癌的诊断水平

Imaging to Improve Diagnosis of Breast Cancer in Young Women

Tanja Gagliardi　著

一、概述

乳腺癌是一种疾病，这种疾病也会发生在年轻女性中。虽然在 40 岁以下的年轻女性中并不常见，但是有症状的年轻女性在乳腺诊所并不罕见。早期诊断是至关重要的，因为年轻女性的乳腺癌更有可能表现出侵袭性的生物学特征，同时往往伴随着不确定的形态学影像特征。这使得它成为一种危险的信号，在常规临床诊疗中可能被低估，并可能得不到相应的临床关注。年轻女性的许多体征和症状被误认为是囊肿、乳腺结节和纤维腺瘤。除非症状持续超过一次月经周期，否则不鼓励女性去看乳腺专科。对于绝大多数女性来说，这是一个明智的方法，而对于少数罹患乳腺癌的女性来说，这是时间上的延误。当肿块长到临床上可以触摸到的大小时，生存的机会可能已经降低，特别是考虑到影响年轻女性的大多数癌症具有更高的侵袭性。

对于年轻的突变携带者和罹患乳腺癌风险较高的年轻女性，在绝大多数发达国家已有完善的早期诊断指南，对于其他国家和地区，乳腺癌和其他任何罕见癌症一样经常被忽视，延误诊断，因此在发现时通常比老年女性分期更晚。

二、年轻女性乳腺癌的影像学特征

美国放射学会开发了一种结构化的报告系统，以促进放射科医生在报告各种影像检查时使用共同术语[1]。根据病变的形状、边缘、密度、伴随的钙化和乳腺钼靶片上的结构扭曲及超声上的回声程度来评估病变。它对影像特征进行分类，以估计可疑程度，范围从良性的 Ⅰ 类和 Ⅱ 类到不确定的 Ⅲ 类以及可疑 / 恶性的Ⅳ类和Ⅴ类。典型的恶性病变表现为边界不清、有毛刺的致密影，有时在乳腺钼靶上伴有相关的结构扭曲和微小钙化。当根据年轻乳腺癌患者的形态学特征回顾其 MRI 图像时，不同的组[2, 3]描述了与非年轻乳腺癌患者的不同之处。年轻女性的乳腺癌似乎更容易表现为圆形、椭圆形或小叶状肿块，边缘光滑。它们更有可能在 T_2 加权像上有高信号，这一表现常见于纤维腺瘤。根据 BI-RADS 分类，这些特征可以被视为良性或不确定，6 个月内随访是评估选项之一。有症状年轻女性的乳腺异常从单纯性囊肿到复杂性囊肿、纤维腺瘤、叶状肿瘤及哺乳期女性的泌乳腺瘤，而乳腺癌是所有异常中最不可能出现的（图 3-1 至图 3-4）。

　　年轻女性乳腺癌通常具有类似良性的影像学特征，加上这个年龄段的低发病率，对有症状女性的乳腺癌诊断提出了挑战，更不用说在无症状的高危人群中了。

三、乳腺密度

　　乳腺通常由 15～20 个乳腺小叶组成，背景是脂肪组织和纤维结缔组织。在女性的一生中，乳腺小

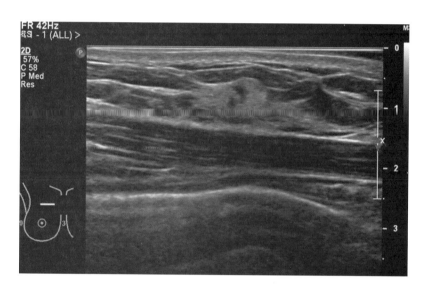

◀ 图 3-1　30 岁女性，右乳房内侧上部有明显肿块

边界清晰，高回声，中央低回声。库珀韧带没有渗入。组织学：浸润性导管癌，三阴性

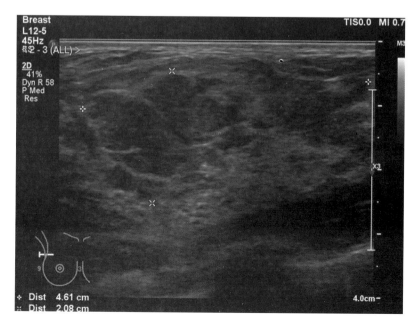

◀ 图 3-2　26 岁女性，右乳房外上象限有明显肿块

多分叶、不均匀的肿块病变，内部有分隔，部分边缘不规则。组织学：恶性叶状肿瘤

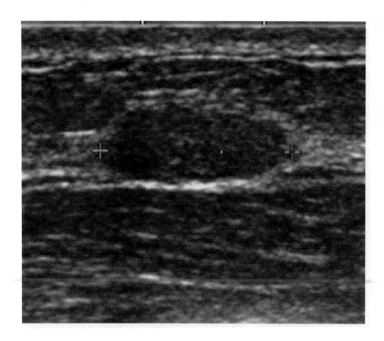

◀图 3-3　28 岁女性，有明显肿块
椭圆形，边界清楚的肿块病变，横向大于纵向，没有库珀韧带中断。组织学：纤维腺瘤

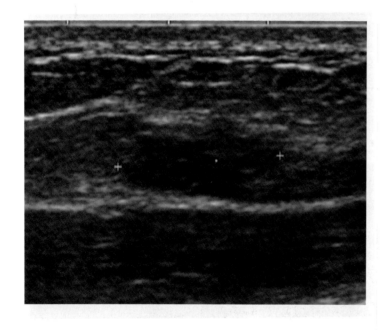

◀图 3-4　34 岁女性，左乳房内侧明显异常，7 点钟位置
边缘不规则的低回声病变。组织学：高级别浸润性导管癌

叶很可能被脂肪组织所取代。乳腺小叶在脂肪组织的背景上显示为白色影像，而脂肪在乳腺钼靶片上显示为黑色影像。年轻女性更有可能有大量的乳腺小叶，这会让她们的乳房更致密，脂肪组织也会相对少，这取决于患者的身体本身。所谓的乳腺密度与发育变化有关。典型的乳腺癌会在乳腺钼靶片中显示为白色高密度肿块。在致密的乳腺组织中，要在致密的白色乳腺组织的背景上检测出一个小的白色肿块可能是一项艰巨的任务。MRI 也会出现类似的问题，密度本身不是问题，但存在中度或高度的"背景强化"，可导致多个双侧强化的病灶出现。这降低了检查的敏感度，对诊断也是一个挑战 [4]。为了尽量减少这种影响，绝经前的女性应该在月经周期的第 7~10 天进行检查，同样的方法也应该适用

于乳腺钼靶检查，因为这是进行乳腺钼靶检查干扰较少的时间。

根据 Checka 等的一项研究，年龄和乳腺密度之间似乎存在显著的负相关性。在 40 岁以下的女性中有 81% 乳腺组织致密[5]。最重要的是，乳腺密度是一个独立的危险因素，与女性患乳腺癌的风险增加 4～6 倍相关[6]。为了量化密度，美国放射学会已经解决了这个问题，并将乳腺密度纳入他们的标准化报告系统[1]。这使临床医生对放射科医生的报告能够做更好的评估，因为乳腺密度影响所有影像检查的灵敏度（图 3-5 和图 3-6）。

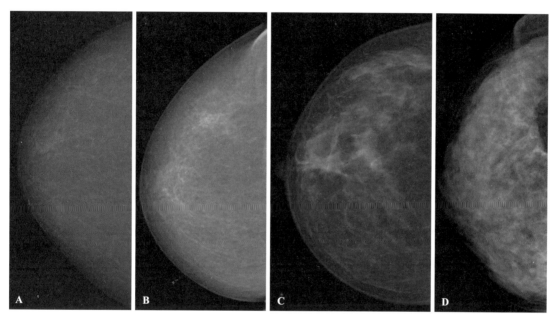

▲ 图 3-5　根据美国放射学会划分的乳房密度类别
A. ACR a 完全脂肪；B. ACR b 纤维腺体密度散在区域；C. ACR c 异质致密；D. ACR d 极高密度

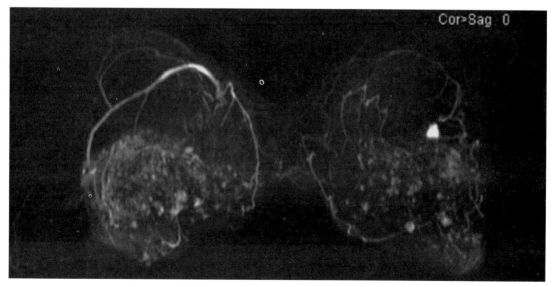

▲ 图 3-6　33 岁女性，乳腺组织致密，已知左乳上外象限有恶性肿瘤
双侧强背景增强伴多个小病灶的对称性增强降低了检查的敏感度

四、超声检查

超声检查被认为是 35 岁以下有症状年轻女性的首选检查。它作为一种筛查工具的价值是有限的，因为它的假阳性率很高，不同操作者之间存在差别，以及医生获取图像需要相当长的时间。然而，与乳腺钼靶和 MRI 相比，超声没有诸如 X 线剂量、不可获得性和费用昂贵等缺点，这些缺点是很现实的。

超声检查是一种相对便宜、应用最广泛的成像技术，并不局限于放射科医生的专属使用，因此最适合对有症状的患者进行评估。它是一种交互式、动态和实时的模态。超声引导下的活检是实现组织学诊断的主要活检方法。在一项里程碑式的研究中，Stavros 等[7] 1995 年的研究表明，使用高分辨率灰阶超声成像可以区分乳腺实质病变的良恶性。良性表现包括柔和的分叶，椭圆形，薄壁囊肿，回声均匀。恶性病变的特征与钼靶摄影所描述的相似，主要特征为毛刺、纵横比> 1、成角状边缘、微钙化和后方声影[8]。然而，良性和恶性超声特征之间有相当大的重叠。特别是在年轻女性患者中，一些良性特征似乎更容易出现在恶性病变中（图 3-7）。

超声检查与临床症状相联系，特别是与乳腺钼靶相联系是必要的。超声检查通常作为 MRI 的辅助检查，作为第二次检查的补充检查方式来评估 MRI 上检查到的结果。

最近的发展，如多普勒成像、弹性成像和三维超声，被认为提高了特异性，避免了不必要的活检。最有希望的是引入三维自动乳腺超声（3DABUS）。这提供了标准化检查的机会，通过使用自动高频换能器对整个乳腺进行切片扫描，每个乳腺的检查时间约为 15min。然后重建图像，并可以在专用工作站上查看，使重复性达到目前只能通过乳腺钼靶和 MRI 才能看到的水平。实际的解读时间只需要 5min。在无症状女性的致密乳腺中使用 3D 自动超声和乳腺钼靶摄影的早期研究显示了令人振奋的结果[9]。将 3D 自动乳腺超声添加到乳腺钼靶检查中，每 1000 名女性筛查出了 1.9 例额外的乳腺癌，在 82 例检测到的乳腺癌中有 30 例只通过 ABUS 检查出来。然而，在这项特殊的研究中，当实施 ABUS 时，召回率几乎增加了一倍，导致假阳性结果的数量增加。最近在瑞典进行的一项研究中，在相似的环境下筛查的女性人数较少，得到了更有希望的结果，乳腺癌的检出率相似，但召回率低得多，每 1000 名筛查者中只有 9 名女性[10]。到目前为止，这种方法还没有在有症状的年轻女性中进行研究。标准化和避免辐射的优势仍然很有吸引力，需要研究来证明这是否可能是提高年轻女性乳腺癌检出率的一步（图 3-8 和图 3-9）。

五、乳腺钼靶摄影

对于大多数女性来说，乳腺钼靶检查是检查乳腺的主要手段。它未能在年轻女性的致密乳腺组织中发挥其潜力，据报道，在 45 岁以下的人群中，其敏感度低至 72%[11]，而在普通人群中的估计敏感度为 83%[12]。在 BRCA 突变携带者中，通常更常见于年轻女性，其敏感度估计为 30%[13]。相反，45 岁以下人群的超声灵敏度大致为 85%[11]。两种检查的特异性具有可比性。

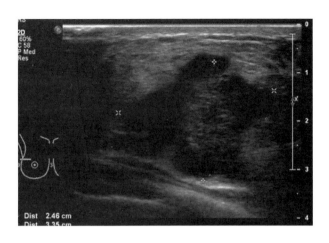

◀ 图 3-7　26 岁女性，右乳房可触到肿块

超声图像显示无后方声影的多分叶状、部分不规则的肿块病变

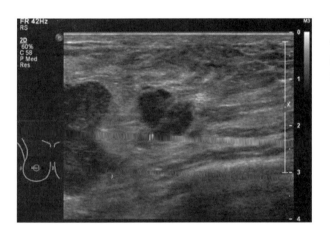

◀ 图 3-8　与图 3-7 同一女性，右乳房可触到肿块

超声图像显示无后方声影的多分叶状、部分不规则的肿块病变

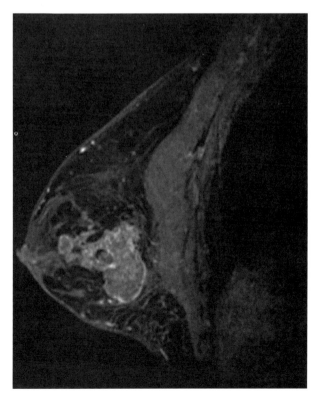

◀ 图 3-9　相应的 MRI 图像（T₁ 脂肪饱和的钆后图像）显示一个具有周边强化特征的多灶性肿瘤

组织学：浸润性导管癌，三阴性，*BRCA2* 突变携带者

鉴于年轻女性乳腺钼靶检查的表现较弱，除了与应用的 X 线剂量有关的负面影响外，通常建议乳腺超声作为年轻女性的一线诊断方法。英国皇家放射科学会在 2013 年的《关于筛查和症状性乳腺成像的指导意见》[14] 中称："没有证据表明 35 岁以下女性的乳腺钼靶检查对降低死亡率有好处。在年轻女性中使用诊断性 X 线乳腺钼靶照相术也有更大的诱发乳腺癌的风险。在没有重大乳腺癌危险因素的情况下，不建议进行常规筛查。"

下一步要提高数字乳腺 X 线成像的性能，就是数字断层合成摄影。数字断层合成摄影是通过对多个 X 线投影图像进行数字化处理来创建乳腺的 3D 图像。当乳腺 X 线照相单元在压缩的乳腺上以小弧线逐渐移动时，会记录一系列通常为 7～9 个低剂量的图像。这些图像可以重建成一系列 1mm 的高分辨率切片，允许在切片、实验室或 CineMode 中查看图像。虽然断层合成摄影有望在一般筛查环境中提高癌症检出率并降低召回率，但到目前为止，如何提高致密乳腺组织的检出率仍未有很大进展，尽管最近的文章指明了这一方向 [15]。与超声作为乳腺钼靶检查的辅助手段相比，断层合成摄影至少没有显示出劣势，但在非常致密的乳腺组织中表现不佳 [16]。在年轻女性中应用 X 线剂量的问题仍然存在，应该考虑到这一问题，因为年轻女性至少有最低限度的辐射诱发乳腺癌的风险。

六、MRI

毫无疑问，MRI 是整个乳腺成像频谱中最敏感的检查，早期和最近的研究不断证实这一说法 [17-19]。大多数数据来自对基因携带者和患乳腺癌风险较高的女性的筛查试验。Kuhl 比较了超声、乳腺钼靶检查和 MRI 单独和联合使用的诊断准确性。乳腺钼靶检查能达到 33% 的灵敏度，超声波为 40%，磁共振为 91%。即使将乳腺钼靶摄影和超声结合起来，这两种方式也不能达到单独使用 MRI 的灵敏度，而这是以降低特异性和增加假阳性率为代价的。2010 年，欧洲乳腺癌专家协会收集并审查了所有已发表的有关 MRI 诊断性能和适应证的现有数据 [20]。根据发现，他们建议从 30 岁开始为高危患者群体提供每年一次的 MRI 检查。由于 MRI 对原位癌检出的益处不太一致，每年一次的乳腺钼靶检查也应该应用于这一患者群体中。

最近发表的论文指出了一种在突变携带者群体中更精准的方法。Obdeijn [21] 和他的同事调查了在高危人群中，作为 MRI 筛查辅助手段的乳腺钼靶检查的诊断性能。他们的研究表明，在 *BRCA1* 型乳腺癌患者中，数字化乳腺钼靶检查仅增加了 2% 的乳腺癌检出率，而在 40 岁以下的女性中，乳腺钼靶检查没有带来额外的好处。一项对 6 项高危筛查试验的回顾性研究证实了这些发现；然而，它在 *BRCA2* 突变携带者中看到了乳腺钼靶检查的筛查益处，特别是在 40 岁以下女性中 [22]。

然而，MRI 具有其缺点，因为 MRI 特异性低。特别是在年轻女性中，激素的影响可能会降低检查的敏感性，建议在月经周期的第 7～10 天进行扫描以降低这种影响，但这可能会延迟诊断和治疗。如果 MRI 显示出意外的发现，那么推荐超声检查。仅在 MRI 上看到的异常需要 MRI 引导下的活检以明确诊断。这是昂贵且费时的，并且可能仅在特定的中心可用，患者需要到别处才能完成此项检查，而造成诊断的延迟。此外，到目前为止，还没有证据表明术前 MRI 是否可以实现所做出的承诺。据推测，检测并去除了以前无法识别的癌症沉积物将导致手术计划方面的结果改善，并降低再切除率（图 3–10 和图 3–11 ）。

这将导致更少的局部复发，甚至更少的远处转移和死亡。Houssami 及其同事回顾了来自 3169 名女性的 Meta 分析汇总数据，并研究了术前 MRI 对再切除率、乳腺切除率、局部复发和无病生存的影响 [23, 24]。很少有证据表明，MRI 可以减少浸润性小叶癌患者的切除手术，但要以增加乳房切除术的费用为代价，而不能减少局部复发或无病生存。这些发现导致了由专家论坛提出的建议，该建议促成了第 2 版《年轻女性乳腺癌国际共识指南》（BCY2），欧洲乳腺癌专家协会（EUSOMA）也认可了该指南 [25]。他们建议在高危人群中使用乳腺 MRI 筛查。如果要在有症状的情况下使用 MRI，则应由具有适当专业知识和知识的国家 / 地区认可和审核的服务机构来完成。MRI 引导下的活检应在尽可能高的标准下执行，并避免不必要的乳腺切除术。

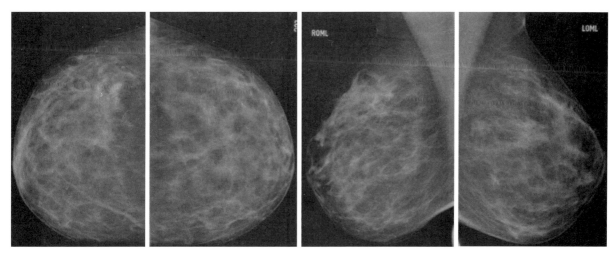

▲ 图 3–10　34 岁女性，右乳上部明显不对称
乳腺 X 线摄影上有非常细微不对称的致密乳房组织

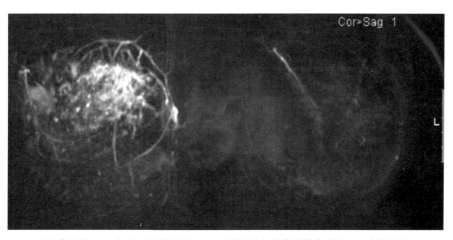

▲ 图 3–11　组织学证实 MRI 检查显示高级别 DCIS 延伸至右乳房的整个方面（动态序列的 3D MIP 重建）

七、孕妇和哺乳期女性

妊娠和母乳喂养可降低女性患乳腺癌的风险，特别是在年轻女性中[26]。然而，在女性一生中，非怀孕、不哺乳女性的乳房会受到疾病的影响。还有其他病理情况，如泌乳腺瘤、乳突囊肿和乳腺炎并发脓肿，可见于特定的患者群体[27]（图3-12和图3-13）。

在妊娠期间，乳腺发生增生性改变，并伴有小叶增生，充血和体液潴留。泌乳发生在妊娠的后半期。这些巨大的变化导致乳腺密度进一步增加，使乳腺肿块的诊断更具挑战性。超声用作一线成像手段，通常与活检结合以明确诊断。尽管有文献报道[28]，但乳瘘的风险很小。激素的变化会导致乳腺实质的低回声，哺乳期女性的乳腺组织在超声检查中会表现出高回声的特征。这两个发现可能会阻碍可触及肿块的可见性，这是有症状患者的主要发现[29]。超声的敏感性被描述为钼靶检查的100%，从而能够检出高达86%的乳腺癌。

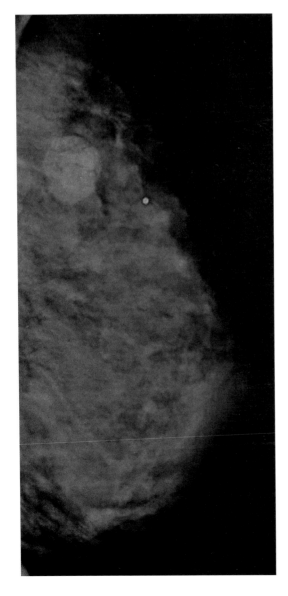

◀ 图 3-12　泌乳期乳房左中外侧斜像，外上象限有一个明显的肿块
钼靶摄影显示乳腺膨出的致密、多分叶、边界清楚的肿块

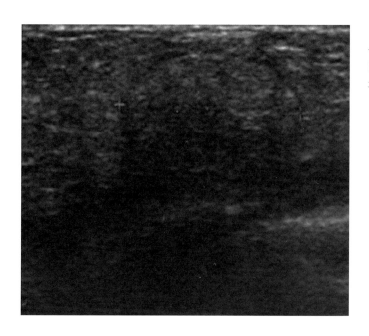

◀ 图 3-13　相应的超声图像显示不均匀的、高回声的实质，并伴有明确的、同样不均匀的肿块病变

如果超声检查发现可疑或活检证实为恶性肿瘤，则即使在孕妇中也可以安全地进行乳腺钼靶照相。建议屏蔽腹部以将胎儿的风险降低到不显著的水平[30]。鼓励女性在成像前立即喝牛奶，以降低密度，提高检查的诊断价值（图 3-14 至图 3-16）。

孕妇乳腺 MRI 的作用有限，血液 / 胎盘屏障和风险收益比应明确。一种可能的情况是确定疾病的全部范围。可以在母乳喂养的女性中进行 MRI，婴儿要弃母喂养 24h 并放弃母乳。但是，与母乳喂养有关的强烈的背景增强可能导致浸润性乳癌的组织增强特性相互重叠[31]。除了成像方面的基本困难外，年轻女性常见的纤维腺瘤还可能出现非典型特征，例如囊性变化、血管扩张、微分叶状、边缘不规则和后部声影等与乳腺癌特征相似的发现。肉芽肿性乳腺炎是在怀孕后年轻女性中常见的另一种情况。患者可能表现出类似恶性的临床和影像学特征，治疗难度很大[32]。

所有这些因素使得孕妇或哺乳期女性患者成为一个挑战，凸显了对经验丰富且知识渊博的临床医生和放射科医生的需求，这也是提供优质患者护理的前提。

八、结论

在年轻女性中乳腺癌并不常见。临床医生和放射科医生认为年轻女性几乎不会发生乳腺癌，这可能会导致诊断延迟。多数年轻女性在症状方面表现出明显的肿块。年轻女性的乳腺恶性肿瘤在影像学检查中通常不会表现出乳腺癌的典型形态特征，这可能会导致误诊。年轻女性的乳腺组织往往很致密，降低了临床和放射学检查的敏感性。为了促进早期诊断，我们需要一个成像工具，而且该工具容易获得、价格合理、无辐射并且在致密乳腺组织中具有诊断价值，可作为标准检查独立存在，并且假阳性率和召回率低。到目前为止，还没有这种多合一的成像工具。因此，通过任何成像进行常规筛查都达不到 100% 的效果。对于高危人群，在经验丰富的中心应按照国家指南进行 MRI 筛查。

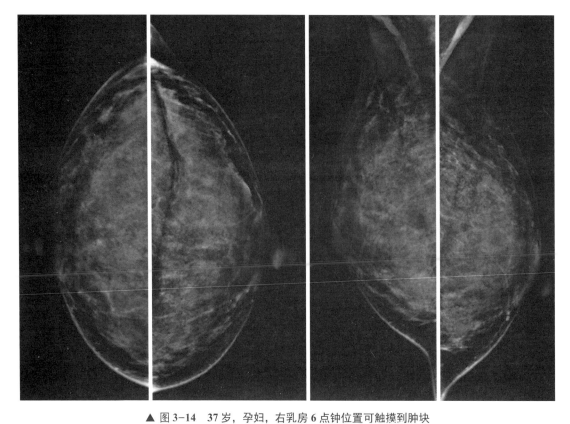

▲ 图 3-14　37 岁，孕妇，右乳房 6 点钟位置可触摸到肿块

CC 图中乳房致密、无异常，与左侧乳房相比，右侧乳房下部仅有非常细微的不对称。组织学：3 级浸润性导管癌，三阴性

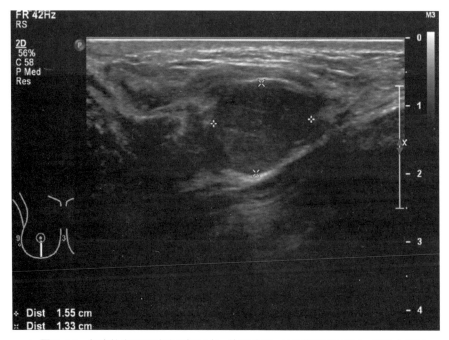

▲ 图 3-15　超声检查可见肿块呈低回声，边界清楚，有不规则延长区，无后方声影

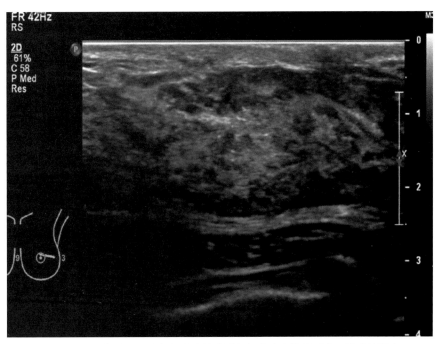

▲ 图 3-16　超声对反映妊娠变化的乳腺组织的全身性高回声、异质性研究

参考文献

[1] American College of Radiology. Breast imaging reporting and data system (BI-RADS™). 5th ed. Reston, VA: American College of Radiology; 2013.

[2] Kim JY, Lee SH, Lee JW, et al. Magnetic resonance imaging characteristics of invasive breast cancer in women aged less than 35 years. ActaRadiol. 2015; 56(8):924–32.

[3] Veltman J, Mann R, Kok T. Breast tumor characteristics of BRCA1 and BRCA2 gene mutation carriers on MRI. EurRadiol. 2008;18:931–8.

[4] Giess C, Yeh E, Raza S, et al. Background parenchymal enhancement at breast MR imaging: normal patterns, diagnostic challenges, and potential for false-positive and false-negative interpretation. Radiographics. 2014; 34(1):234–47.

[5] Checka CM, et al. The relationship of mammographic density and age: implications for breast cancer screening. AJR Am J Roentgenol. 2012;198(3):W292–5.

[6] Boyd NF, Guo H, Martin LJ. Mammographic density and the risk and detection of breast cancer. NEnglJMed. 2007;356(3):227–36.

[7] Stavros AT, Thickman D, Rapp CL, et al. Solid breast nodules: use of sonography to distinguish between benign and malignant lesions. Radiology. 1995;196(1):123–34.

[8] Holley RJ, Scoutt LM, Philpotts LE. Breast ultrasonography: state of the art. Radiology. 2013; 268(3):642–59.

[9] Brem RF, Tabar L, Duffy S, et al. Assessing improvement in detection of breast cancer with three-dimensional automated breast ultrasound in women with dense breast tissue: the SomoInsightstudy. Radiology. 2015;274(3):663–73.

[10] Wilczek B, Wilczek H, Rasouliyan L, Leifland K. Adding 3D automated breast ultrasound to mammography screening in women with heterogeneously and extremely dense breasts: report from a hospital-based, high-volume, single-center breast cancer screening program. Eur J Radiol. 2016;85(9):1554–63.

[11] Houssami N, Simpson IL, et al. Sydney breast imaging study accuracy study: comparative sensitivity and specificity of mammography and sonography in young women with symptoms. AJR Am J Roentgenol. 2003;180(4):935–40.

[12] Kemp Jacobsen K, O'Meara ES, Key D, et al. Comparing sensitivity and specificity of screening mammography in the United States and Denmark. Int J

Cancer. 2015;137(9):2198–207.

[13] Warner E, Plewes DB, Hill KA, et al. Surveillance of BRCA1 and BRCA2 mutation carriers with magnetic resonance imaging, ultrasound, mammography and clinical breast examination. JAMA. 2004;292(11):1317–25.

[14] The Royal College of Radiologists. Guidance on screening and symptomatic breast imaging,3rd edition.2013.

[15] Houssami N, Turner RM. Rapid review: estimates of incremental breast cancer detection from tomosynthesis (3D-mammography) screening in women with dense breasts. Breast. 2016;30:141–5.

[16] Kim WH, Chang JM, Lee J. Diagnostic performance of tomosynthesis and breast ultrasonography in women with dense breasts: a prospective comparison study. Breast Cancer Res Treat. 2017;162(1):85–94.

[17] Berg WA, Gutierrez L, Ness Aiver MS. Diagnostic accuracy of mammography, clinical examination, US and MR imaging in preoperative assessment of breast cancer. Radiology. 2004;233(3):830–49.

[18] Warner E, Hill K, Causer P, et al. Prospective study of breast cancer incidence in women with a BRCA1 or BRCA2 mutation under surveillance with and without magnetic resonance imaging. J ClinOncol. 2011;29(13):1664–9.

[19] Kriege M, Brekelmanns CT, Boetes C, et al. Efficacy of MRI and mammography for breast cancer screening in women with a familial and genetic predisposition. N Engl J Med. 2004;351(5):427–37.

[20] Sardanelli F, Boetes C, Borisch B, et al. Magnetic resonance imaging of the breast: recommendations from the EUSOMA working group. Eur J Cancer. 2010;46:1296–316.

[21] Obdeijn IM, Winter-Warnars GA, Mann RM, et al. Should we screen BRCA1 mutation carriers only with MRI? A multicenter study. Breast Cancer Res Treat. 2014;144(3):577–82.

[22] Phi X, Saadatmand S, De Bock G, et al. Contribution of mammography to MRI screening in BRCA mutation carriers by BRCA status and age: individual patient data meta-analysis. Br J Cancer. 2016;114(6):631–7.

[23] Houssami N, Turner R, Macaskill P, et al. An individual person data meta-analysis of preoperative magnetic resonance imaging and breast cancer recurrence. J Clin Oncol. 2014;32(5):392–401.

[24] Houssami N, Turner R, Morrow M. Preoperative magnetic resonance imaging in breast cancer: meta-analysis of surgical outcomes. Ann Surg. 2013;257(2):249–55.

[25] Paluch-Shimon S, Pagani O, Partridge A, et al. Second International Consensus guidelines for breast cancer in young women (BCY2). Breast. 2016;26:87–99.

[26] Russo J, Moral R, Balogh GA, et al. The protective role of pregnancy in breast cancer. Breast Cancer Res. 2005;7(3):131–42.

[27] Faguy K. Breast disorders in pregnant and lactating women. Radiol Technol. 2015;86(4):419–38.

[28] Schackmuth EM, Harlow CL, Norton LW. Milk fistula: a complication after breast core biopsy. AJR. 1993;161:961–2.

[29] Robbins J, Jeffries D, Roubidoux M, et al. Accuracy of diagnostic mammography and breast ultrasound during pregnancy and lactation. AJR Am J Roentgenol. 2011;196(3):716–22.

[30] Magno S, Terribile D, Franceschini G, et al. Early onset lactating adenoma and the role of breast MRI: a case report. J Med Case Rep. 2009;3:43.

[31] Talele AC, SLanetz PJ, Edmister WB, et al. The lactating breast: MRI findings an literature review. Breast J. 2003;9:237–40.

[32] Joshi S, Dialani V, Marotti J, et al. Breast disease in the pregnant and lactating patient: radiological-pathological correlation. Insights Imaging. 2013;4:527–38.

第 4 章 建立高危年轻女性乳腺癌的方案
Establishing a Program for Young Women at High Risk for Breast Cancer

Soley Bayraktar　Banu Arun　著

一、定义"高风险患者"：风险因素和风险类别

美国癌症协会[1]将高风险定义为 20% 或以上的终生风险，将中度风险定义为 15%～20% 的终生风险，将正常风险定义为小于 15% 的终生风险。对危险因素的了解将有助于临床医生评估风险水平并做出临床决策。应建立一个系统来选择需要进一步评估的患者，以优化资源和可及性。

（一）乳腺癌的非遗传危险因素

1. 年龄

患乳腺癌的风险随着年龄的增长而增加。根据 SEER 数据库，美国女性乳腺癌的患病率超过 1/8，0—39 岁的女性每 202 人中有 1 人，40—59 岁的女性每 26 人中有 1 人，60—69 岁的女性每 28 人中有 1 人[2]。与老年女性相比，发生乳腺癌的年轻女性似乎有更差的无病生存（disease-free survival，DFS）和总生存（overall survival，OS），并表现出更具侵袭性的生物学特征[3]。

2. 环境和生活方式风险因素

大多数乳腺癌与女性激素有关，因此，任何增加这些激素暴露的因素都是潜在的危险因素。特别是，与卵巢产生的内源性雌激素暴露增加有关的生殖因素，如月经初潮年龄小、绝经年龄大、独身、初产年龄大等，都是公认的乳腺癌危险因素[4-6]。同样，接触外源性激素［如通过更年期激素治疗（menopausal hormone therapy，MHT）或口服避孕药］的女性患病风险也会增加[7-9]。

生活方式因素也与乳腺癌有关。据估计，每天每摄入 10g 酒精，患病风险就会增加 10%[10]。超重或肥胖也与乳腺癌风险有关，但仅在绝经后女性中，体重指数（body mass index，BMI）增加 5kg/m²，患病风险会增加 8%。相反，超重与绝经前女性的风险降低有关。同样，这些关联可以用激素解释：饮酒和绝经后肥胖与较高的循环雌激素水平[11]有关。在绝经后，雌激素水平升高最可能是由脂肪组织产生，而在绝经前，肥胖女性与无排卵周期相关的女性激素合成减少可能解释了与乳腺癌[11]的反比关系。

包括医疗和核爆炸在内的各种来源的辐射暴露增加了乳腺癌的风险。胸壁放射治疗儿童癌症导致乳腺癌的风险随着胸部辐射剂量[12]呈线性增加。接受放射治疗的儿童癌症幸存者患乳腺癌的风险是剂量依赖性的，而那些接受霍奇金病治疗的风险最高（RR=7）[13]。日本在广岛和长崎遭受核袭击后也显示了辐射对女性乳腺癌发病的影响[14]并与暴露时年龄小于35岁呈正相关。白俄罗斯和乌克兰地区的乳腺癌发病率也有所上升。核事故后切尔诺贝利周围受污染最严重的地区出现了2倍的显著增加，暴露辐射年龄较小的女性也出现了这种情况[15]。

3. 乳腺钼靶密度

乳腺钼靶密度（mammographic breast density，MBD）单独或结合其他危险因素，与乳腺癌风险增加有关[16-18]。百分比密度区（percentage dense area，PDA）是最常见的乳腺钼靶密度测量指标。据报道，乳腺钼靶上75%以上致密区域[19]的女性患乳腺癌的风险增加了4~6倍。除了PDA外，在PDA评估过程中获得的乳腺绝对致密区域是乳腺癌的独立危险因素，并且已提议将其纳入风险评估工具[20]。

4. 乳腺病理

增生性乳腺疾病与乳腺癌风险增加有关。无异型性的增生性乳腺病变，包括通常的导管增生、导管内乳头状瘤、硬化性腺病和纤维腺瘤，只会轻度增加乳腺癌的发生风险，是一般人群的1.5~2倍[21, 22]。不典型增生，包括导管和小叶的不典型增生，通常是在乳腺钼靶摄影中偶然发现，使乳腺癌的风险大大增加。无论是同侧还是对侧，有小叶异型性的女性患乳腺癌的终生风险都比一般人群增加了4~5倍[23]。

在小叶原位癌（lobular carcinoma in situ，LCIS）中，癌前体细胞在小叶中生长，但不通过小叶间壁。LCIS是乳腺癌的一个危险因素，也是一种癌前病变。经典LCIS诊断后浸润癌的相对风险为一般人群的9~10倍。

以前不常见的导管原位癌（ductal carcinoma in situ，DCIS）现在约占所有乳腺癌诊断的20%[24]。和浸润性乳腺癌（invasive breast cancer，IBC）一样，DCIS有许多流行病学危险因素，包括年龄、家族史、生育史，以及其他一些激素因素和乳腺钼靶高密度[25]。由于DCIS是IBC的潜在前体，建议切除DCIS；然而，大多数DCIS永远不会发展为侵袭性疾病，也不会引起任何发病。事实上，尸检研究表明，约9%的女性（0%~15%）[26]存在隐匿性DCIS。在少数DCIS的研究中，误诊导致手术遗漏的病例中，14%~53%的女性在30年内发展成为IBC[27-29]。最近的一项Meta分析表明，DCIS手术后15年的浸润性乳腺癌的复发率为28%，乳腺癌特异性死亡率为18%[30]。

（二）乳腺癌的遗传危险因素

1. 乳腺癌个人史

乳腺癌个人史是发展第二原发同侧或对侧乳腺癌的重要危险因素，事实上，乳腺癌幸存者中最常见的癌症是对侧乳腺癌（contralateral breast cancer，CBC），平均年发病率为0.13%[31]。与第二次乳腺癌风险增加相关的因素包括DCIS的初步诊断、ⅡB期、激素受体阴性乳腺癌和年轻[32]。

2. 乳腺癌家族史

如果一名女性有乳腺癌家族史，她患乳腺癌的风险就会增加。在护士健康研究随访中，与没有乳腺癌家族史的女性相比，有母亲 50 岁前被诊断为乳腺癌的女性的 RR 为 1.69，母亲 50 岁以后被诊断为乳腺癌的女性的 RR 为 1.37。与没有乳腺癌家族史的女性相比，姐姐 50 岁前被诊断为乳腺癌的女性的 RR 为 1.66，姐姐 50 岁以后被诊断为乳腺癌的女性的 RR 为 1.52[33]。风险最高的是越来越多的一级亲属在年轻时（50 岁以下）被诊断为乳腺癌的女性。与没有家族史的女性相比，有 1 级、2 级或 3 级以上患乳腺癌亲属的女性风险比例分别为 1.80、2.93 和 3.90 [34]。

3. 遗传预测

20%～25% 的乳腺癌患者有阳性家族史，但只有 5%～10% 的乳腺癌患者表现出常染色体显性遗传[35, 36]。遗传易感等位基因在临床意义上已被证实[37]。具有 40%～85% 乳腺癌终生风险的高危易感等位基因包括 BRCA1 和 BRCA2 突变，TP53 突变导致 Li-Fraumeni 综合征，PTEN 导致 Cowden 综合征，STK11 导致 Peutz Jeghers 综合征，NF1 导致神经纤维瘤病，CDH-1 导致 E-cadherin 损害[38]。一半乳腺癌易感综合征与 BRCA1 和 BRCA2 的突变有关。存在 BRCA1 或 BRCA2 有害突变的女性比一般人群患乳腺癌的风险要高得多，她们在较年轻时就会患乳腺癌。在 BRCA1/2（CIMBA）基因修饰调查的一项大型研究中，被确诊为乳腺癌的中位年龄在 BRCA1 突变携带者中为 40 岁，在 BRCA2 突变携带者中为 43 岁[39]。BRCA1 突变携带者的终生乳腺癌风险为 65%～81%，BRCA2 突变携带者的终生乳腺癌风险为 45%～85% [40-42]。与一般人群相比，BRCA1 和 BRCA2 突变携带者更频繁和更早地发生 DCIS[43]，并且在预防性乳房切除术中、尸检研究中年龄匹配的非携带者更可能有隐匿的 DCIS[17]。携带 BRCA1 或 BRCA2 胚系突变的女性也增加了其他类型癌症的风险，如卵巢癌和输卵管癌、男性乳腺癌、前列腺癌、胰腺癌、胃肠道癌症（如胆囊癌、胆管癌和胃癌）和黑色素瘤[44-46]。

中度风险基因，包括纯合子共济失调 – 毛细血管扩张突变（ataxia-telangiectasia mutations，ATM）[47]，抑癌基因 CHEK2 的体细胞突变，以及 BRCA1 和 BRCA2 修饰基因 BRIP1 [48] 和 PALB2 [49] 的体细胞突变，这些会导致 20%～40% 的乳腺癌终生风险。一项研究表明，生殖系 TP53 突变与早期发病的 HER2 阳性乳腺癌[50] 之间存在关联。许多低风险的共同等位基因已经被确定，主要是通过全基因组关联研究[37]，这些突变的临床意义尚未确定。

在上述基因中携带基因突变的家庭表现出明显的显性遗传模式，通常以早期发病和卵巢癌、双侧乳腺癌和男性乳腺癌为特征[51]。在 BRCA1/2（CIMBA）基因修饰调查的一项大型研究中，被确诊为乳腺癌的中位年龄 BRCA1 突变携带者为 40 岁，BRCA2 突变携带者为 43 岁[39]。

二、遗传咨询和乳腺癌风险评估模型

国家综合癌症网络（National Comprehensive Cancer Network，NCCN）有指南，根据个人史和家族史，应该向哪些人提供基因检测[52]。在存在遗传性癌症综合征的预测因素的情况下，即使其没有个人的侵袭性病史，也可以根据个人进行遗传咨询。

对于基于个人或家族史的危险因素患者，可以使用不同的模型来评估和量化风险[53-55]。Gail、Claus 和 Tyrer-Cuzick 模型是一些比较常用的评估乳腺癌风险的模型。值得注意的是，这些模型与 BRCAPRO 或 BOADICEA 等模型不同，它们更常用于评估 *BRCA1* 或 *BRCA2* 突变的可能性。此外，这些模型不适合用于已知与遗传性乳腺癌综合征相关的有害基因突变的女性，因为这些模型可能会低估这些女性的乳腺癌风险。

任何乳腺癌风险评估模型的准确性都取决于家族史报告的准确性。一般来说，乳腺癌家族史的统计一般较准确，而腹部癌症，如妇科癌症，统计常出现错误。癌症遗传学专业人员将与患者合作，试图获得最准确的家族史，要么通过使用医疗或死亡记录，要么通过询问关于癌症如何诊断或治疗的后续问题。最后，癌症遗传学专业人员将选择最能解释患者的个人和家族史的乳腺癌危险因素的模型。基因测试被认为是不必要的，或者一旦基因测试完成，并且一个不确定的负面结果或 VUS 被确定，乳腺癌风险评估模型可用于评估女性乳腺癌风险，并对风险管理提出适当建议。

风险等级的分配允许有针对性地筛选和减少风险策略。遗传学顾问将回顾她的家庭病史，谈论遗传学在癌症中的作用，并进行遗传性癌症风险评估。这一评估应包括以下几个方面。

- 患者有基因突变的可能。
- 个性化基因检测建议。
- 个人癌症风险的一般估计。
- 个体化癌症筛查及预防建议。

自 2013 年以来，由于专利法的变化，*BRCA1/BRCA2* 基因检测现在各种实验室提供，越来越多的实验室正在利用二代测序技术（next-generation sequencing，NGS）提供广泛的遗传性癌症测试，其中包括同时分析许多基因。

三、癌症遗传风险评估

尽管在基因检测方面取得了进展，但对癌症家族史和谱系结构的评估仍然是准确风险评估的核心。该谱系允许对癌症模式及整个家庭结构的信息性进行视觉评估。在某些情况下，没有家族史的女性可以减少对遗传状况的关注，而在另一些情况下，小家庭或早期死亡或干预降低癌症风险的个人（如卵巢切除）可以降低发生遗传性综合征的风险。风险评估也应该评估身体特征，如皮肤色素沉着、皮肤黏膜肿瘤、大头畸形，有助于鉴别 Peutz-Jeghers 综合征，还有非遗传危险因素，如生殖史和暴露于辐射或内源性雌激素或孕激素，这可能解释乳腺癌为何在一个家庭中多发。在决定是否应提供基因检测时，还应考虑非亲生或未披露收养的可能性及所报告信息的准确性。

遗传检测建议不仅包括指出哪些检测，而且还包括谁是最好的遗传检测候选人。当家庭中已经患病的成员来做检测，基因测试是最有效的。因此，进行癌症遗传风险评估的患者可能需要做好准备，与家人讨论基因检测。然而，在某些情况下，例如患病的家庭成员已经死亡，家庭中未患病的人可能是第一个接受基因检测的人。在任何情况下，都应该讨论基因检测的好处、风险、局限性、测试过程和可能的结果。这次讨论的目的是让患者就基因检测做出明智的决定，并了解基因检测如何影响她的乳腺癌风险管理。

四、基因检测结果

接受基因检测的患者可以得到三种可能的检测结果：阳性、阴性或不确定意义的变异（variant of uncertain significance，VUS）。阳性的结果意味着一个已知是有害的突变基因被识别出来，患者患某些类型癌症的风险增加。增加的癌症风险可能包括乳腺癌及各种其他癌症，这取决于突变基因的识别。阳性的结果不代表患者一定会患上乳腺癌或其他癌症，也不能预测癌症可能在什么年龄发生。阳性的结果会让患者和其医生考虑更积极的筛查以减少风险，这将在本综述的后面更详细地讨论。

第二个可能的基因测试结果是阴性。实际上有两种阴性的结果：真正的阴性和基因不确定的阴性。当被检测者的一个家庭成员已经确定为阳性结果时，才能判断真正的阴性结果。在真阴性结果的情况下，患者接受检测，以确定她亲属中的突变，并发现患者没有相同的突变。相反，当患者经过基因测试，没有发现有害突变时，就会产生不确定的阴性结果。无法确定的阴性结果需要根据患者的个人史和家族史制订个性化的乳腺癌风险管理计划。

最后一个可能的基因测试结果是 VUS。VUS 是一种突变，其对基因功能的影响尚不清楚。VUS 可能是一种有害的突变，与癌症风险增加有关，或者，这可能是一种无害的基因变化，与癌症风险的增加无关。不确定意义的变异也需要根据患者的个人史和家族史制订个性化的乳腺癌风险管理计划。

五、为什么基因检测很重要

一旦我们发现携带乳腺癌易感基因的年轻女性，就必须针对临床高风险采取适当的方法。根据目前的证据，高风险个人需要不同的筛查和减少风险策略，而不是针对大多数人的策略。重要的是，作为多学科方法的一部分需要采取适当的方法以确保这些女性接受适当的化疗，因为她们对化疗药物有不同的敏感性。例如，可能提供一个患者与 PARP 抑制药或铂有关的新辅助化疗，或者让她参加具体的临床试验。

在手术决策之前的遗传评估也很重要，因为突变状态的识别可能会影响治疗的建议，包括伴随的降低对侧风险的乳房切除术和 RRSO 在患者中的表现，否则她们只会接受肿块切除术或单侧乳房切除术 [56]。基因检测可能会在复杂的医疗和其他需要立即做出的决定的筛选中遗漏。基因检测影响手术决定的最佳机会窗口是在新辅助化疗期间；然后，明确的决定发生在化疗完成后，在手术或开始放疗之前。如果患者不是新辅助化疗的候选者，那么快速的基因检测可能会发挥作用，以避免手术的延迟。

然而，遗传咨询和检测的时机必须平衡立即检测的必要性和患者面对癌症的诊断、治疗计划和预后时的感受。

（一）对患者的影响

1. 对全身治疗方案的影响

传统上，对于那些发展为乳腺癌或卵巢癌的人，系统治疗的选择类似于散发性癌症，化疗的选择（辅助或新辅助）、内分泌治疗和辐射是基于 ER/PR/HER2 状态、淋巴结受累和肿瘤大小。然而，治疗的方法正在改变，根据最近的数据表明，*BRCA1* 缺陷细胞系对铂类等 DNA 损伤剂敏感，与 *BRCA* 无缺陷的细胞系相比，对紫杉烷具有相对耐药性[57-60]。

最近的一个重要进展是，FDA 已经批准了第一种分子靶向治疗药物奥拉帕利，一种聚 ADP 核糖聚合酶（PARP）抑制药，用于治疗缺失或怀疑有害胚系 *BRCA* 突变的患者，在新辅助、辅助或转移背景下接受化疗的 HER2 阴性转移性乳腺癌[61]。由于 BRCA1 和 BRCA2 蛋白在双链 DNA 修复中起着至关重要的作用，将 PARP 抑制药与具有 BRCA1 或 BRCA2 蛋白缺陷的肿瘤结合起来，具有协同作用[62]。

关于内分泌治疗的建议，一些研究报道，在 *BRCA* 突变携带者中，他莫昔芬降低了对侧乳腺癌（CBC）的风险 50%～70%；其他研究还没有报道显著减少[63, 64]。然而，总的来说，研究表明，他莫昔芬与 *BRCA* 突变相关的 ER 阳性乳腺癌伴或不伴卵巢切除患者的风险降低有关。目前，芳香化酶抑制药（aromatase inhibitors，AI）在 RRSO 后或作为辅助内分泌治疗在 *BRCA* 突变相关乳腺癌中的作用尚不清楚。IBIS-Ⅱ 研究正在评估高危女性中阿那曲唑与安慰剂的疗效。此外，法国正在进行一项研究，评估有 *BRCA* 突变的女性中来曲唑与安慰剂的关系（ClinicalTrials.gov 标识符：NCT00673335）。

2. 对外科干预的影响

除了同侧复发（ipsilateral recurrence，IPR）的风险外，患有有害 *BRCA1* 突变的乳腺癌患者对侧乳腺癌（CBC）的风险高达 43.4%，而 *BRCA2* 突变携带者有高达 34.6% 的 10 年发病风险。在年龄较小的确诊女性中，这种风险呈指数级增长[65]。大多数研究报道说，卵巢切除术将 *BRCA* 突变携带者患 CBC 的风险降低了 50%～70%，如果手术在 50 岁之前进行，则观察到的益处最大[66]。尽管在 *BRCA* 突变携带者中与预防性对侧乳腺切除术相关的 CBC 风险显著降低，但目前尚未发现该手术可提高生存率，虽然研究受到短期随访的限制[67]。在 Domchek 等的这项多中心前瞻性队列研究中，输卵管卵巢切除术与降低卵巢癌和卵巢癌死亡率、降低继发乳腺癌和乳腺癌死亡率以及降低总死亡率相关。上述发现证明，为患有 *BRCA* 突变的女性提供减少风险手术选择的做法是合理的；然而，与患者详细讨论手术风险降低干预及其长期不良反应是管理突变携带者的核心。

（二）对未患病女性的影响

人们普遍认为，终生患乳腺癌风险较高的女性，如 *BRCA* 突变的女性，应进行更早和更频繁的筛查，并考虑额外的影像学检查。由美国国家综合癌症网络（NCCN）、美国癌症协会（ACS）、美国放射学学院（ACR）及其他国家组织对无症状、女性、*BRCA* 突变发表的乳腺癌筛查建议的综合摘要包括以下内容[52]。

- 每月乳房自我检查（breast self-exam, BSE）从 18 岁开始。
- 半年临床乳腺检查（clinical breast exam, CBE）从 25 岁开始。
- 交替的每年一次的乳腺钼靶检查与每年一次的乳腺磁共振成像（magnetic resonance imaging, MRI）开始于 25—30 岁，或个性化的基础上最早的癌症发病年龄[68]。

具有不确定临床有效性基因突变的女性乳腺癌评估（如 *BARD1*、*BRIP1*、*MRE11A*、*RAD50/51*、*RAD51B/C/D* 及 *CHEK2* 的某些错义突变）不建议仅根据突变的存在进行 MRI 筛查。然而，对于这些女性来说，一个基于家族史的模型可能预测足够的风险来保证 MRI 的筛查[69]。

与一般人群相比，降低风险的输卵管卵巢切除术（risk-reducing salpingo-oophorectomy, RRSO）在预防这些女性卵巢癌方面更有效，有些人可能不会选择采取这种干预措施，直到她们的生育年龄。如果没有更有效的筛查方法，经阴道超声（transvaginal ultrasound, TVU）和 CA-125 水平继续被国家推荐和认可，用于患有遗传性乳腺癌和卵巢癌综合征的高风险女性（hereditary breast and ovarian cancer syndromes, HBOC）。对于没有接受 RRSO 的 *BRCA* 突变携带者，目前的 NCCN 筛查指南包括以下内容[52]。

- 半年一次的盆腔检查，TVU 和 CA-125 抗原测定，从 30—35 岁开始，或比任何家庭成员被诊断为卵巢癌的最小年龄早 5—10 岁。
- 35—40 岁的 RRSO 似乎适合于 *BRCA1* 突变携带者，而将 RRSO 延迟到 40 岁初，对于 *BRCA2* 突变携带者来说，这似乎是安全的[42, 70]。

肿瘤抑制基因 *BRCA1* 和 *BRCA2* 的突变使男性和女性携带者患其他癌症的风险增加，特别是胰腺癌、黑色素瘤、结直肠癌和其他胃肠道肿瘤。在这些癌症的筛查方面没有专家共识或循证指南。一些文献和调查研究支持考虑以下额外的检测方法[71, 72]。

- 胰腺：每年一次的内镜超声检查，开始于 50 岁或早于确诊胰腺癌的家庭成员的年龄 10 年。
- 黑色素瘤：每年一次全身皮肤和眼部检查。
- 结直肠：人群筛查指南，从 50 岁开始，持续到 75 岁。
- 每年一次粪便隐血检测。
- 乙状结肠镜检查每 5 年一次或结肠镜检查每 10 年一次。

（三）对家庭成员的影响

上述减少风险的手术、化学预防和检测方法不仅适用于突变携带者，而且也适用于携带癌症预测基因的未受影响的女性。携带胚系基因突变的女性的家庭成员应考虑到乳腺癌发病风险，并进行预测遗传测试，并且如果结果为阳性应讨论风险管理。事实上，一项研究表明，在适当的风险管理下，*BRCA* 突变的一级家庭成员的乳腺癌和卵巢癌发病风险可分别降低 23% 和 41%（Kwon and Arun JCO 2010）。

六、如何建立高危年轻女性乳腺癌的方案

需要根据该方案所在国家和当地的现行立法和保健条件，制订一项针对乳腺癌高危患者的方案，该方案将定位和立即决定想要什么或需要什么。无论程序是在哪里开发的，考虑 MacDonald 概述的目标列表可能是有用的[73]（表 4-1）。工作人员应包括遗传顾问、护士、医生、心理学家、社会工作者、秘书和数据经理。需要一名医务主任协助发展，并监测改进方案的成果和机会。

表 4-1　癌症遗传学服务的目标

- 识别癌症和基因突变携带的高风险个体
- 根据风险分层患者，根据风险量身定制筛查和管理
- 提倡健康的生活方式作为一种主要的预防干预措施
- 提供有关癌症风险的遗传咨询
- 保护患者隐私和保密
- 向临床医生和社区提供有关乳腺癌高风险因素的教育
- 建立研究合作关系
- 公布行动和干预结果
- 促进丰动性，鼓励为高风险患者制订新的计划
- 打造性价比高的乳腺方案

由于高风险评估，特别是遗传咨询和基因检测，是对乳腺癌患者多学科评估的一部分，最好有几个"利益相关者"参与多学科医生团队。其中包括外科医生、肿瘤学家、放射科医生、妇科医生和妇科肿瘤学家。鼓励定期的高风险和遗传患者护理委员会 / 会议建立和维持一个有效的过程和诊所流程。随着最近技术的改进（如多面板基因测试），基因测试和管理准则变化迅速。因此，定期会议使一个平台能够讨论目前的准则及其在诊所的执行情况。这些会议也将作为提出临床相关研究问题的重要基础设施。我们还强调建立一个潜在的高风险和遗传学数据库的重要性，该数据库将允许前瞻性地收集数据、血液和组织样本进行研究。

除了宣传计划外，还应制订一个简单的转诊指南分发给医生。理想情况下，指南应该在可能转诊患者的诊所中保持可见。拥有健康保险支持可以鼓励其他机构工作人员参与并允许轻松的转诊过程。为了让医疗保险公司支付高风险项目中提供的服务，应该促进预防、筛查、化学预防有望产生经济效益和预防性手术，让资源集中在患者最需要的地方[74]。

虽然为高风险和（或）基因检测确定个人的重要性得到了广泛承认，不幸的是，研究表明，只有 22% 的合格个体被实际提到基因评估和测试[75, 76]。如前所述，在新诊断的癌症患者中，阳性的测试结果往往会导致更积极的外科治疗（如双侧输卵管卵巢切除或预防性对侧乳房切除术），目的是尽量减少第二原发癌的可能性，或迅速考虑新的全身治疗，如卵巢癌的 PARP 抑制药。阳性检测结果也可能

促使癌症患者高危亲属考虑 *BRCA1/2* 检测，这样，那些检测阳性的人就可以从更积极的预防和筛查中受益。

　　研究试图解决低遗传学推荐做法背后的原因，它被认为与医疗保健提供者的意识下降有关，没有转诊系统，没有专门的高风险和遗传学诊所，以及没有与患者有关的因素（对遗传风险的焦虑、疾病特点和医疗保险等）。一个完善的多学科高风险团队和诊所可以解决其中的一些问题，并提高对这些服务的认识和获得，最终目的是不遗漏任何将受益于风险评估和基因测试的患者。

　　高风险诊所的理想地点如下：在一些高风险项目中，在一个集中的高风险诊所为高风险个人提供乳腺癌筛查和预防服务，该诊所位于与乳腺癌单位不同的区域。其他高危项目在治疗乳腺癌患者的诊所提供服务。在这种安排中，高风险团队与肿瘤学团队互动，共享检查室和诊所，允许持续反馈。这种方法允许多学科管理和患者与多个医疗保健提供者之间的持续沟通。

　　法律问题必须由每个高风险方案来解决。根据国家的不同，可能存在与缺乏有关遗传综合征和风险评估的法律有关的重要问题。将要生成的信息必须保密管理；如果没有保护患者的立法，向保险公司和医疗保健提供者泄露此类信息可能会威胁到患者权益。高风险项目应获得患者和机构的批准，以共享非常敏感的信息，并应创建一个保护患者隐私的信息共享系统。在转诊或评估生活在高风险方案所在城市或国家以外的患者时，这种制度尤为重要。

参考文献

[1] https://cancerstatisticscenter.cancer.org.

[2] Siegel RL, Miller KD, Jemal A. Cancer statistics, 2018. CA Cancer J Clin. 2018;68(1):7–30.

[3] Litton JK, Eralp Y, Gonzalez-Angulo AM, Broglio K, Uyei A, Hortobagyi GN, et al. Multifocal breast cancer in women < or =35 years old. Cancer. 2007;110(7):1445–50.

[4] Clamp A, Danson S, Clemons M. Hormonal risk factors for breast cancer: identification, chemoprevention, and other intervention strategies. Lancet Oncol. 2002; 3(10):611–9.

[5] Collaborative Group on Hormonal Factors in Breast Cancer. Menarche m, and breast cancer risk: individual participant meta-analysis, including 118 964 women with breast cancer from 117 epidemiological studies. Lancet Oncol. 2012;13(11):1141–51.

[6] Cadeau C, Fournier A, Mesrine S, et al. Postmenopausal breast cancer risk and interactions between body mass index, menopausal hormone therapy use, and vitamin D supplementation: Evidence from the E3N cohort. Int J Cancer. 2016;139(10):2193–200.

[7] Rossouw JE, Anderson GL, Prentice RL, LaCroix AZ, Kooperberg C, Stefanick ML, et al. Risks and benefits of estrogen plus progestin in healthy postmenopausal women: principal results From the Women's Health Initiative randomized controlled trial. JAMA. 2002; 288(3):321–33.

[8] Travis R, Key T. Oestrogen exposure and breast cancer risk. Breast Cancer Res. 2003;5(5):239–247.

[9] Hilakivi-Clarke L, de Assis S, Warri A. Exposures to synthetic estrogens at different times during the life, and their effect on breast cancer risk. J Mammary Gland Biol Neoplasia. 2013;18:25–42.

[10] World Cancer Research Fund/American Institute for Cancer Research. Food, nutrition, physical activity, and the prevention of cancer: a global perspective. Washington, DC: AICR; 2007. http://www.wcrf.org/int/research-we-fund/continuous-update-project-cup/second-expert-report

[11] Travis RC, Key TJ. Oestrogen exposure and breast cancer risk. Breast Cancer Res. 2003;5(5):239–47.

[12] Henderson TO, Amsterdam A, Bhatia S, Hudson MM, Meadows AT, Neglia JP, et al. Systematic review: surveillance for breast cancer in women treated with chest radiation for childhood, adolescent, or young adult cancer. Ann Intern Med. 2010;152(7):444–55. W144–54

[13] Guibout C, Adjadj E, Rubino C, Shamsaldin A, Grimaud E, Hawkins M, et al. Malignant breast tumors after radiotherapy for a first cancer during childhood. J ClinOncol. 2005;23(1):197–204.

[14] Preston DL, Cullings H, Suyama A, et al. Solid cancer incidence in atomic bomb survivors exposed in utero or as young children. J Natl Cancer Inst. 2008;100:428–36.

[15] Pukkala E, Kesminiene A, Poliakov S, et al. Breast cancer in Belarus and Ukraine after the Chernobyl accident. Int J Cancer. 2006;119:651–8.

[16] Barlow WE, White E, Ballard-Barbash R, Vacek PM, Titus-Ernstoff L, Carney PA, et al. Prospective breast cancer risk prediction model for women undergoing screening mammography. J Natl Cancer Inst. 2006;98(17):1204–14.

[17] Boyd NF, Guo H, Martin LJ, Sun L, Stone J, Fishell E, et al. Mammographic density and the risk and detection of breast cancer. N Engl J Med. 2007;356(3):227–36.

[18] McCormack VA, dos Santos Silva I. Breast density and parenchymal patterns as markers of breast cancer risk: a meta-analysis. Cancer EpidemiolBiomarkPrev. 2006;15:1159–69.

[19] Pettersson A, Hankinson SE, Willett WC, Lagiou P, Trichopoulos D, Tamimi RM. Nondense mammographic area and risk of breast cancer. Breast Cancer Res. 2011;13(5):R100.

[20] Rauh C, Hack CC, Häberle L, Hein A, Engel A, Schrauder MG, et al. Percent mammographic density and dense area as risk factors for breast cancer. GeburtshilfeFrauenheilkd. 2012;72:727–33.

[21] Cote ML, Ruterbusch JJ, Alosh B, Bandyopadhyay S, Kim E, Albashiti B, et al. Benign breast disease and the risk of subsequent breast cancer in African American women. Cancer Prev Res (Phila). 2012;5(12):1375–80.

[22] Hartmann LC, Sellers TA, Frost MH, Lingle WL, Degnim AC, Ghosh K, et al. Benign breast disease and the risk of breast cancer. N Engl J Med. 2005;353(3):229–37.

[23] Dupont WD, Parl FF, Hartmann WH, Brinton LA, Winfield AC, Worrell JA, et al. Breast cancer risk associated with proliferative breast disease and atypical hyperplasia. Cancer. 1993;71(4):1258–65.

[24] Ward EM, De Santis CE, Lin CC, Kramer JL, Jemal A, Kohler B, et al. Cancer statistics: Breast cancer in situ. CA Cancer J Clin. 2015;65(6):481–95.

[25] Kerlikowske K. Epidemiology of ductal carcinoma in situ. J Natl Cancer Inst Monogr. 2010;2010(41):139–41.

[26] Welch HG, Black WC. Using autopsy series to estimate the disease "reservoir" for ductal carcinoma in situ of the breast: how much more breast cancer can we find? Ann Intern Med. 1997;127:1023–8.

[27] Collins LC, Tamimi RM, Baer HJ, Connolly JL, Colditz GA, Schnitt SJ. Outcome of patients with ductal carcinoma in situ untreated after diagnostic biopsy: results from the Nurses, Health Study' Cancer. 2005;103(9):1778–84.

[28] Erbas B, Provenzano E, Armes J, Gertig D. The natural history of ductal carcinoma in situ of the breast: a review. Breast Cancer Res Treat. 2006;97(2):135–44.

[29] Sanders ME, Schuyler PA, Simpson JF, Page DL, Dupont WD. Continued observation of the natural history of low-grade ductal carcinoma in situ reaffirms proclivity for local recurrence even after more than 30 years of follow-up. Mod Pathol. 2015;28(5):662–9.

[30] Stuart KE, Houssami N, Taylor R, Hayen A, Boyages J. Long-term outcomes of ductal carcinoma in situ of the breast: a systematic review, meta-analysis and meta-regression analysis. BMC Cancer. 2015;15:890.

[31] Inskip PD, Curtis RE. New malignancies following childhood cancer in the United States, 1973–2002. Int J Cancer. 2007;121(10):2233–40.

[32] Buist DS, Abraham LA, Barlow WE, Krishnaraj A, Holdridge RC, Sickles EA, et al. Diagnosis of second breast cancer events after initial diagnosis of early stage breast cancer. Breast Cancer Res Treat. 2010;124(3):863–73.

[33] Colditz GA, Kaphingst KA, Hankinson SE, Rosner B. Family history and risk of breast cancer: nurses' health study. Breast Cancer Res Treat. 2012;133(3):1097–104.

[34] Collaborative Group on Hormonal Factors in Breast Cancer. Familial breast cancer: collaborative reanalysis of individual data from 52 epidemiological studies including 58,209 women with breast cancer and 101,986 women without the disease. Lancet. 2001;358(9291):1389–99.

[35] Lynch HT, Lynch JF. Breast cancer genetics in an oncology clinic: 328 consecutive patients. Cancer Genet

Cytogenet. 1986;22(4):369–71.

[36] Margolin S, Johansson H, Rutqvist LE, Lindblom A, Fornander T. Family history, and impact on clinical presentation and prognosis, in a population-based breast cancer cohort from the Stockholm County. Familial Cancer. 2006;5(4):309–21.

[37] Lalloo F, Evans DG. Familial breast cancer. Clin Genet. 2012;82(2):105–14.

[38] Sharif S, Moran A, Huson SM, Iddenden R, Shenton A, Howard E, et al. Women with neurofibromatosis 1 are at a moderately increased risk of developing breast cancer and should be considered for early screening. J Med Genet. 2007;44(8):481–4.

[39] Mavaddat N, Barrowdale D, Andrulis IL, et al. Pathology of breast and ovarian cancers among BRCA1 and BRCA2 mutation carriers: results from the Consortium of Investigators of Modifiers of BRCA1/2 (CIMBA). Cancer EpidemiolBiomark Prev. 2012;21:134–47.

[40] Ford D, Easton DF, Stratton M, Narod S, Goldgar D, Devilee P, et al. Genetic heterogeneity and penetrance analysis of the BRCA1 and BRCA2 genes in breast cancer families. The Breast Cancer Linkage Consortium. Am J Hum Genet. 1998;62(3):676–89.

[41] Antoniou A, Pharoah PD, Narod S, Risch HA, Eyfjord JE, Hopper JL, et al. Average risks of breast and ovarian cancer associated with BRCA1 or BRCA2 mutations detected in case Series unselected for family history: a combined analysis of 22 studies. Am J Hum Genet. 2003;72(5):1117–30.

[42] King MC, Marks JH, Mandell JB, New York Breast Cancer Study G. Breast and ovarian cancer risks due to inherited mutations in BRCA1 and BRCA2. Science. 2003;302:643–6.

[43] Ziegler RG, Hoover RN, Pike MC, Hildesheim A, Nomura AM, West DW, et al. Migration patterns and breast cancer risk in Asian-American women. J Natl Cancer Inst. 1993;85(22):1819–27.

[44] Thompson D, Easton D. The genetic epidemiology of breast cancer genes. J Mammary Gland Biol Neoplasia. 2004;9(3):221–36.

[45] Diez O, Osorio A, Duran M, Martinez-Ferrandis JI, de la Hoya M, Salazar R, et al. Analysis of BRCA1 and BRCA2 genes in Spanish breast/ovarian cancer patients: a high proportion of mutations unique to Spain and evidence of founder effects. Hum Mutat. 2003;22(4):301–12.

[46] Mersch J, Jackson MA, Park M, Nebgen D, Peterson SK, Singletary C, et al. Cancers associated with BRCA1 and BRCA2 mutations other than breast and ovarian. Cancer. 2015;121(2):269–75.

[47] Thompson D, Duedal S, Kirner J, McGuffog L, Last J, Reiman A, et al. Cancer risks and mortality in heterozygous ATM mutation carriers. J Natl Cancer Inst. 2005;97(11):813–22.

[48] Seal S, Thompson D, Renwick A, Elliott A, Kelly P, Barfoot R, et al. Truncating mutations in the Fanconi anemia J gene BRIP1 are low-penetrance breast cancer susceptibility alleles. Nat Genet. 2006;38(11):1239–41.

[49] Wong MW, Nordfors C, Mossman D, Pecenpetelovska G, Avery-Kiejda KA, Talseth-Palmer B, et al. BRIP1, PALB2, and RAD51C mutation analysis reveals their relative importance as genetic susceptibility factors for breast cancer. Breast Cancer Res Treat. 2011;127(3):853–9.

[50] Melhem-Bertrandt A, Bojadzieva J, Ready KJ, Obeid E, Liu DD, Gutierrez-Barrera AM, et al. Early onset HER2-positive breast cancer is associated with germline TP53 mutations. Cancer. 2012;118(4):908–13.

[51] Honrado E, Benitez J, Palacios J. The molecular pathology of hereditary breast cancer: genetic testing and therapeutic implications. Mod Pathol. 2005;18(10):1305–20.

[52] NCCN Guidelines version 1.2018. BRCA-related breast and/or ovarian cancer syndrome. http://www. nccn.org/professionals/physician_gls/pdf/

[53] Tyrer J, Duffy SW, Cuzick J. A breast cancer prediction model incorporating familial and personal risk factors. Stat Med. 2004;23(7):1111–30.

[54] Antoniou AC, Cunningham AP, Peto J, Evans DG, Lalloo F, Narod SA, et al. The BOADICEA model of genetic susceptibility to breast and ovarian cancers: updates and extensions. Br J Cancer. 2008;98(8):1457–66.

[55] Powell M, Jamshidian F, Cheyne K, Nititham J, Prebil LA, Ereman R. Assessing breast cancer risk models in Marin County, a population with high rates of delayed childbirth. Clin Breast Cancer. 2014;14(3):212–20.e1.

[56] Armstrong J, Toscano M, Kotchko N, Friedman S, Schwartz MD, Virgo KS, et al. Utilization and outcomes of BRCA genetic testing and counseling in a National Commercially Insured Population: The ABOUT Study.

JAMA Oncol. 2015;1(9):1251–60.

[57] Domagala P, Hybiak J, Rys J, Byrski T, Cybulski C, Lubinski J. Pathological complete response after cisplatin neoadjuvant therapy is associated with the downregulation of DNA repair genes in BRCA1-associated triple-negative breast cancers. Oncotarget. 2016;7(42):68662–73.

[58] Byrski T, Huzarski T, Dent R, Gronwald J, Zuziak D, Cybulski C, et al. Response to neoadjuvant therapy with cisplatin in BRCA1-positive breast cancer patients. Breast Cancer Res Treat. 2009;115(2):359–63.

[59] Arun B, Bayraktar S, Liu DD, Gutierrez Barrera AM, Atchley D, Pusztai L, et al. Response to neoadjuvant systemic therapy for breast cancer in BRCA mutation carriers and noncarriers: a single-institution experience. J ClinOncol. 2011;29(28):3739–46.

[60] Tutt A, Paul E, Kilburn L, Gilett C, Pinder S, Abraham J, et al. The TNT trial: a randomized phase III trial of carboplatin compared with docetaxel for patients with metastatic or recurrent locally advanced triple negative or BRCA 1/2 breast cancer. Cancer Res. 2014;75:S3–01.

[61] Robson M, Goessl C, Domchek S. Olaparib for metastatic germline BRCA-mutated breast cancer. N Engl J Med. 2017;377(18):1792–3.

[62] Ame JC, Spenlehauer C, de Murcia G. The PARP superfamily. BioEssays. 2004;26(8):882–93.

[63] Gronwald J, Robidoux A, Kim-Sing C, Tung N, Lynch HT, Foulkes WD, et al. Duration of tamoxifen use and the risk of contralateral breast cancer in BRCA1 and BRCA2 mutation carriers. Breast Cancer Res Treat. 2014;146(2):421–7.

[64] Narod SA, Brunet JS, Ghadirian P, Robson M, Heimdal K, Neuhausen SL, et al. Tamoxifen and risk of contralateral breast cancer in BRCA1 and BRCA2 mutation carriers: a case-control study. Hereditary Breast Cancer Clinical Study Group. Lancet. 2000; 356(9245):1876–81.

[65] Metcalfe K, Lynch HT, Ghadirian P, Tung N, Kim-Sing C, Olopade OI, et al. Risk of ipsilateral breast cancer in BRCA1 and BRCA2 mutation carriers. Breast Cancer Res Treat. 2011;127(1):287–96.

[66] Metcalfe K, Lynch HT, Ghadirian P, Tung N, Olivotto I, Warner E, et al. Contralateral breast cancer in BRCA1 and BRCA2 mutation carriers. J ClinOncol. 2004;22(12):2328–35.

[67] Domchek SM, Friebel TM, Singer CF, Evans DG, Lynch HT, Isaacs C, et al. Association of risk-reducing surgery in BRCA1 or BRCA2 mutation carriers with cancer risk and mortality. JAMA. 2010;304(9):967–75.

[68] Le-Petross HT, Whitman GJ, Atchley DP, Yuan Y, Gutierrez-Barrera A, Hortobagyi GN, et al. Effectiveness of alternating mammography and magnetic resonance imaging for screening women with deleterious BRCA mutations at high risk of breast cancer. Cancer. 2011;117(17):3900–7.

[69] Tung N, Domchek SM, Stadler Z, Nathanson KL, Couch F, Garber JE, et al. Counselling framework for moderate-penetrance cancer-susceptibility mutations. Nat Rev ClinOncol. 2016;13(9):581–8.

[70] Ramus SJ, Antoniou AC, Kuchenbaecker KB, Soucy P, Beesley J, Chen X, et al. Ovarian cancer susceptibility alleles and risk of ovarian cancer in BRCA1 and BRCA2 mutation carriers. Hum Mutat. 2012;33(4): 690–702.

[71] Brentnall TA. Cancer surveillance of patients from familial pancreatic cancer kindreds. Med Clin North Am. 2000;84(3);707–18.

[72] Canto MI, Goggins M, Hruban RH, Petersen GM, Giardiello FM, Yeo C, et al. Screening for early pancreatic neoplasia in high-risk individuals: a prospective controlled study. ClinGastroenterolHepatol. 2006;4(6):766–81. quiz 665

[73] Kuerer H. Establishing a cancer genetics service. In: Kuerer's breast surgical oncology. New York: McGraw-Hill Professional, Inc.; 2010.

[74] MacDonald DJ, Blazer KR, Weitzel JN. Extending comprehensive cancer center expertise in clinical cancer genetics and genomics to diverse communities: the power of partnership. J Natl Compr Cancer Netw. 2010;8(5):615–24.

[75] Febbraro T, Robison K, Wilbur JS, Laprise J, Bregar A, Lopes V, et al. Adherence patterns to National Comprehensive Cancer Network (NCCN) guidelines for referral to cancer genetic professionals. GynecolOncol. 2015;138(1):109–14.

[76] Levy DE, Garber JE, Shields AE. Guidelines for genetic risk assessment of hereditary breast and ovarian cancer: early disagreements and low utilization. J Gen Intern Med. 2009;24(7):822–8.

第 5 章 遗传性乳腺癌的局部治疗
Locoregional Management of Hereditary Breast Cancer

Maria João Cardoso 著

一、概述

乳腺癌是发达国家中最常见的癌症，尽管其生存率是最高的癌症之一，但仍是女性肿瘤相关死亡的最常见原因之一。

大多数乳腺癌是散发的，但约 10% 的乳腺癌患者与遗传性基因突变有关。

携带种系突变的女性患乳腺癌的风险取决于基因外显率。基因外显率被定义为突变（基因型）的效应（表型）在临床上被检测到的概率。

大多数遗传性乳腺癌是由 *BRCA1* 和 *BRCA2* 基因突变引起的。在遗传性乳腺癌中，由 *BRCA1* 和 *BRCA2* 基因突变引起的患者约占 30%。*BRCA* 基因突变还会增加卵巢癌、输卵管癌、腹膜癌、男性乳腺癌、年轻男性前列腺癌、胰腺癌和黑色素瘤的风险，这构成了熟知的遗传性乳腺癌和卵巢癌综合征 [1]。

与 *BRCA* 基因突变相比，其他不太常见的具有不同外显率和突变率的基因也与遗传性乳腺癌有关（表 5-1）。*BRCA* 突变检测为阴性但有强烈家族史表明患有遗传性恶性肿瘤综合征的女性可能会被建议接受多基因检测评估。然而，在这种情况下需要谨慎，与其他基因相关的循证医学的知识仍然很少，尤其是与中、低外显率基因相关的证据。

本章将主要关注 *BRCA1* 和 *BRCA2* 基因突变乳腺癌患者的局部治疗。

BRCA 基因突变携带者一生中患乳腺癌的风险很高，从 30% 到 85% 不等。在 *BRCA1* 或 *BRCA2* 基因突变背景下发生的乳腺癌具有独特的生物学特征，将直接影响手术抉择、放射治疗的取舍和全身药物治疗的选择。

对于没有基因突变的新确诊乳腺癌患者，如果具备适应证的话，保乳治疗（breast conserving treatment，BCT）是首选，尤其是在疾病的早期阶段，BCT 比乳房切除术（mastectomy，M）具有更高的乳腺癌特异性生存率 [2]。然而在存在已证实或可疑的基因突变时，治疗方案需要综合考虑同侧乳腺癌复发（ipsilateral breast recurrence，IBR）和对侧乳腺癌（contralateral breast cancer，CBC）的风险、预防性乳房切除术潜在的生存获益以及可能导致增加或减少 IBR 或 CBC 相关的其他危险因素 [3]。

表 5-1 基因、相关症状和终生患乳腺癌的风险

基 因	遗传综合征及相关癌症	终生风险
高频突变：高度外显基因		
BRCA1	遗传性乳腺癌和卵巢癌综合征，早发乳腺癌、卵巢癌、男性乳腺癌的风险略有增加	65%～81%
BRCA2	遗传性乳腺癌和卵巢癌综合征，早发／晚发乳腺癌、卵巢癌、黑色素瘤、胰腺癌、男性乳腺癌	45%～85%
罕见突变：高度外显基因		
TP53	Li-Fraumeni 综合征，极早发乳腺癌、肉瘤、肾上腺皮质癌、脑肿瘤、叶状瘤、许多其他肿瘤和 ER 阳性、PR 阳性、HER2 阳性乳腺癌	50%～80%
PTEN	Cowden 综合征，乳腺癌、甲状腺良恶性疾病、子宫内膜癌、结直肠癌、大头畸形、掌跖角化病、口腔黏膜乳头瘤病、乳腺良性疾病，新生突变 11%～48%	50%～85%
SKT-11	Peutz-Jeghers 综合征，极早发乳腺癌、胃肠道癌、胰腺癌、卵巢癌、胃肠道错构瘤性息肉、口唇色素沉着，新生突变率可能高达 50%	35%～50%
CDH1	浸润性小叶癌，弥漫性印戒细胞胃癌	39%～52%
高频突变：中度外显基因		
CHEK2	与 Li-Fraumeni 综合征相似但外显率较低的癌症谱；男性乳腺癌	15%～25%
ATM	共济失调毛细血管扩张，白血病、淋巴瘤和乳腺癌	15%～20%
PALB2	晚期乳腺癌、男性乳腺癌、胰腺癌	20%～30%

二、乳腺癌诊断和 BRCA 基因突变状态的检测：临床抉择

临床上，主要有三种情况可以影响局部治疗的选择。第一种情况是在已知突变的个体上诊断出乳腺癌；第二种是乳腺癌治疗完成后检测到携带突变基因；第三种，可能也是最具挑战性的是在确诊乳腺癌的同时，存在基因突变的可能。

基因检测正变得越来越普及，并能影响到治疗的决策。BRCA1 和 BRCA2 基因检测在过去 20 年里一直在开展，但新的测序技术和更简单的专利技术使多基因检测以更低的成本被广泛使用。然而，由于医生缺乏识别高危患者方面的培训，临床对基因检测的需求可能没有被充分认识。虽然有一些指南可以指导检测突变基因携带概率高的患者，但重要的是要有一种更简单且可重复使用的方法，以避免遗漏新诊断的乳腺癌患者在第一次检查中作为 BRCA 基因突变携带者的可能性。

在年轻乳腺癌、三阴性乳腺癌、双侧乳腺癌以及有很强家族史的乳腺癌和卵巢癌的患者中，BRCA1 和 BRCA2 基因是最常被评估的突变位点。突变携带者的识别有助于在已知的情况下讨论治疗方案。

在组织结构严密的治疗中心，遗传学家的存在可以便利筛查那些可能存在种系突变的患者，并对这些患者进行基因检测。通常进行基因测试发生突变阳性的概率超过 10%。各种模型如 Myriad 模型、BRCAPRO 和 BOADICEA 已经被开发出来预测 BRCA1 和 BRCA2 基因突变的概率。然而，它们作为筛

查工具并不易于在医疗预约中应用。

　　了解重要的家族风险因素和最近与组织学相关的因素可以帮助临床医生对患者的风险进行分层，从而更准确地建议初诊患者或曾患有乳腺癌病史的患者进行基因检测。曼彻斯特评分系统 3（MSS3）是一个易于使用、临床喜欢、基于文献的模型，与其他基于计算机的模型相比，增加了一些病理因素的调整，进一步完善了该系统以前的版本[4]（表 5-2）。

表 5-2　曼彻斯特评分系统 3（MSS3 病理调整）

癌症类型，诊断年龄	*BRCA1*	*BRCA2*
女性乳腺癌（FBC），< 30 岁	6	5
女性乳腺癌（FBC），30—39 岁	4	4
女性乳腺癌（FBC），40—49 岁	3	3
女性乳腺癌（FBC），50—59 岁	2	2
女性乳腺癌（FBC），> 59 岁	1	1
男性乳腺癌（MBC），< 60 岁	5	8
男性乳腺癌（MBC），≥ 60 岁	5	5
卵巢癌，< 60 岁	8	5
卵巢癌，≥ 60 岁	5	5
胰腺癌	0	1
前列腺癌，< 60 岁	0	2
前列腺癌，≥ 60 岁	0	1
乳腺癌病理指标指数	***BRCA1***	***BRCA2***
组织学分级 3	2	0
组织学分级 1	−2	0
ER 阳性	−1	0
ER 阴性	1	0
三阴性	4	0
HER 2 阳性（3+ or ISH）	−6	0
导管原位癌	−2	0
小叶浸润		
基于任何家族病例的卵巢癌病理指标评分	***BRCA1***	***BRCA2***
黏液性生殖细胞或交界性肿瘤	0	0
高级别浆液性，< 60 岁	2	0
血缘状态不明的收养关系	2	2

MSS3 是基于曼彻斯特突变筛查项目的经验性数据。每个个体和家庭特征（仅来自家庭的一侧）被赋予一个数字权重，然后将其相加给出两个基因——*BRCA1* 和 *BRCA2* 的得分。15~19 分的综合得分与携带突变的 10% 的概率相关；*BRCA1* 或 *BRCA2* 的得分为 20 分代表 20% 的概率（序贯筛查）。如果单独分析，每个基因中的 10 分与任何一个基因都有 10% 的概率相关性

（一）已知突变基因携带者中乳腺癌的诊断

在这种特殊情况下，乳腺癌的诊断通常在最初选择监测的携带者身上得出的。该类患者通常都很清楚相关的风险，局部区域治疗的态度通常是选择更彻底的乳房根治性手术，包括双侧乳房。

（二）乳腺癌治疗结束后检测到携带突变基因

前期乳腺癌治疗结束后，携带基因突变状态的确认提出了进一步手术的问题，接受单侧乳腺癌保乳手术治疗的患者需要考虑 IBR 复发的可能性以及 CBC 复发的风险和预防性乳房切除术的可能性。

（三）新确诊的乳腺癌患者怀疑携带突变基因

目前，这是三种情况中最具挑战的一种。患者同时面临两个可怕的消息：确诊乳腺癌和成为基因突变携带者的可能性。一些专家认为这一特殊时刻不是让患者面对可能成为基因突变携带者的时机。然而，这些信息不仅会影响手术决策，也会影响全身系统治疗。

最近有研究表明，大多数患者认为在诊断和开始治疗前进行基因检测是有积极意义的，不会对心理产生负面影响[5]。Kurian 及其同事们最近的研究发现，高风险患者没有进行基因检测的主要原因不是患者担心成为突变基因携带者及后续如何处理的问题，而是基因检测的必要性没有被临床医生所认可[6]。

绝大多数女性在手术前就知道自己携带突变基因的话，在手术决策的时候会考虑这些因素，多数将选择双侧乳房切除术。相反，那些不知道自己基因突变状态的患者往往会选择保乳治疗[7]。

需要考虑的一个重要因素是从样本采集到结果回报的间隔时间。目前尚不清楚等待的时间是否会延误手术治疗时机，也没有很多文献证实或否认这一因素。尽管遗传咨询和基因检测正在发展，但结果的获取通常需要 2~3 周的时间，不同国家可能略有差异[8]。

通常，BRCA 相关乳腺癌具有更强的侵袭性[9]，大多数患者都需要接受化疗，无论是辅助化疗还是新辅助化疗。当决定接受新辅助化疗时，手术前通常可以得到基因检测结果，从而可以做出更明智的决定。

三、同侧和对侧乳腺癌风险及影响因素

与散发乳腺癌的情况相比，向 *BRCA* 基因突变患者准确解释预期风险是很重要的。还必须注意到可能的风险因素，这些因素可以帮助患者选择最佳的局部区域治疗方式。

（一）同侧乳腺癌复发风险（IBR）

虽然在可行的情况下，保乳治疗（BCT）是早期散发性乳腺癌的治疗方法，但 *BRCA* 携带者是否

可以选择仍存在争议。有人担心突变基因携带者保乳治疗后的放射治疗会带来有害影响，但这种情况并未被证实。也有一些研究认为这一特殊的患者群体选择保乳手术联合放射治疗也是可行的。然而对高 IBR 率的担忧仍然是 *BRCA* 基因携带者选择 BCT 时考虑的主要问题。

IBR 可以是真的局部复发，也可以是新的原发性肿瘤。大多数研究未能区分这两者，都称为同侧乳腺复发。突变基因携带者和非携带者在 BCT 后的真实局部复发率可能是相似的。然而，在突变基因携带者患者中，新的原发性癌症的发病率可能更高，随着随访时间的延长，这种差异预计会更加明显，因为剩余的乳腺组织仍易受突变效应的影响[3]。

Valachis 和同事在一项回顾性研究的 Meta 分析中，调查了 *BRCA* 携带者与非携带者在 BCT 后 IBR 的风险，包括 6 项队列研究和 4 项病例对照研究，共有 526 名携带者和 2320 名对照组。*BRCA* 携带者 IBR 为 17.3%（95%CI 11.4%～24.2%）。对照组 IBR 发生率为 11%（95%CI 6.5%～15.4%），两组间差异无统计学意义（RR=1.45，95%CI 0.98～2.14，*P*=0.07）。*BRCA1* 和 *BRCA2* 携带者的 IBR 率无明显差异。然而，如果分析中考虑到随访时间的因素，在随访超过 7 年的研究中，*BRCA* 基因携带者发生 IBR 的风险显著更高（*BRCA* 突变基因携带者为 23.7%，95%CI 12.1～37.8；对照组为 15.9%，95%CI 8.7%～24.8%，RR=1.51，95%CI 1.15～1.98，*P*=0.003）[3]。

随访时间不同导致的这种差异似乎是 *BRCA* 基因突变携带者在剩余乳腺组织中的风险持续存在而导致新的原发乳腺癌发生引起的。真正的局部复发在治疗后的前几年更常见，而新发肿瘤的出现会晚于真正的复发。然而，选择保乳治疗的突变基因携带者和对照组之间并没有观察到总体生存率的差异。

BRCA 携带者中保乳治疗和全切患者中比较同侧乳腺复发的研究资料很少，在已发表的研究结果中显示，与接受全切的基因突变携带者相比，接受保乳治疗的 *BRCA1/2* 突变基因携带者局部治疗失败的风险显著增加；然而，两者之间乳腺癌特异性生存率和总体生存率是相似的。

在 Pierce 及其同事于 2010 年完成的研究中，没有观察到局部治疗类型对乳腺癌特异性生存率和总体生存率上的影响。接受保乳治疗方案的乳腺癌 10 年和 15 年的特异性生存率分别为 93.6% 和 91.7%，以及全切治疗组分别为 93.5% 和 92.8%（*P*=0.85）。BCT 组的 10 年和 15 年总体生存率分别为 92.1% 和 87.3%，全切组分别为 91.8% 和 89.8%（*P*=0.73）[10]。

BRCA 突变基因携带者 BCT 后 IBR 的危险因素已经被深入研究，直到今天，Valachis Meta 分析显示有两个因素扮演保护角色：辅助化疗（RR=0.51，95%CI 0.31～0.84）和卵巢切除术（RR=0.42，95%CI 0.22～0.81）[3]。在 Meta 分析中，他莫昔芬与 IBR 风险的降低没有关系，但结论并不统一，也有研究者声称他莫昔芬是独立于突变基因携带状态的保护因素[10]。

（二）对侧乳腺癌风险（CBC）

患乳腺癌的 *BRCA* 突变基因携带者中，对侧乳腺有更高的新发乳腺癌的风险。突变基因携带者患对侧乳腺癌的年风险约为 3%，而散发性乳腺癌人群的年风险为 0.5%。

在 Valachis 的 Meta 分析中，11 项研究（7 项队列研究和 4 项病例对照研究）提供了 *BRCA* 突变携带者和非携带者（807 名携带者和 3163 名非携带者）对侧乳腺癌发病风险的数据。*BRCA–* 突变组和对照组的 CBC 率分别为 23.7%（95%CI 17.6%～30.5%）和 6.8%（95%CI 4.25%～10%）。BRCA 突变患者发生 CBC 的风险高于非携带者（RR=3.56，95%CI 2.50～5.08，$P < 0.001$）[3]。

几项研究中比较了 *BRCA1* 突变携带者与 *BRCA2* 突变携带者发生 CBC 的风险有无差异。在前文提及的，1532 个 *BRCA1* 突变携带者与 950 个 *BRCA2* 突变携带者进行了比较。结果显示，*BRCA1* 突变携带者发生 CBC 的风险高于 *BRCA2* 突变携带者（*BRCA1* 突变携带者为 21.1%，95%CI 15%～28.2%，对照组为 15.1%，95%CI 10%～21%，RR=1.42，95%CI 1.01～1.99，*P*=0.04）[3]。

据估计，*BRCA1* 和 *BRCA2* 突变携带者发生 CBC 的相对风险比非携带者高 3.5 倍，*BRCA1* 突变基因携带者发生 CBC 风险比 *BRCA2* 突变基因携带者高 42%。

BRCA 基因突变乳腺癌患者发生 CBC 的 10 年累积风险在 20%～35%，甚至可能因首次诊断乳腺癌时的年龄或绝经状态、首次诊断乳腺癌时的治疗类型及其他临床病理因素会有所不同。

虽然 *BRCA* 携带者发生 CBC 的风险明显较高，但对侧预防性乳房切除术（contralateral prophylactic mastectomy，CPM）是否对乳腺癌特异性生存率和总体生存率有影响并不明确。CPM 旨在预防突变基因携带者发生对侧乳腺癌。然而直到现在还没有证据表明其可以提高生存率。大部分都是病例回顾性研究，研究规模小且随访时间短。最近，有越来越多的证据表明，在更长时间的随访中生存率有所改善。Metcalfe 等的研究结果表明，接受 CPM 治疗的女性 20 年生存率为 88%，而那些即使在控制了相关因素 [11] 后但没有接受 CPM 治疗的女性 20 年生存率为 66%。

有两个影响因素通常被认为与降低 *BRCA* 突变基因携带者 CBC 风险相关：卵巢切除术和诊断时年龄较大（＞ 50 岁）。根据 Metcalfe 等的研究结果，初次确诊年龄小于 50 岁的患者 5 年、10 年和 15 年发生 CBC 的累积风险分别为 14.2%、23.9% 和 37.6%，而 50 岁以上患者分别为 8.6%、14.7% 和 16.8% [12]。他莫昔芬也有保护作用，主要针对之前没有进行卵巢切除的患者 [10]。

四、*BRCA* 突变基因携带者局部治疗的类型

（一）保乳手术和放射治疗

对于 *BRCA* 突变基因携带患者，除了那些适用于非携带者的手术适应证外，没有其他特别的指征。保乳治疗的方法、肿瘤整形技术的使用和切缘宽度都与散发性乳腺癌的治疗原则相一致。

在已知突变基因携带的患者选择保乳手术的情况下，有必要让患者认识到进一步手术的必要性。

如果选择新辅助化疗作为首要的治疗方法，BCT 和乳房切除术的选择将取决于肿瘤治疗的反应和患者的意愿。

所有接受保乳手术的患者都有明确的接受辅助放疗的指征。如果患者有放疗的绝对禁忌证，应该

建议其选择乳房切除术，以便更好地局部控制。

根据 ASTRO 和 ESTRO 指南，所有 *BRCA* 携带者都被排除在部分乳房照射技术之外。

（二）乳房切除术

当考虑对 *BRCA* 突变基因携带者的原发癌症行乳房切除术时，应遵循非携带者一样的适应证。选择乳房切除术的类型——全乳房切除术，保留皮肤的乳房切除术，甚至保留乳头的乳房切除术——将取决于肿瘤的大小和体表的定位。保留乳头乳晕乳房切除术（nipple-sparing maste ctomy，NSM）由于保留了完整的囊袋，通常有更好的美容效果（图 5-1）[13]。

多项研究表明，与散发病例相比，保留乳头乳房切除术中保留乳头乳晕复合体是安全的，并没有额外的局部复发风险。局部复发率较低，研究结果显示 5 年复发率为 2%[13]。

任何类型的乳房重建都可以接受，是否选择完全取决于患者与外科医生进行充分的利弊讨论后的决定。是否进行即可乳房重建将取决于所在医疗机构采用的适应证和患者的意愿。在全球很多医疗机构，辅助放射治疗仍然是即可重建的禁忌证。

关于对侧乳房预防性切除（CPM），如果患者愿意，最常见的选择是保留乳头乳房切除术联合即可乳房重建。在这种情况下残留乳房组织在乳头后方的风险非常小，迄今为止还没有研究表明该术式会增加对侧乳腺癌的发生风险。

（三）腋窝手术

携带突变基因的乳腺癌患者，腋窝分期和治疗应遵循与散发性早期乳腺癌同样的原则。

所有临床阴性的腋窝应行前哨淋巴结活检。

应该特别关注腋窝低肿瘤负荷情况下的指南更新，如 Z011 方案，但也应该注意到在已发表的研究入组患者中并不包括 *BRCA* 突变的患者[14]。

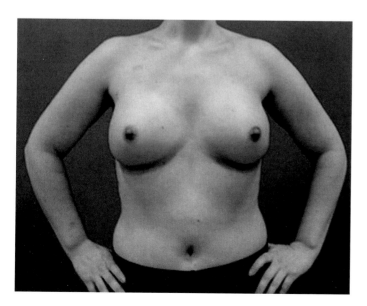

◀ 图 5-1　双侧保留皮肤乳房切除术
前哨淋巴结加放疗的治疗性乳房切除术（左）和对侧预防性乳房切除术（右）。植入物和脱细胞真皮基质（ADM）即刻乳房再造，术后辅助放疗

如果考虑对侧预防性乳房切除（CPM），没有明确的证据表明前哨淋巴结活检会有益处[14]。考虑到存在相关淋巴水肿的风险，虽然风险较低，但前哨淋巴结活检发生淋巴水肿的风险为3%～4%，而前哨淋巴结活检阳性的可能性约为1%，如果没有明显的影像学提示肿瘤，外科医生不应在未讨论相关风险和益处的情况下常规推荐前哨淋巴结活检[15]。

五、*BRCA1* 和 *BRCA2* 突变基因携带者中考虑不同的风险因素和不同情况时的局部治疗方案

如前所述，关于突变基因携带有三种不同的情况可以影响患者对局部治疗的选择。在上述任何一种状况下，均应与患者仔细讨论 IBR、CBC 的额外风险及对生存可能产生的影响，并与非携带者的风险进行比较（表5-3）。

表5-3　散发性乳腺癌与 *BRCA1* 和 *BRCA2* 突变携带者乳腺癌 IBR 和 CBC 的差异

	BRCA 阳性（%/ 年）	*BRCA* 阴性（%/ 年）
IBR	1%～2%（2%～4%，＞7 年）	1%～2%
CBC	3%（*BRCA1*），2%（*BRCA2*）	0.5%

乳腺癌特异性生存率和总体生存率相似

在已知携带突变基因的情况下，如果确诊为乳腺癌，患者会选择根治性切除手术，通常是双侧手术[7]。相反，当乳腺癌治疗后才知道携带突变基因时，患者通常会更加谨慎，试图更深入地了解进一步手术的风险和益处。

当被诊断乳腺癌时，患者也有很大的可能是突变基因携带者，情况就会有一些严峻。如果首选新辅助化疗，可以在新辅助治疗前进行基因检测，检测结果通常可以在手术前进行讨论。如果首选手术治疗，应和患者进行全面的讨论是否应该在手术前等待基因检测的结果，或者是否应该在不知道结果的情况下决定局部治疗的决策，而不管治疗后是否基因检测是阳性的后果。

对于任一种情况，*BRCA* 突变的患者都是高风险的群体，在尊重患者意愿的情况下，可以选择更激进的手术方式（表5-4）。多学科团队讨论是必需的，基于已发表的循证证据在越来越多的患者中做出更加合理的选择。

年龄是目前为止 IBR 中最重要的风险影响因素，因为有更多的时间发展新癌症。年轻患者有更高的 IBR 和 CBC 的风险。与卵巢切除术一样，辅助化疗和新辅助化疗可降低50%的 IBR。

关于对侧乳腺癌，也有三个因素与风险降低有关：年龄（较小的患者有较高的 CBC 风险）、卵巢切除术和他莫昔芬辅助治疗。

与 *BRCA2* 突变基因携带患者相比，*BRCA1* 发生 CBC 的风险更高。

表 5-4　根据风险因素的局部处理建议

更激进的方法	更保守的方法
年轻患者（＜ 50 岁）	大龄患者
未进行卵巢切除术	卵巢切除术
未使用他莫昔芬辅助	他莫昔芬辅助
BRCA1	*BRCA2*

　　年轻的激素受体阴性的 *BRCA1* 突变基因携带乳腺癌患者将受益于更激进的方法，可能是双侧的乳房手术。相比之下，年龄较大的激素受体阳性的 *BRCA2* 突变基因携带乳腺癌患者可能考虑更保守的方法，接受较小的 CBC 风险，而风险可以通过使用抗雌激素治疗进一步降低。预防性卵巢切除术应根据个体风险和生育需求进行考虑和调整，以适应不同的情况。

参考文献

[1] Valencia OM, Samuel SE, Viscusi RK, Riall TS, Neumayer LA, Aziz H. The role of genetic testing in patients with breast cancer: a review. JAMA Surg. 2017;152(6):589–94.

[2] Gentilini OD, Cardoso MJ, Poortmans P. Less is more. Breast conservation might be even better than mastectomy in early breast cancer patients. Breast. 2017;35:32–3.

[3] Valachis A, Nearchou AD, Lind P. Surgical management of breast cancer in BRCA-mutation carriers: a systematic review and meta-analysis. Breast Cancer Res Treat. 2014;144(3):443–55.

[4] Evans DG, Harkness EF, Plaskocinska I, Wallace AJ, Clancy T, Woodward ER, et al. Pathology update to the Manchester Scoring System based on testing in over 4000 families. J Med Genet. 2017;54(10):674–81.

[5] Wevers MR, Ausems MG, Verhoef S, Bleiker EM, Hahn DE, Brouwer T, et al. Does rapid genetic counseling and testing in newly diagnosed breast cancer patients cause additional psychosocial distress? Results from a randomized clinical trial. Genet Med. 2016;18(2):137–44.

[6] Kurian AW, Griffith KA, Hamilton AS, Ward KC, Morrow M, Katz SJ, et al. Genetic testing and counseling among patients with newly diagnosed breast cancer. JAMA. 2017;317(5):531–4.

[7] Yadav S, Reeves A, Campian S, Sufka A, Zakalik D. Preoperative genetic testing impacts surgical decision making in BRCA mutation carriers with breast cancer: a retrospective cohort analysis. Hered Cancer Clin Pract. 2017;15:11.

[8] Wevers MR, Aaronson NK, Bleiker EMA, Hahn DEE, Brouwer T, van Dalen T, et al. Rapid genetic counseling and testing in newly diagnosed breast cancer: patients' and health professionals' attitudes, experiences, and evaluation of effects on treatment decision making. J Surg Oncol. 2017;116(8):1029–39.

[9] Shah PD, Patil S, Dickler MN, Offit K, Hudis CA, Robson ME. Twenty-one-gene recurrence score assay in BRCA-associated versus sporadic breast cancers: differences based on germline mutation status. Cancer. 2016;122(8):1178–84.

[10] Pierce LJ, Phillips KA, Griffith KA, Buys S, Gaffney DK, Moran MS, et al. Local therapy in BRCA1 and BRCA2 mutation carriers with operable breast cancer: comparison of breast conservation and mastectomy. Breast Cancer Res Treat. 2010;121(2):389–98.

[11] Metcalfe K, Gershman S, Ghadirian P, Lynch HT, Snyder C, Tung N, et al. Contralateral mastectomy and survival after breast cancer in carriers of BRCA1 and BRCA2 mutations: retrospective analysis. BMJ. 2014;348:g226.

[12] Metcalfe K, Gershman S, Lynch HT, Ghadirian P, Tung N, Kim-Sing C, et al. Predictors of contralateral breast cancer in BRCA1 and BRCA2 mutation carriers. Br J Cancer. 2011;104(9):1384–92.

[13] Peled AW, Irwin CS, Hwang ES, Ewing CA, Alvarado M, Esserman LJ. Total skin-sparing mastectomy in BRCA mutation carriers. Ann Surg Oncol. 2014; 21(1):37–41.

[14] Lyman GH, Temin S, Edge SB, Newman LA, Turner RR, Weaver DL, et al. Sentinel lymph node biopsy for patients with early-stage breast cancer: American Society of Clinical Oncology clinical practice guideline update. J Clin Oncol. 2014;32(13):1365–83.

[15] Burger A, Thurtle D, Owen S, Mannu G, Pilgrim S, Vinayagam R, et al. Sentinel lymph node biopsy for risk-reducing mastectomy. Breast J. 2013;19(5):529–32.

第6章 高遗传风险的年轻乳腺癌患者的系统治疗
Systemic Therapies of Young Breast Cancer Patients at High Genetic Risk

Shani Paluch-Shimon   Bella Kaufman   Ella Evron   著

一、背景

超过 90% 的乳腺癌和卵巢癌的遗传性病例被认为是 *BRCA1/2* [1] 基因突变的结果。*BRCA1* 和 *BRCA2* 突变的估计患病率与人种有关，为 1/800~1/300。已经在 *BRCA1/2* 基因中发现了 2000 多个不同的突变。在德系犹太人群体中，基础突变占 2.5%，特别是 *BRCA1*［185delAG（= c.68_69delAG），5382InsC（= c.5266dupC）］和 *BRCA2*［6174delT（= c.5946delT）］[2] 在欧洲北部、西部和东部也有发现。*BRCA1* 或 *BRCA2* 种系突变会导致终身患乳腺癌和卵巢癌的风险显著增加，根据研究人群的不同，分别是人口平均风险的 7 倍和 25 倍 [3-6]。而 *BRCA2* 基因突变已在多项研究中被证实与前列腺癌、黑色素瘤和胰腺癌的风险增加有关 [7]。携带 *BRCA1* 和 *BRCA2* 种系突变的女性通常在较年轻时出现乳腺癌，尤其是携带 *BRCA1* 突变的女性 [6]。在当代队列中，*BRCA1* 携带者 40 岁时患乳腺癌的累积风险为 24%，*BRCA2* 携带者为 13% [6]。

乳腺癌的遗传易感性也与其他基因的突变有关，其中一些与已知的遗传性癌症综合征有关，如 *p53*、*PTEN*、*CDH1*、*STK11*、*PALB2*、*CHEK2*、*ATM*、*NBN* 和 *NF-1* [8]。

最近的一项研究表明，87% 的年轻女性（≤ 40 岁）在被诊断为乳腺癌 1 年内完成基因检测，在同时代的人群中，在诊断 1 年内完成检测的比例最高 [9]。在这项研究中，81% 的女性在诊断后的 3 个月内得到了结果，尽管许多人自述结果影响了她们的手术选择，但基因检测的结果对这些女性选择系统疗法无显著影响。毫无疑问，随着女性遗传性乳腺癌系统治疗研究的进展，基因检测的治疗作用将会增强。

二、BRCA 相关乳腺癌

（一）BRCA1 和 BRCA2 在 DNA 修复中的作用

BRCA1 和 BRCA2 是编码大型核蛋白的抑癌基因，广泛表达于各种正常组织的增殖细胞中。这两个基因位于不同的染色体上，在核苷酸序列和蛋白质功能区域上没有同源性。然而，两者在细胞分裂期间保持基因组稳定性方面都发挥了重要作用，因为早前研究表明，BRCA1 [10] 和 BRCA2 [11] 缺乏会导致染色体畸变的积累，从而可能导致癌症的发生。在细胞的整个生命周期中，无论是在 DNA 复制和细胞分裂期间，还是在应对内源性或外源性基因毒性应激时，基因组完整性都会反复受到干扰。因此，DNA 损伤反应（DDR）的细胞机制被激活，以允许 DNA 修复和防止遗传错误传递到子细胞。BRCA1 和 BRCA2 都参与了 DDR [12]，主要通过参与同源重组（HR），这是一种 DNA 双链断裂的无错误 DNA 修复机制 [13-15]。BRCA2 直接与 DNA 断裂结合并招募重组酶 RAD51 [16, 17]，BRCA1 与 HR 机制的其他关键成分形成复合物，包括 PALB2（BRCA2 的伴侣和定位子）、BRCA2 和 RAD51 [18-20]。因此，这两个基因中的任何一个缺失都会导致 DNA 损伤诱导的 RAD51 缺失和 HR 受损，进而激活了其他易出错的替代修复机制，导致染色体结构和数量的异常和基因组的不稳定 [21-23]。除 HR 外，BRCA1 还参与多种 DDR 蛋白复合物，激活细胞周期检查点和减弱 S 期或有丝分裂进入，从而延长 DNA 修复的时间窗。

虽然 BRCA 突变的种系杂合性对于相对组织特异性的癌症易感性来说是足够的，但携带突变基因的癌症患者通常在肿瘤进展过程中失去第二个 BRCA 等位基因。杂合性丢失（loss of heterozygosity，LOH）是 BRCA 抑癌基因失活最常见的二次影响，超过 90% 的 BRCA1 和 BRCA2 基因突变患者存在非突变等位基因的 LOH [24]。此外，野生型 BRCA 等位基因的 LOH 也在肿瘤周围的非肿瘤组织和原位病变中发现，提示 LOH 是 BRCA 相关癌发生的早期事件 [25]。BRCA 中种系杂合突变使得人类易患癌症的影响方式仍不清楚。尽管 BRCA 的杂合性可能导致低但显著的染色体不稳定率 [26]，但第二个等位基因的丢失似乎触发了遗传改变率的变化。然而，染色体断裂或非整倍染色体的存在通常会引起细胞周期阻滞和凋亡。因此，在小鼠中，这两个 BRCA 等位基因的敲除导致了胚胎的早期死亡 [27, 28]，在人类中，尽管同时存在 BRCA1 和 BRCA2 的复合种系杂合已被报道，但没有发现基因中携带纯合的双等位基因有害突变的个体 [29, 30]。显然，除了 BRCA 缺陷之外，细胞周期检查点或凋亡途径的额外改变也是逃避死亡信号和促癌作用所必需的 [22]。根据这一假设，在 BRCA 缺陷癌症患者中检测到高频率的 p53 突变 [31, 32]。另一个未解决的问题是组织特异性，为什么 BRCA 的种系突变导致的癌症主要在乳腺和卵巢而不是在其他器官 [12, 14, 33]。组织特异性的表观遗传和遗传改变及激素等局部因素可能与 BRCA 基因缺陷协同作用促使癌症的发生 [34]。例如，BRCA 缺陷肿瘤可能出现在一些特定的组织中，这些组织支持两种 BRCA 等位基因均失活的细胞延长生存时间。这提供了一个时间窗，在这个时间窗内可发生生长所需的额外突变 [35]。有趣的是，最近的数据表明在 BRCA1 单体缺陷的人乳腺上皮细胞中，可以观察到基因组不稳定性增加和 DNA 损伤修复受损，但在第二个 BRCA1 等位基因丢失之前，在乳腺成纤维细胞中没有观察到这一现象[36]。

（二）BRCA 相关乳腺癌的表型分析

　　与散发性乳腺癌相比，携带 BRCA1 和 BRCA2 突变基因的遗传性乳腺癌具有明显的临床病理特征[22, 37, 38]。BRCA1 相关的肿瘤通常是高级别的浸润性导管癌，髓样癌的组织学亚型、淋巴细胞浸润、坏死灶和挤压边缘的发生率较高。60%～90% 的 BRCA1 肿瘤为雌激素受体阴性，属于乳腺癌的"基底样"亚群[38-41]，但有研究表明它们实际上起源于腔祖细胞而非基底祖细胞[42-44]。此外，BRCA1 相关乳腺癌 p53 突变[31, 32]、PTEN 表达缺失[45]、c-myc 扩增和 EGFR 表达缺失[22] 的发生率较高。相比之下，在 ER 和 PR 表达方面，BRCA2 突变携带肿瘤与散发性肿瘤并无不同，大部分肿瘤 ER 均呈阳性[38, 39]。有人认为，HER2 过表达在 BRCA1 和 BRCA2 肿瘤中并不常见，报道为 0%～3.7%[39, 46]。然而，在他们对 3797 例 BRCA1 相关乳腺癌和 2392 例 BRCA2 相关乳腺癌的综合报道中，HER2 阳性率分别为 10% 和 13%[38]。BRCA1 和 BRCA2 相关肿瘤都倾向于高级别。因此，在 CIMBA 报道中，分别有 77% 和 50% 的肿瘤被分为 Ⅲ 级[38]。因此有报道称，与非携带者的 ER 阳性肿瘤相比，BRCA1 和 BRCA2 突变携带者的 ER 阳性肿瘤的 Oncotype DX RS 评分显著更高，表明其具有更具侵袭性的表型[47, 48]。

（三）BRCA 相关性乳腺癌的预后

　　与散发性乳腺癌相比，一些研究也关注了 BRCA 相关乳腺癌的预后和转归。最近大量研究发现，接受现代化疗和激素治疗的患者在 BRCA 突变基因携带者和非携带者中有相似的疾病结局。Goodwin 等比较了 94 例 BRCA1 突变患者、72 例 BRCA2 突变患者和 1550 例散发性乳腺癌患者的复发和死亡情况。BRCA1 突变携带者的预后与散发性肿瘤组或散发性三阴性乳腺癌（triple-negative breast cancer，TNBC）的预后无显著差异。单因素分析表明，BRCA2 突变携带者的预后较差。然而，在对患者和肿瘤的特征及给予辅助化疗的管理进行校正后，这种差异消失了。有趣的是，当给予激素辅助治疗时，BRCA2 突变携带者的预后更差，这可能反映了 BRCA2 突变导致的肿瘤更具侵袭性的特征[49]。Rennert 等的一项回顾性研究报道，与 1189 名非携带者相比，128 名突变携带者的 BRCA1/2 突变对结果没有不良影响[50]。许多研究报道了类似的结果[51-56]。然而，也有一些研究发现，BRCA 突变携带者，尤其是 BRCA1 突变携带者的乳腺癌预后会更差[57-59]，并且 BRCA 突变导致的肿瘤对某些化疗药物的反应存在差异[60, 61]。已经有作者发表了一些关于 BRCA1/2 突变携带者乳腺癌生存率的 Meta 分析[62-65]。Zhong 等发现 BRCA1 突变携带者与非携带者相比总生存（OS）更差（HR=1.50，95%CI 1.11～2.04），而无病生存（PFS）则没有差异；BRCA2 突变与乳腺癌预后无关。Van den Broek 等认为，目前的证据并不支持在辅助治疗条件下 BRCA1/2 突变携带者的乳腺癌生存率更差，一项涉及 105 220 名乳腺癌患者的 Meta 分析，包括 3588 名（3.4%）BRCA 突变携带者，结论是，与散发性非携带突变基因乳腺癌患者相比，BRCA1 携带者的 OS 更差。然而，当三阴性携带突变基因的患者与仅三阴性的非携带者相比，OS 的差异不明显。这项数据分析还发现，与非携带乳腺癌患者相比，BRCA1 携带的早期无远处转移的乳腺癌其 OS 和乳腺癌特异性生存率（breast cancer-specific survival，BCSS）更差，*BRCA2* 携带者的 BCSS 也比非携带者更差[65]。

根据这些数据，我们得出结论，在根据肿瘤表型和治疗方案进行调整后，目前的证据并不支持 *BRCA* 突变携带者与非携带者乳腺癌预后的显著差异。

三、*BRCA* 相关乳腺癌的系统治疗和治疗反应

（一）化疗

临床前模型表明，*BRCA* 基因突变细胞对导致 DNA 双链断裂的化疗药物更敏感，如铂化合物、蒽环类化合物和烷化剂[66-69]。大量回顾性研究表明，*BRCA1/2* 突变乳腺癌对不同化疗药物的临床反应不同[60, 61, 70]，具体来说，*BRCA1* 基因缺陷的肿瘤可能对铂化合物更敏感[71, 72]，而对紫杉类化合物和 CMF（环磷酰胺 / 甲氨蝶呤 / 氟尿嘧啶）的反应较弱[70, 73-75]。

大量关于新辅助治疗的回顾性研究表明，与非携带者相比，*BRCA1/2* 相关乳腺癌对新辅助治疗有更高的病理完全缓解（pothological complete response，pCR）率。Byrski 等报道，*BRCA1* 携带者接受新辅助剂顺铂治疗的 pCR 率高达 83%（10/12）[71, 74]。此外，在这些研究中发现 *BRCA1* 突变携带者对新辅助剂 CMF 或 AT（多柔比星 / 多西他赛）的应答率较低[71]。MD Anderson 的另一项关于新辅助治疗的研究报道了含蒽环类和紫杉类药物治疗 *BRCA1* 突变乳腺癌的优越性，57 名 *BRCA1* 携带者中有 26 人（46%），23 名 *BRCA2* 携带者中有 3 人（13%）和 237 名 *BRCA* 非携带者中有 53 人（22%）分别实现了 pCR（$P=0.0008$）。预测 *BRCA1* 携带者的 pCR 与 ER 阴性无关，这表明，癌症对化疗的敏感性不是仅通过 *BRCA1* 突变与特定亚型的关联来解释的[55]。一项研究报道，29 例 *BRCA2* 突变乳腺癌患者中只有 3 例（10%）获得了 pCR，而 67 例散发性 ER 阳性患者中有 13 例（19%）获得了 pCR，这表明这些患者对新辅助化疗的反应较差[76]。值得注意的是，这些研究包括不同的分子亚型和治疗方案，*BRCA* 突变携带者的数量有限，分别是 $n=44$[74]、$n=102$[71] 和 $n=80$[55]。一项针对 TNBC 的研究表明，在所有患者都接受了剂量密集的 AC-T 治疗后，*BRCA1* 携带者的 pCR 率显著更高。然而，非 *BRCA* 携带患者在获得 pCR 的情况下，有更好的预后。而 *BRCA1* 突变携带者获得 pCR 后的预后并没有优于那些有病灶遗留和 *BRCA1* 突变的患者，这表明，尽管 *BRCA1* 携带者对化疗的敏感性更高，但这并不一定转化为更高的生存率[77]。

在一些临床研究中，*BRCA1* 突变患者被归类为散发性 TNBC。除了表型上的相似性，TNBC 还伴有 *BRCA* 蛋白（通常称为 BRCAness）功能下降[22]。据报道，有几种机制可抑制 TNBC 中的 *BRCA1*，包括 *BRCA1* 启动子甲基化[78]、*BRCA1* mRNA 低表达和 *BRCA1* 负调控因子 ID4 高表达[79]。研究还表明，TNBC 与 DNA 修复通路缺陷有关[80, 81]。*BRCA1* 表达降低的散发性肿瘤是否与 *BRCA1* 突变肿瘤表现相同仍未解决。大量研究表明，种系 *BRCA* 突变、体细胞 *BRCA* 缺陷或具有显著同源重组缺陷（HRD）

或基因组不稳定的肿瘤对铂类药物具有更高的敏感性[82-85]。

Silver 等关于新辅助药物的前瞻性研究证实了 BRCA 突变携带者和 TNBC 患者对铂的良好反应[86]。CALGB 40603（Alliance）试验是一项 II 期研究，随机选取 II～III 期 TNBC 患者，采用 2×2 析因设计，对在紫杉醇周疗 ×12 序贯 4 个周期的剂量密集 AC 的标准新辅助化疗中加入卡铂或贝伐珠单抗或两者联合进行测试。在本研究中，23% 的患者年龄小于 40 岁。紫杉醇周疗中加入卡铂后，乳腺和腋窝的 pCR 率从 41% 增加到 54%，$P=0.0029$。2015 年在 SABCS 上发表的一项进一步更新研究未能证明卡铂的加入对生存率有益。然而，没有数据显示 BRCA1/2 患者的比例。GeparSixto 也是一项 II 期研究，随机选取 II～III 期 TNBC 患者接受紫杉醇和非聚乙二醇脂质体阿霉素，加或不加卡铂或贝伐珠单抗或两者皆有的新辅助治疗。在这项研究中，23% 的患者年龄小于 40 岁，17.2% 的患者携带 BRCA1/2 突变。BRCA1/2 突变的非卡铂组 pCR 率为 66.7%，非 BRCA 突变组为 36.4%。卡铂的加入使非 BRCA 患者的 pCR 率提高到 55%，但 BRCA 突变患者的 pCR 率没有增加。卡铂的加入只改善了没有 BRCA 突变的患者的 DFS[87, 88]。值得注意的是，在这项研究中，化疗方案没有包括烷化剂。

值得注意的是，目前仍缺乏能证明将铂类药物加入标准治疗具有生存益处的确切证据[60, 89]。

Tutt 等研究表明，转移性 TNBC 和 BRCA1/2 突变的女性比无突变的女性有更好的应答率，并且接受卡铂治疗的 BRCA 携带者比非携带者有更高的无进展生存率。值得注意的是，在这项研究中，Myriad HRD 评分并不能预测卡铂的敏感性。

法国的一项回顾性研究评估了 2003—2012 年接受大剂量化疗和自体干细胞移植的 MBC 和 BRCA 突变女性的疗效。该研究包括 235 名患者，其中只有 15 人（6.4%）有 BRCA 突变。多因素分析显示，与 BRCA 突变的患者相比，无 BRCA 突变的患者预后更差，HR 为 3.08（96%CI 1.1～8.6）[90]。

（二）激素治疗

一项研究表明，雄激素受体（androgen receptor，AR）在 BRCA1 相关肿瘤和 BRCA2 相关肿瘤中的总体表达率分别为 30% 和 78%（相较之下，非 BRCA 相关肿瘤比例为 76%）。具体来说，在三阴性肿瘤中，16% 的 BRCA1 相关肿瘤有 AR 表达，而 50% 的 BRCA2 相关肿瘤有 AR 表达（非 BRCA 相关肿瘤比例为 0%）[91]。这提示对这组患者进行抗雄激素治疗的进一步研究是有必要的。

（三）PARP 抑制药

多腺苷二磷酸聚合酶 -1（PARP-1）在通过碱基切除对 DNA 单链断裂修复中起关键作用。抑制 PARP-1 会导致 DNA 中单链断裂的积累，从而导致复制叉处的双链断裂。通常，这些双链断裂是通过同源重组（HR）进行修复的。然而，当由于 BRCA 缺陷引起 HR 不足的癌细胞暴露于 PARP-1 抑制药时，它们未修复的双链断裂会积累，导致复制叉崩溃和细胞死亡。这种协同的细胞死亡是由同时抑制分子通路造成的，单独抑制一个通路时，不能起到作用，这一概念称为"合成致死"。由于 BRCA 突变携带者的正常细胞含有一个 BRCA 功能性等位基因，他们仍然可以使用激素受体（HR）修复 DNA 双链断裂（DSB），因此他们对 PARP 抑制药具有抗性。因此，PARP 抑制药选择性地只针对癌细胞，对正常组织损伤相对较小[92]。PARP 抑制药的长期效果尚不清楚，并且存在 PARP 抑制药诱发第二种恶性肿瘤（如白血病）的未来风险。

1. 奥拉帕尼

奥拉帕尼是一种口服的 PARP 抑制药，是第一个 FDA 批准的用于种系 *BRCA* 突变引起的晚期卵巢癌和晚期乳腺癌的 PARP 抑制药。Fong 等发表了在 *BRCA* 突变携带者的研究人群中评估 PARP 抑制药的关键试验[93]。这项 I 期试验涉及 60 名患者，其中 22 人有已知的 *BRCA* 突变，确定了奥拉帕尼的最大耐受剂量（MTD）为 400mg，每天 2 次。最常见的不良反应是 1～2 级疲劳和轻度胃肠不适，血液毒性最小。持续抗肿瘤活性的证据仅限于 *BRCA* 相关患者，其中 63% 的患者有临床获益。Tutt 等随后发表了一项概念验证性研究，评估奥拉帕尼在 *BRCA* 相关的晚期乳腺癌中的作用[94]。这是一项 II 期多中心、多国家的研究，评估奥拉帕尼的两种给药方案：每天 2 次，每次 100mg 或 400mg。这项研究包括了 54 名女性，她们以前接受过中位数为 3 周期的化疗方案。在每日 2 次接受 400mg 治疗组中，客观缓解率（objective response rate，ORR）为 41%（11/27），低剂量组 ORR 为 22%（6/27）。两组中 44% 的患者病情稳定。大多数毒性是轻度的，最常见的是疲劳、恶心、呕吐和贫血。进一步的 II 期研究支持了奥拉帕尼在种系 *BRCA* 突变的晚期乳腺癌患者中的治疗有效性[95, 96]。奥拉帕尼治疗晚期乳腺癌的第一项 III 期研究发表于 2017 年。在 Robson 等的研究中，女性以 2：1 的比例随机接受奥拉帕尼 300mg 每日 2 次或接受医生选择的治疗方法（艾瑞布林、卡培他滨或长春瑞滨）。在本研究中，患者曾接受蒽环类和紫杉烷治疗，HR 阳性患者在至少一线的内分泌治疗中进展，并且在新辅助铂类治疗后 12 个月内无复发，或在晚期铂类治疗期间无进展。205 名女性接受奥拉帕尼治疗，97 名接受标准治疗。年龄中位数为 44 岁（22—76 岁）。与标准治疗组相比，奥拉帕尼组有更好的有效率、更长的无进展生存期和较小的毒性。奥拉帕尼组有效率为 59.9%，中位 PFS 为 7 个月，而标准组有效率为 28.8%，中位 PFS 为 4.2 个月（HR=0.58，96%CI 0.43～0.8）。亚组分析表明，三阴性患者和未使用过铂类治疗的患者获益最为显著。

将奥拉帕尼与其他化疗药物（紫杉醇、顺铂和卡铂）联合应用的 I 期研究已经发表[97-99]，结果令人振奋，并将进行进一步的 II 期研究。奥拉帕尼与 PI$_3$K 抑制药 BKM120 的 I 期研究结果也已发表[100]。目前正在进行 II 期研究评估这些联合用药，以及与抗程序性死亡配体 -1 抗体度伐单抗、派姆单抗、口服 PI$_3$K 抑制药 BYL719、口服 mTORC1/2 抑制药 AZD2014 或口服 AKT 抑制药 AZD5363、VEGF 抑制药西地尼布联合用药的研究。

奥拉帕尼与化疗联合的新辅助治疗正在进行评估。OLYMPIA 是一项国际的 III 期随机、安慰剂盲法研究，招募 1320 名患者，评估三阴性 *BRCA1/2* 突变携带乳腺癌或高风险激素反应性乳腺癌在完成标准辅助化疗和放疗后辅助使用奥拉帕尼的作用。

2. 维利帕尼

维利帕尼（ABT-888）是一种有效的口服 PARP-1、PARP-2 抑制药。常见的不良反应包括恶心、疲劳和全血细胞减少。

在一项联合维利帕尼、阿霉素和环磷酰胺的 I 期研究中，仅在 3/5 的 *BRCA1/2* 携带者中出现部分反应，非携带者中没有出现部分反应[101]。在一项对 22 例 *BRCA* 相关转移性乳腺癌患者联合应用维利帕尼和卡铂的试验中，67% 的患者显示出总体有效率[102]。Isakoff 等在一项 II 期研究中对 41 名转移性乳腺癌患者进行维利帕尼和替莫唑胺的评估，仅在 8 名 *BRCA1/2* 突变携带者中观察到临床有效性[103]。

一些 I 期 / II 期研究已经发表或正在评估维利帕尼与不同化疗药物的联合用药，包括伊立替康、丝裂霉素、长春瑞滨、环磷酰胺、顺铂、吉西他滨、艾瑞布林、脂质体阿霉素、卡铂和紫杉醇。具体来说，BROCADE II 期研究的结果在圣安东尼奥乳腺癌研讨会（2016 年）上公布，该研究将患者随机分配，紫杉醇联合卡铂基础上服用或不服用维利帕尼。该研究最初有一个联合替莫唑胺和维利帕尼的研究组，但该组在无效评估后停止。总体有效率为 77.8%，而维利帕尼组为 61.3%（*P*=0.027）。其有改善 PFS 和 OS 的趋势，但并没有达到加用维利帕尼后对治疗有益的统计学意义。维利帕尼的加入并没有增加化疗的毒性反应。该组合正在进行 BROCADE 3 期研究的进一步评估。

维利帕尼联合卡铂正在 I-SPY 2 新辅助治疗试验中进行评估，这是一项适应性 II 期研究。在这项研究中 *BRCA1/2* 突变携带者 TN 亚型比非 *BRCA1/2* 携带者 TN 亚型更可能实现 pCR，预测 pCR 率分别是 75% 和 29%[104]。区分 *BRCA1* 和非 *BRCA1* 样基因表达谱显示，联合维利帕尼联合卡铂在 *BRCA1* 样肿瘤组中有更大的反应性[105]。

维利帕尼也正在与抗程序死亡配体 –1 抗体阿特唑利单抗联合进行评估。

3. 卢卡帕尼

卢卡帕尼是一种有效的 PARP 抑制药，可通过静脉和口服给药。最常见的不良反应包括血液毒性、恶心、呕吐、疲劳和腹泻。一项评估卢卡帕尼在晚期卵巢癌和乳腺癌 *BRCA* 突变携带者中的作用的 II 期研究包括两个队列：间断静脉给药和持续口服给药。这项研究包括 23 名晚期乳腺癌患者：最好的反应在静脉给药组是病情稳定，为 44%（*n*=8），而 5 名口服给药组患者无此反应[106]。已将卢卡帕尼与多种化疗方案联合进行 I 期评估[107]。

目前还没有 III 期临床试验评估卢卡帕尼在乳腺癌中的作用。

4. 尼拉帕尼

尼拉帕尼（MK–4827）是一种有效的口服 PARP 抑制药。一项评估尼拉帕尼治疗实体器官肿瘤的 I 期研究中包括 12 例晚期乳腺癌患者。常见的不良反应包括血液学毒性、疲劳、头痛、腹痛、恶心呕吐和厌食。4 名 *BRCA* 突变的乳腺癌患者中，有 2 人对治疗有部分反应[108]。在 *BRCA* 突变的晚期乳腺癌中，比较尼拉帕尼和医生制订的化疗方案的 III 期 BRAVO 试验的研究结果尚待公布。

5. 他拉唑帕利

他拉唑帕利被认为是最有效的 PARP 抑制药之一。一项 I 期研究显示，*BRCA* 突变晚期乳腺癌患者的应答率为 50%[109]。常见的不良反应，包括血液学毒性、恶心、疲劳和腹泻。Turner 等在 2017 年美国临床肿瘤学会年会上介绍了 Ⅱ 期 ABRAZO 研究的结果。该试验评估了两个组，即未使用铂类组和接受过铂类组。在 *BRCA1/2* 携带者及三阴性和激素反应亚型中，他拉唑帕利在两个组群中均显示了很好的反应率。目前还正在进行评估他拉唑帕利在新辅助治疗、与化疗联合治疗转移性 TN 乳腺癌及与阿维拉姆联合治疗实体器官肿瘤的研究。比较他拉唑帕利和化疗的 Ⅲ 期 EMBRACA 研究结果还尚待公布。

（四）未来的发展方向

PARP 抑制药的耐药性是目前热门的研究领域，并且已在联合治疗临床试验设计中得到解决。所述的耐药机制包括多药耐药外排泵的上调和 TP53BP1 的体细胞突变，其可导致 HR 的部分恢复、*BRCA* 突变的逆转和 *BRCA* 功能的恢复 [110-112]。*BRCA* 相关乳腺癌的特异机制尚不清楚。

1. 免疫疗法

由于 *BRCA* 突变的存在会导致基因不稳定，从而导致突变数量的增加，因此有人推测这些变化会引起更多的新抗原，而这将转化为对免疫治疗方案更高的敏感性。此外，*BRCA1/2* 相关肿瘤通常以淋巴细胞浸润为特征，有新数据表明免疫治疗的反应率与肿瘤浸润淋巴细胞的水平相关。有几个评估 PARP 抑制药与免疫治疗药物联合的研究正在进行。

2. 新型制剂

他比特定是一种新型的海洋衍生剂，被认为在 DNA 损伤修复途径缺失的细胞中具有抗肿瘤活性，并已被证明在 Ⅱ 期 *BRCA* 突变转移性乳腺癌研究中具有良好的活性 [113, 114]，在已接受大剂量治疗的患者中总有效率为 17%，在 *BRCA2* 携带者中为 33%。

卢比替丁是一种新的抗肿瘤药物，除其他抗肿瘤活性外，还可诱导双链 DNA 断裂，并已被观察到可抑制同源重组缺陷细胞株的活性。在 2016 年 ESMO 年会上公布了令人鼓舞的 Ⅱ 期结果，在 *BRCA1/2* 缺陷晚期乳腺癌患者中，已接受大剂量治疗的患者总有效率为 44% [115]。

Sacituzumab Govitecan（IMMU-132）是一种抗 Trop-2-SN-38 抗体 - 药物结合物，具有拓扑异构酶 Ⅰ（Topo Ⅰ）抑制活性。与 PARP 抑制药联合应用于 TNBC（包括 *BRCA* 相关和非 *BRCA* 相关乳腺癌）的临床前期抗肿瘤活性表明，该联合应用成功地利用了合成致死性的抗肿瘤作用 [116]。

AZD6738 是一种 ATR 抑制药，与一种 PARP 抑制药联合应用时，被认为有助于克服 PARP 抑制药耐药机制。

有数据表明 c-met 抑制药联合 PARP 抑制药可能有助于克服 PARP 抑制药的耐药 [117]。

在临床前模型中，已发现 G- 四聚体相互作用的化合物对 *BRCA1* 和 *BRCA2* 缺陷细胞具有细胞毒性，而抗奥拉帕里的 *BRCA* 缺陷细胞对这些化合物敏感，因此对这些化合物进行临床研究非常有意义 [118]。

四、其他遗传性综合征相关乳腺癌的系统性考虑

（一）概述

在一项针对进行基因检测的患者的研究中发现，在 ≤ 45 岁的女性中，与乳腺癌风险增加相关的种系突变（*BRCA1/2* 除外）的患病率为 4.4%[119]，在另一组患者中发现了类似的结果[120]。其他的确定具有乳腺癌相关风险的中高危外显基因是 *p53*、*PTEN*、*CDH1*、*STK11*、*PALB2*、*CHEK2*、*ATM*、*NBN* 和 *NF-1*[8]。随着二代多基因组合检测的普及和价格的降低，更多的患者可能会接受 *BRCA1/2* 以外的基因检测。然而，这些其他中高危外显突变对乳腺癌筛查、预防和治疗的临床意义尚不明确，仍在发展当中，也是正在进行的研究课题。

（二）系统性治疗的注意事项

1. *p53* 突变（Li-Fraumeni 综合征）

p53 是一种重要的肿瘤抑制基因，*p53* 的种系突变与恶性肿瘤的高风险相关。一项研究估计，在无家族史的早发乳腺癌患者中，种系 *p53* 突变占 5%～8%[121]。研究表明，*p53* 种系突变的患者对 DNA 损伤的细胞毒性药物不那么敏感[122, 123]。

新的治疗方法可能包括 MK-8776 和 MK-1775，前者是一种新型的 CHK-1 激酶抑制药，可使 *p53* 缺陷癌细胞对放射增敏[124]，后者是一种 Wee1 激酶抑制药，可使 *p53* 缺陷细胞对 DNA 损伤剂增敏[125]。

2. *PTEN* 突变（Cowden 综合征）

PTEN 是参与 PI$_3$K/AKT/mTOR 通路的抑癌基因，该通路的上游成分包括 PI$_3$K/AKT/mTOR，可能为这些患者提供治疗机会。一项评估 PI$_3$K 抑制药 BGT226 治疗作用的 I/II 期研究包括了晚期乳腺癌在内的晚期恶性肿瘤患者，目的是增加 Cowden 综合征患者的人群，然而，在随后发表的文章中并没有提及 Cowden 综合征患者[126]。

3. *PALB2* 突变

PALB2 编码的蛋白是 BRCA2 的重要伴侣蛋白，并且可以辅助定位 BRCA2[127]。种系 *PALB2* 突变的存在可能是合成致死治疗的一个考虑因素，事实上，人们认为具有 *PALB2* 杂合缺失的细胞对 PARP 抑制药有更高的敏感性。目前有几个试验正在招募，来评估 PARP 抑制药在实体器官肿瘤和 *PALB2* 突变患者中的作用。

4. *CHEK2*、*ATM* 和 *NBN* 突变

如果存在 *CHEK2* 突变，40 岁前患乳腺癌的终生累积风险小于 2%[128]，如果存在 *ATM/ NBN* 种系突变，则小于 1%。*CHEK2*、*ATM* 和 *NBN* 均参与 DNA 修复通路。随后，使用 PARP 抑制药治疗存在这些突变的晚期实体器官肿瘤目前正在进行中。

5. *CDH1* 突变

在 *CDH1* 种系突变或 E- 钙黏素受损的细胞中，临床前数据显示，这些细胞对紫杉类药物耐药、有 Notch-1 的异常激活、Bcl-2 的过表达及 EFGR 信号通路的异常激活[129-131]。每一种都可能是潜在的治疗靶点，然而，目前尚无可靠的临床数据表明这些生物学特性如何影响临床治疗。

6. *STK11* 突变（Peutz-Jeghers 综合征）

Peutz-Jeghers 综合征（PJS）是一种常染色体显性综合征，患者存在 *STK11* 种系突变。这些患者发生恶性肿瘤，特别是胃癌和乳腺癌的风险较高，40 岁时发生乳腺癌的风险为 8%[132]。*STK11*（或 *LKB1*）的突变导致 mTOR 信号通路异常。针对 mTOR 通路和评估伊维莫司在合并晚期恶性肿瘤或息肉的 PJS 患者中应用的研究由于入选人数少而退出。

五、结论

癌易感基因的种系突变在年轻女性乳腺癌患者中更为常见。具体来说，种系 *BRCA1/2* 突变的存在是 40 岁以下女性中最常见的种系突变，对选择系统治疗有一定意义，特别是在晚期乳腺癌中。因此，在年轻女性确诊乳腺癌之后，应该鼓励其进行基因检测。中度外显癌症易感基因在早发乳腺癌中所占比例很小，而高外显癌症易感基因则极为罕见。其他癌症易感性基因的种系突变对治疗的影响仍在研究中。

参考文献

[1] Ford D, Easton DF, Stratton M, et al. Genetic heterogeneity and penetrance analysis of the BRCA1 and BRCA2 genes in breast cancer families. The Breast Cancer Linkage Consortium. Am J Hum Genet. 1998;62:676–89.

[2] Roa BB, Boyd AA, Volcik K, Richards CS. Ashkenazi Jewish population frequencies for common mutations in BRCA1 and BRCA2. Nat Genet. 1996;14:185–7.

[3] Paul A, Paul S. The breast cancer susceptibility genes (BRCA) in breast and ovarian cancers. Front Biosci (Landmark Ed). 2014;19:605–18.

[4] King MC, Marks JH, Mandell JB, New York Breast Cancer Study Group. Breast and ovarian cancer risks due to inherited mutations in BRCA1 and BRCA2. Science. 2003;302:643–6.

[5] Walsh T, Casadei S, Lee MK, et al. Mutations in 12 genes for inherited ovarian, fallopian tube, and peritoneal carcinoma identified by massively parallel sequencing. Proc Natl Acad Sci U S A. 2011;108:18032–7.

[6] Kuchenbaecker KB, Hopper JL, Barnes DR, et al. Risks of breast, ovarian, and contralateral breast cancer for BRCA1 and BRCA2 mutation carriers. JAMA. 2017;317:2402–16.

[7] Mersch J, Jackson MA, Park M, et al. Cancers associated with BRCA1 and BRCA2 mutations other than breast and ovarian. Cancer. 2015;121:269–75.

[8] Easton DF, Pharoah PD, Antoniou AC, et al. Gene-panel sequencing and the prediction of breast-cancer risk. N Engl J Med. 2015;372:2243–57.

[9] Rosenberg SM, Ruddy KJ, Tamimi RM, et al. BRCA1 and BRCA2 mutation testing in young women with breast cancer. JAMA Oncol. 2016;2:730–6.

[10] Xu X, Weaver Z, Linke SP, et al. Centrosome amplification and a defective G2-M cell cycle checkpoint induce genetic instability in BRCA1 exon 11 isoform-deficient cells. Mol Cell. 1999;3:389–95.

[11] YuVP, Koehler M, Steinlein C, et al. Gross chromosomal

rearrangements and genetic exchange between nonhomologous chromosomes following BRCA2 inactivation. Genes Dev. 2000;14:1400–6.

[12] Foulkes WD, Shuen AY. In brief: BRCA1 and BRCA2. J Pathol. 2013;230:347–9.

[13] Pardo B, Gomez-Gonzalez B, Aguilera A. DNA repair in mammalian cells: DNA double-strand break repair: how to fix a broken relationship. Cell Mol Life Sci. 2009;66:1039–56.

[14] Venkitaraman AR. Linking the cellular functions of BRCA genes to cancer pathogenesis and treatment. Annu Rev Pathol. 2009;4:461–87.

[15] Roy R, Chun J, Powell SN. BRCA1 and BRCA2: different roles in a common pathway of genome protection. Nat Rev Cancer. 2012;12:68–78.

[16] Yang H, Jeffrey PD, Miller J, et al. BRCA2 function in DNA binding and recombination from a BRCA2-DSS1-ssDNA structure. Science. 2002;297:1837–48.

[17] Jensen RB, Carreira A, Kowalczykowski SC. Purified human BRCA2 stimulates RAD51-mediated recombination. Nature. 2010;467:678–83.

[18] Wang B, Matsuoka S, Ballif BA, et al. Abraxas and RAP80 form a BRCA1 protein complex required for the DNA damage response. Science. 2007;316:1194–8.

[19] Chen L, Nievera CJ, Lee AY, Wu X. Cell cycle-dependent complex formation of BRCA1. CtIP. MRN is important for DNA double-strand break repair. J Biol Chem. 2008;283:7713–20. https://doi. org/10.1074/jbc.M710245200. Epub 2008 Jan 2

[20] Zhang F, Ma J, Wu J, et al. PALB2 links BRCA1 and BRCA2 in the DNA-damage response. Curr Biol. 2009;19:524–9.

[21] Tutt A, Bertwistle D, Valentine J, et al. Mutation in Brca2 stimulates error-prone homology-directed repair of DNA double-strand breaks occurring between repeated sequences. EMBO J. 2001;20:4704–16.

[22] Turner N, Tutt A, Ashworth A. Hallmarks of 'BRCAness' in sporadic cancers. Nat Rev Cancer. 2004;4:814–9.

[23] Caestecker KW, Van de Walle GR. The role of BRCA1 in DNA double-strand repair: past and present. Exp Cell Res. 2013;319:575–87.

[24] Osorio A, de la Hoya M, Rodriguez-Lopez R, et al. Loss of heterozygosity analysis at the BRCA loci in tumor samples from patients with familial breast cancer. Int J Cancer. 2002;99:305–9.

[25] Cavalli LR, Singh B, Isaacs C, et al. Loss of heterozygosity

in normal breast epithelial tissue and benign breast lesions in BRCA1/2 carriers with breast cancer. Cancer Genet Cytogenet. 2004;149:38–43.

[26] Konishi H, Mohseni M, Tamaki A, et al. Mutation of a single allele of the cancer susceptibility gene BRCA1 leads to genomic instability in human breast epithelial cells. Proc Natl Acad Sci U S A. 2011;108:17773–8.

[27] Ludwig T, Chapman DL, Papaioannou VE, Efstratiadis A. Targeted mutations of breast cancer susceptibility gene homologs in mice: lethal phenotypes of Brca1, Brca2, Brca1/Brca2, Brca1/p53, and Brca2/p53 nullizygous embryos. Genes Dev. 1997;11:1226–41.

[28] Evers B, Jonkers J. Mouse models of BRCA1 and BRCA2 deficiency: past lessons, current understanding and future prospects. Oncogene. 2006;25:5885–97.

[29] Leegte B, van der Hout AH, Deffenbaugh AM, et al. Phenotypic expression of double heterozygosity for BRCA1 and BRCA2 germline mutations. J Med Genet. 2005;42:e20.

[30] Spannuth WA, Thaker PH, Sood AK. Concomitant BRCA1 and BRCA2 gene mutations in an Ashkenazi Jewish woman with primary breast and ovarian cancer. Am J Obstet Gynecol. 2007;196:e6–9.

[31] Greenblatt MS, Chappuis PO, Bond JP, et al. TP53 mutations in breast cancer associated with BRCA1 or BRCA2 germ-line mutations: distinctive spectrum and structural distribution. Cancer Res. 2001;61:4092–7.

[32] Holstege H, Joosse SA, van Oostrom CT, et al. High incidence of protein-truncating TP53 mutations in BRCA1-related breast cancer. Cancer Res. 2009;69:3625–33.

[33] Sedic M, Kuperwasser C. BRCA1-hapoinsufficiency: unraveling the molecular and cellular basis for tissue-specific cancer. Cell Cycle. 2017;15:621–7.

[34] Monteiro AN. BRCA1: the enigma of tissue-specific tumor development. Trends Genet. 2003;19:312–5.

[35] Elledge SJ, Amon A. The BRCA1 suppressor hypothesis: an explanation for the tissue-specific tumor development in BRCA1 patients. Cancer Cell. 2002;1:129–32.

[36] Sedic M, Skibinski A, Brown N, et al. Haploinsufficiency for BRCA1 leads to cell-type-specific genomic instability and premature senescence. Nat Commun. 2015;6:7505.

[37] Palacios J, Robles-Frias MJ, Castilla MA, et al. The molecular pathology of hereditary breast cancer.

Pathobiology. 2008;75:85–94.

[38] Mavaddat N, Barrowdale D, Andrulis IL, et al. Pathology of breast and ovarian cancers among BRCA1 and BRCA2 mutation carriers: results from the Consortium of Investigators of Modifiers of BRCA1/2 (CIMBA). Cancer Epidemiol Biomark Prev. 2012;21:134–47.

[39] Lakhani SR, Van De Vijver MJ, Jacquemier J, et al. The pathology of familial breast cancer: predictive value of immunohistochemical markers estrogen receptor, progesterone receptor, HER-2, and p53 in patients with mutations in BRCA1 and BRCA2. J Clin Oncol. 2002;20:2310–8.

[40] Honrado E, Benitez J, Palacios J. Histopathology of BRCA1- and BRCA2-associated breast cancer. Crit Rev Oncol Hematol. 2006;59:27–39.

[41] Atchley DP, Albarracin CT, Lopez A, et al. Clinical and pathologic characteristics of patients with BRCA-positive and BRCA-negative breast cancer. J Clin Oncol. 2008;26:4282–8.

[42] Molyneux G, Smalley MJ. The cell of origin of BRCA1 mutation-associated breast cancer: a cautionary tale of gene expression profiling. J Mammary Gland Biol Neoplasia. 2011;16:51–5.

[43] Molyneux G, Geyer FC, Magnay FA, et al. BRCA1 basal-like breast cancers originate from luminal epithelial progenitors and not from basal stem cells. Cell Stem Cell. 2010;7:403–17.

[44] Lim E, Vaillant F, Wu D, et al. Aberrant luminal progenitors as the candidate target population for basal tumor development in BRCA1 mutation carriers. Nat Med. 2009;15:907–13.

[45] Saal LH, Gruvberger-Saal SK, Persson C, et al. Recurrent gross mutations of the PTEN tumor suppressor gene in breast cancers with deficient DSB repair. Nat Genet. 2008;40:102–7.

[46] Eerola H, Heikkila P, Tamminen A, et al. Histopathological features of breast tumours in BRCA1, BRCA2 and mutation-negative breast cancer families. Breast Cancer Res. 2005;7:R93–100.

[47] Lewin R, Sulkes A, Shochat T, et al. Oncotype-DX recurrence score distribution in breast cancer patients with BRCA1/2 mutations. Breast Cancer Res Treat. 2016;157:511–6.

[48] Halpern N, Sonnenblick A, Uziely B, et al. Oncotype Dx recurrence score among BRCA1/2 germline mutation carriers with hormone receptors positive breast cancer. Int J Cancer. 2017;140:2145–9.

[49] Goodwin PJ, Phillips KA, West DW, et al. Breast cancer prognosis in BRCA1 and BRCA2 mutation carriers: an International Prospective Breast Cancer Family Registry population-based cohort study. J Clin Oncol. 2012;30:19–26.

[50] Rennert G, Bisland-Naggan S, Barnett-Griness O, et al. Clinical outcomes of breast cancer in carriers of BRCA1 and BRCA2 mutations. N Engl J Med. 2007;357:115–23.

[51] Huzarski T, Byrski T, Gronwald J, et al. Ten-year survival in patients with BRCA1-negative and BRCA1-positive breast cancer. J Clin Oncol. 2013;31:3191–6.

[52] El-Tamer M, Russo D, Troxel A, et al. Survival and recurrence after breast cancer in BRCA1/2 mutation carriers. Ann Surg Oncol. 2004;11:157–64.

[53] Veronesi A, de Giacomi C, Magri MD, et al. Familial breast cancer: characteristics and outcome of BRCA 1-2 positive and negative cases. BMC Cancer. 2005;5:70.

[54] Brekelmans CT, Seynaeve C, Menke-Pluymers M, et al. Survival and prognostic factors in BRCA1-associated breast cancer. Ann Oncol. 2006;17:391–400.

[55] Arun B, Bayraktar S, Liu DD, et al. Response to neoadjuvant systemic therapy for breast cancer in BRCA mutation carriers and noncarriers: a single-institution experience. J Clin Oncol. 2011;29:3739–46.

[56] Bonadona V, Dussart-Moser S, Voirin N, et al. Prognosis of early-onset breast cancer based on BRCA1/2 mutation status in a French population-based cohort and review. Breast Cancer Res Treat. 2007;101:233–45.

[57] Foulkes WD, Chappuis PO, Wong N, et al. Primary node negative breast cancer in BRCA1 mutation carriers has a poor outcome. Ann Oncol. 2000;11:307–13.

[58] Moller P, Borg A, Evans DG, et al. Survival in prospectively ascertained familial breast cancer: analysis of a series stratified by tumour characteristics, BRCA mutations and oophorectomy. Int J Cancer. 2002;101:555–9.

[59] Robson ME, Chappuis PO, Satagopan J, et al. A combined analysis of outcome following breast cancer: differences in survival based on BRCA1/BRCA2 mutation status and administration of adjuvant treatment. Breast Cancer Res. 2004;6:R8–R17.

[60] Chalasani P, Livingston R. Differential chemotherapeutic sensitivity for breast tumors with "BRCAness": a

review. Oncologist. 2013;18:909–16.

[61] Bayraktar S, Gluck S. Systemic therapy options in BRCA mutation-associated breast cancer. Breast Cancer Res Treat. 2013;135:355–66.

[62] Zhong Q, Peng HL, Zhao X, et al. Effects of BRCA1- and BRCA2-related mutations on ovarian and breast cancer survival: a meta-analysis. Clin Cancer Res. 2015;21:211–20.

[63] van den Broek AJ, Schmidt MK, van't Veer LJ, et al. Worse breast cancer prognosis of BRCA1/ BRCA2 mutation carriers: what's the evidence? A systematic review with meta-analysis. PLoS One. 2015;10:2015.

[64] Lee EH, Park SK, Park B, et al. Effect of BRCA1/2 mutation on short-term and long-term breast cancer survival: a systematic review and meta-analysis. Breast Cancer Res Treat. 2010;122:11–25.

[65] Baretta Z, Mocellin S, Goldin E, et al. Effect of BRCA germline mutations on breast cancer prognosis: a systematic review and meta-analysis. Medicine. 2016; 95:e4975.

[66] Tassone P, Tagliaferri P, Perricelli A, et al. BRCA1 expression modulates chemosensitivity of BRCA1- defective HCC1937 human breast cancer cells. Br J Cancer. 2003;88:1285–91.

[67] Quinn JE, Kennedy RD, Mullan PB, et al. BRCA1 functions as a differential modulator of chemotherapy- induced apoptosis. Cancer Res. 2003;63:6221–8.

[68] Kennedy RD, Quinn JE, Mullan PB, et al. The role of BRCA1 in the cellular response to chemotherapy. J Natl Cancer Inst. 2004;96:1659–68.

[69] Foulkes WD. BRCA1 and BRCA2: chemosensitivity, treatment outcomes and prognosis. Familial Cancer. 2006;5:135–42.

[70] Kriege M, Seynaeve C, Meijers-Heijboer H, et al. Sensitivity to first-line chemotherapy for metastatic breast cancer in BRCA1 and BRCA2 mutation carriers. J Clin Oncol. 2009;27:3764–71.

[71] Byrski T, Gronwald J, Huzarski T, et al. Pathologic complete response rates in young women with BRCA1- positive breast cancers after neoadjuvant chemotherapy. J Clin Oncol. 2010;28:375–9.

[72] Byrski T, Dent R, Blecharz P, et al. Results of a phase II open-label, non-randomized trial of cisplatin chemotherapy in patients with BRCA1-positive metastatic breast cancer. Breast Cancer Res. 2014;14: R110.

[73] Wysocki PJ, Korski K, Lamperska K, et al. Primary resistance to docetaxel-based chemotherapy in metastatic breast cancer patients correlates with a high frequency of BRCA1 mutations. Med Sci Monit. 2008;14:SC7–10.

[74] Byrski T, Gronwald J, Huzarski T, et al. Response to neo-adjuvant chemotherapy in women with BRCA1- positive breast cancers. Breast Cancer Res Treat. 2008;108:289–96.

[75] Kriege M, Jager A, Hooning MJ, et al. The efficacy of taxane chemotherapy for metastatic breast cancer in BRCA1 and BRCA2 mutation carriers. Cancer. 2012;118:899–907.

[76] Raphael J, Mazouni C, Caron O, et al. Should BRCA2 mutation carriers avoid neoadjuvant chemotherapy? Med Oncol. 2014;31:850.

[77] Paluch-Shimon S, Friedman E, Berger R, et al. Neo- adjuvant doxorubicin and cyclophosphamide followed by paclitaxel in triple-negative breast cancer among BRCA1 mutation carriers and non carriers. Breast Cancer Res Treat. 2016;157:157–65.

[78] Esteller M, Silva JM, Dominguez G, et al. Promoter hypermethylation and BRCA1 inactivation in sporadic breast and ovarian tumors. J Natl Cancer Inst. 2000;92: 564–9.

[79] Turner NC, Reis-Filho JS, Russell AM, et al. BRCA1 dysfunction in sporadic basal-like breast cancer. Oncogene. 2007;26:2126–32.

[80] Carey L, Winer E, Viale G, et al. Triple-negative breast cancer: disease entity or title of convenience? Nat Rev Clin Oncol. 2010;7:683–92.

[81] Curigliano G, Goldhirsch A. The triple-negative subtype: new ideas for the poorest prognosis breast cancer. J Natl Cancer Inst Monogr. 2011;2011:108–10.

[82] Telli ML, Jensen KC, Vinayak S, et al. Phase II study of gemcitabine, carboplatin, and iniparib as neoadjuvant therapy for triple-negative and BRCA1/2 mutation- associated breast cancer with assessment of a tumor- based measure of genomic instability: PrECOG 0105. J Clin Oncol. 2015;33:1895–901.

[83] Telli ML, Timms KM, Reid J, et al. Homologous recombination deficiency (HRD) score predicts response to platinum-containing neoadjuvant chemotherapy in patients with triple-negative breast cancer. Clin Cancer Res. 2016;22:3764–73.

[84] Telli M, McMillan A, Ford JM, et al. Homologous

recombination deficiency (HRD) as a predictive biomarker of response to neoadjuvant platinum-based therapy in patients with triple negative breast cancer (TNBC): a pooled analysis. Cancer Res. 2016;76(4 Suppl):Abstract nr P3-07-12.

[85] Isakoff SJ, Mayer EL, He L, et al. TBCRC009: a multicenter phase II clinical trial of platinum monotherapy with biomarker assessment in metastatic triple-negative breast cancer. J Clin Oncol. 2015;33: 1902–9.

[86] Silver DP, Richardson AL, Eklund AC, et al. Efficacy of neoadjuvant Cisplatin in triple-negative breast cancer. J Clin Oncol. 2010;28:1145–53.

[87] von Minckwitz G, Schneeweiss A, Loibl S, et al. Neoadjuvant carboplatin in patients with triple-negative and HER2-positive early breast cancer (GeparSixto; GBG 66): a randomised phase 2 trial. Lancet Oncol. 2014;15:747–56.

[88] Hahnen E, Lederer B, Hauke J, et al. Germline mutation status, pathological complete response, and disease-free survival in triple-negative breast cancer: secondary analysis of the GeparSixto Randomized Clinical Trial. JAMA Oncol. 2017;3:1378–85.

[89] Carey LA. Targeted chemotherapy? Platinum in BRCA1-dysfunctional breast cancer. J Clin Oncol. 2010;28:361–3.

[90] Boudin L, Goncalves A, Sabatier R, et al. Highly favorable outcome in BRCA-mutated metastatic breast cancer patients receiving high-dose chemotherapy and autologous hematopoietic stem cell transplantation. Bone Marrow Transplant. 2016;51:1082–6.

[91] Pristauz G, Petru E, Stacher E, et al. Androgen receptor expression in breast cancer patients tested for BRCA1 and BRCA2 mutations. Histopathology. 2010;57: 877–84.

[92] Farmer H, McCabe N, Lord CJ, et al. Targeting the DNA repair defect in BRCA mutant cells as a therapeutic strategy. Nature. 2005;434:917–21.

[93] Fong PC, Boss DS, Yap TA, et al. Inhibition of poly(ADP-ribose) polymerase in tumors from BRCA mutation carriers. N Engl J Med. 2009;361:123–34.

[94] Tutt A, Robson M, Garber JE, et al. Oral poly(ADP-ribose) polymerase inhibitor olaparib in patients with BRCA1 or BRCA2 mutations and advanced breast cancer: a proof-of-concept trial. Lancet. 2010;376: 235–44.

[95] Gelmon KA, Tischkowitz M, Mackay H, et al. Olaparib in patients with recurrent high-grade serous or poorly differentiated ovarian carcinoma or triple-negative breast cancer: a phase 2, multicentre, open-label, non-randomised study. Lancet Oncol. 2011;12:852–61.

[96] Kaufman B, Shapira-Frommer R, Schmutzler RK, et al. Olaparib monotherapy in patients with advanced cancer and a germline BRCA1/2 mutation. J Clin Oncol. 2015;33:244–50.

[97] Dent RA, Lindeman GJ, Clemons M, et al. Phase I trial of the oral PARP inhibitor olaparib in combination with paclitaxel for first- or second-line treatment of patients with metastatic triple-negative breast cancer. Breast Cancer Res. 2013;15:R88.

[98] Balmana J, Tung NM, Isakoff SJ, et al. Phase I trial of olaparib in combination with cisplatin for the treatment of patients with advanced breast, ovarian and other solid tumors. Ann Oncol. 2014;25:1656–63.

[99] Lee JM, Hays JL, Annunziata CM, et al. Phase I/Ib study of olaparib and carboplatin in BRCA1 or BRCA2 mutation-associated breast or ovarian cancer with biomarker analyses. J Natl Cancer Inst. 2014;106:dju089.

[100] Matulonis UA, Wulf GM, Barry WT, et al. Phase I dose escalation study of the PI3kinase pathway inhibitor BKM120 and the oral poly (ADP ribose) polymerase (PARP) inhibitor olaparib for the treatment of high-grade serous ovarian and breast cancer. Ann Oncol. 2017;28:512–8.

[101] Tan AR, Toppmeyer D, Stein MN, et al. Phase I trial of veliparib, (ABT-888), a poly(ADP-ribose) polymerase (PARP) inhibitor, in combination with doxorubicin and cyclophosphamide in breast cancer and other solid tumors. J Clin Oncol. 2011;29:3041. ASCO Meeting Abstracts

[102] Somlo G, Sparano JA, Cigler T, et al. ABT-888 (veliparib) in combination with carboplatin in patients with stage IV BRCA-associated breast cancer. A California Cancer Consortium Trial. J Clin Oncol. 2012;30:1010. ASCO Meeting Abstracts

[103] Isakoff SJ, Overmoyer B, Tung NM, et al. A phase II trial of the PARP inhibitor veliparib (ABT888) and temozolomide for metastatic breast cancer. J Clin Oncol. 2010;28:1019. ASCO Meeting Abstracts

[104] Wolf DM, Yau C, Sanil A, et al. DNA repair deficiency biomarkers and the 70-gene ultra-high risk signature

as predictors of veliparib/carboplatin response in the I-SPY 2 breast cancer trial. NPJ Breast Cancer. 2017;3:31.

[105] Severson TM, Wolf DM, Yau C, et al. The BRCA1ness signature is associated significantly with response to PARP inhibitor treatment versus control in the I-SPY 2 randomized neoadjuvant setting. Breast Cancer Res. 2017;19:99.

[106] Drew Y, Ledermann J, Hall G, et al. Phase 2 multicentre trial investigating intermittent and continuous dosing schedules of the poly(ADP-ribose) polymerase inhibitor rucaparib in germline BRCA mutation carriers with advanced ovarian and breast cancer. Br J Cancer. 2016;114:e21.

[107] Wilson RH, Evans TJ, Middleton MR, et al. A phase I study of intravenous and oral rucaparib in combination with chemotherapy in patients with advanced solid tumours. Br J Cancer. 2017;116:884–92.

[108] Sandhu SK, Schelman WR, Wilding G, et al. The poly(ADP-ribose) polymerase inhibitor niraparib (MK4827) in BRCA mutation carriers and patients with sporadic cancer: a phase 1 dose-escalation trial. Lancet Oncol. 2013;14:882–92.

[109] de Bono J, Ramanathan RK, Mina L, et al. Phase I, dose-escalation, two-part trial of the PARP inhibitor talazoparib in patients with advanced germline BRCA1/2 mutations and selected sporadic cancers. Cancer Discov. 2017;7:620–9.

[110] Edwards SL, Brough R, Lord CJ, et al. Resistance to therapy caused by intragenic deletion in BRCA2. Nature. 2008;451:1111–5.

[111] Swisher EM, Sakai W, Karlan BY, et al. Secondary BRCA1 mutations in BRCA1-mutated ovarian carcinomas with platinum resistance. Cancer Res. 2008;68:2581–6.

[112] Bouwman P, Jonkers J. Molecular pathways: how can BRCA-mutated tumors become resistant to PARP inhibitors? Clin Cancer Res. 2014;20:540–7.

[113] Delaloge S, Wolp-Diniz R, Byrski T, et al. Activity of trabectedin in germline BRCA1/2-mutated metastatic breast cancer: results of an international first-in- class phase II study. Ann Oncol. 2014;25:1152–8.

[114] Ghouadni A, Delaloge S, Lardelli P, et al. Higher antitumor activity of trabectedin in germline BRCA2 carriers with advanced breast cancer as compared to BRCA1 carriers: a subset analysis of a dedicated phase

II trial. Breast. 2017;34:18–23.

[115] BalmanaJ, Cruz, C., Arun, B. Anti-tumor activity of PM01183(lurbinectedin) in BRCA1/2 associated metastatic breast cancer patients; results of a single-agent phase II trial. In ESMO. Annals of Oncology2016; 68–99.

[116] Cardillo TM, Sharkey RM, Rossi DL, et al. Synthetic lethality exploitation by an Anti-Trop-2-SN-38 antibody-drug conjugate, IMMU-132, plus PARP inhibitors in BRCA1/2-wild-type triple-negative breast cancer. Clin Cancer Res. 2017;23:3405–15.

[117] Du Y, Yamaguchi H, Wei Y, et al. Blocking c-Met-mediated PARP1 phosphorylation enhances anti-tumor effects of PARP inhibitors. Nat Med. 2016;22:194–201.

[118] Zimmer J, Tacconi EMC, Folio C, et al. Targeting BRCA1 and BRCA2 deficiencies with G-quadruplex-interacting compounds. Mol Cell. 2016;61:449–60.

[119] Tung N, Lin NU, Kidd J, et al. Frequency of germline mutations in 25 cancer susceptibility genes in a sequential series of patients with breast cancer. J Clin Oncol. 2016;34:1460–8.

[120] Tung N, Battelli C, Allen D, et al. Frequency of mutations in individuals with breast cancer referred for BRCA1 and BRCA2 testing using next-generation sequencing with a 25-gene panel. Cancer. 2015;121:25–33.

[121] McCuaig JM, Armel SR, Novokmet A, et al. Routine TP53 testing for breast cancer under age 30: ready for prime time? Familial Cancer. 2012;11:607–13.

[122] Weller M. Predicting response to cancer chemotherapy: the role of p53. Cell Tissue Res. 1998;292:435–45.

[123] Kappel S, Janschek E, Wolf B, et al. TP53 germline mutation may affect response to anticancer treatments: analysis of an intensively treated Li-Fraumeni family. Breast Cancer Res Treat. 2015;151:671–8.

[124] Bridges KA, Chen X, Liu H, et al. MK-8776, a novel chk1 kinase inhibitor, radiosensitizes p53-defective human tumor cells. Oncotarget. 2016;7:71660–72.

[125] Hirai H, Iwasawa Y, Okada M, et al. Small-molecule inhibition of Wee1 kinase by MK-1775 selectively sensitizes p53-deficient tumor cells to DNA-damaging agents. Mol Cancer Ther. 2009;8:2992–3000.

[126] Markman B, Tabernero J, Krop I, et al. Phase I safety, pharmacokinetic, and pharmacodynamic study of the oral phosphatidylinositol-3-kinase and mTOR inhibitor BGT226 in patients with advanced solid tumors. Ann

Oncol. 2012;23:2399–408.

[127] Tischkowitz M, Xia B. PALB2/FANCN: recombining cancer and Fanconi anemia. Cancer Res. 2010;70: 7353–9.

[128] Tung N, Domchek SM, Stadler Z, et al. Counselling framework for moderate-penetrance cancer-susceptibility mutations. Nat Rev Clin Oncol. 2016; 13:581–8.

[129] Ferreira AC, Suriano G, Mendes N, et al. E-cadherin impairment increases cell survival through Notch-dependent upregulation of Bcl-2. Hum Mol Genet. 2012;21:334–43.

[130] Mateus AR, Seruca R, Machado JC, et al. EGFR regulates RhoA-GTP dependent cell motility in E-cadherin mutant cells. Hum Mol Genet. 2007; 16:1639–47.

[131] Mateus AR, Simoes-Correia J, Figueiredo J, et al. E-cadherin mutations and cell motility: a genotype-phenotype correlation. Exp Cell Res. 2009;315: 1393–402.

[132] Hearle N, Schumacher V, Menko FH, et al. Frequency and spectrum of cancers in the Peutz-Jeghers syndrome. Clin Cancer Res. 2006;12:3209–15.

第 7 章　年轻女性乳腺癌的外科治疗
Surgical Management of Breast Cancer in Young Women

Rosa Di Micco　Oreste Gentilini　著

一、概述

（一）背景

从历史上看，与老年女性乳腺癌相比，年轻女性乳腺癌预后更差，局部区域复发（LRR）风险更高，潜在基因突变的可能性更大。年轻女性乳腺癌更具侵略性的肿瘤生物学行为往往伴随着更激进的外科治疗，尽管这并不一定等同于更好的肿瘤学结果。

Milano I 随机对照临床研究比较了乳房象限切除术与乳房根治性切除术，随访 20 年后发现，保乳手术组 45 岁以下女性的局部复发（local recurrence，LR）率几乎是年龄更大组女性的 4 倍，但这并没有转化为两组患者之间乳腺癌特异性生产率（26.1% vs. 24.3%，P=0.8）或总生存（OS）的差异（41.7% vs. 41.2%，P=1）[1]。从欧洲癌症研究与治疗组织（European Organisation for Research and Treatment of Cancer，EORTC）和丹麦乳腺癌合作组织（DBCG）的两个大型随机临床研究的数据分析中发现，35 岁以下女性接受保乳手术的 LR 风险是 60 岁以上女性接受乳房切除手术的 9.24 倍，10 年精确的 LR 率分别是 35% vs. 7%，但发现在无 LRR 生存和 OS 方面的差异[2]。最近的一项 Meta 分析证实了这些发现，该 Meta 分析涉及超过 22 000 名 40 岁或以下的女性，评估了 5 个人群的队列[3-7]，同样来自 EORTC/DBCG 的合并分析[2]也得到了证实，并得出结论，与保乳手术（BCT）加放疗相比，乳房切除术与改善 OS 和远期无病生存率无关[8]。

到目前为止，文献提供了强有力的证据，表明手术方式并不影响年轻乳腺癌患者和老年乳腺癌患者的生存和远期疾病的发生。这与既往的 RCT 研究结果一致[1, 9-13]，在乳腺癌人群中比较了乳房切除术和保乳手术，提示年轻乳腺癌患者采用公认标准的手术方式，不会影响预后[14, 15]。

然而，手术方式对年轻乳腺癌患者 LRR 的影响仍存在很大争议。Vila 等回顾了大部分研究[8]发现与乳房切除术相比，BCT 与更高的 LR 和 LRR 发生率相关[9, 16, 17]，但在对 101 名小于 35 岁的 I 期乳腺癌患者的亚组分析中发现，10 年的 LRR 率（BCT 为 18%，而乳房切除术为 19.8%）、远处转移风险和

OS 没有显著差异[18]。需要特别说明的是，van der Sangen 等的研究[5] 也包含在 Meta 分析中，他评估了来自埃因霍温癌症登记处的 1451 名年龄 ≤ 40 岁的患者，她们在 1988—2005 年接受了乳腺癌手术，即使在随访 15 年后，保乳手术的局部控制仍较差，出现局部复发的累积风险呈线性增加，而乳房切除术后的局部复发风险在术后 6 年时达到平台期。2016 年英国散发性与遗传性乳腺癌预后的前瞻性研究（POSH）表明[19]，2000—2008 年确诊乳腺癌时年龄小于 40 岁的 3024 名女性在接受乳房切除术和 BCT 治疗后的前 18 个月内表现出相似的 LRR，但在 5 年（2.6% vs. 5.3%，$P < 0.001$）和 10 年的（4.9% vs. 11.7%，$P < 0.001$）随访中，接受 BCT 患者的 LRR 显著升高。

与此同时，在过去 10 年中，其他关于年轻患者外科治疗的研究也显示出不同的趋势。2017 年，Quan 等[20] 报道了 1381 名来自安大略癌症登记处的年轻患者（< 35 岁），发现手术类型对复发率（HR=0.9）和生存率（HR=0.98）没有统计学意义的影响。此外，他们还发现，对于研究中的所有女性来说，无论采用何种手术方式，远处转移性疾病都是最常见的首次治疗失败的原因。这种高的远处转移率可能反映了年轻女性乳腺癌患者与老年女性乳腺癌患者之间固有的生物学差异，这可能应该通过系统治疗而不是局部治疗来解决。即使在 POSH 研究中，局部复发的概率也远低于远处转移的概率，这表明年轻患者面临的主要风险是远处转移，而不是局部复发（事件数 752 vs. 139）[19]。同样，对米兰欧洲肿瘤研究所 1997—2004 年 201 例年龄 < 35 岁接受 BCT 的患者的回顾性分析显示，随访 10 年，同侧乳腺癌复发的累积发生率为 12.3%，根据作者的观点，乳房切除术的适应证仅根据患者的年龄而定是不合理的[21]。除此之外，Aalders 等[22] 通过评估 2003—2008 年荷兰癌症登记处 1000 名年轻（35 岁以下）乳腺癌手术患者的 LR 和 LRR 同期发生率的数据得出了同样的结论。他们发现手术方式对 LR 的风险没有影响（3.5%），并强调 LRR 的风险呈下降趋势（3.7%），结论是年轻并不意味着 5 年 LRR 发生率的增高。

因此，年轻女性乳腺癌患者在选择 BCT 还是乳房切除术时，应基于可靠的、当代的风险评估，因为她们的预期寿命较长，LR 可能影响她们的生活质量。为了评估这种风险，Botteri 等[23] 最近完成了一项单中心队列研究，研究对象包括 1997—2010 年在米兰的欧洲肿瘤研究所确诊并接受 BCT 治疗的 40 岁以下的早期女性乳腺癌患者。本研究的主要目的是评估保乳手术的安全性是否随着时间的推移而提高，以及乳腺癌治疗的其他组成部分是否可以被确定为临床疗效提高的原因。研究人群包括 1331 名连续接受保乳手术并进行全乳放射治疗的患者，研究发现，从 2005 年临床常规使用曲妥珠单抗后，其预后显著改善。考虑到并不止 HER2 阳性乳腺癌患者的预后得到了改善，作者认为，随着分子亚型分类使用的不断增加，随着更多的个体化治疗的实施，随着诊断能力的普遍提高和新的系统治疗的引入，已经使全球范围内乳腺癌患者的预后得到了改善。根据他们的数据，同侧乳腺癌复发的年发生率每年下降 7%，从 2002 年的 1.42% 下降到 2005 年之后的 0.48%。因此，10 年的局部复发率为 4.8%，远好于既往报道的 5 年随访的 10.2% 和 15 年随访的 12%[24, 25]。

总而言之，支持乳房切除术的外科医生依然发现，在这些既往的临床研究中，年轻患者不具备太多的代表性，所以临床研究得出的结果可能是不可靠的。对"年轻"的定义并不一致，最近少量的研究中发现 LRR 风险增加，这可能已经成为采用更加激进治疗方案的理由。但这是一个古老的误解，目前报道的 BCT 效果的改善是通过术前协同工作、手术加放疗和肿瘤生物学指导下的系统治疗来实现的。除此之外，年轻的乳腺癌患者实际上相对少见（5%～7% 的乳腺癌发生在 40 岁以下的女性），她们只占研究对象的少数，这是可以接受的。但现在我们有足够的参考数据来制订年轻乳腺癌患者的国际指南。

（二）现有指南

乳腺癌保乳手术联合术后放射治疗是目前早期乳腺癌的标准治疗方法，与乳房切除术相比，其总体生存率并无差异。事实上，欧洲乳腺癌专家协会（EUSOMA）工作组在最新的关于年轻女性乳腺癌的国际共识指南（BCY3）[26] 中证实，只要符合保乳条件，保乳手术是年轻乳腺癌患者的首选。尽管如此，年轻乳腺癌患者手术治疗方案的选择仍然是一个挑战，因为年轻患者较少，而且年轻是局部复发风险增加的独立危险因素 [1, 12, 13, 27, 28]。尤其是具备以下组织病理学特征，例如较大的体积、较高的核分级、周围广泛的导管内癌成分、脉管内癌栓和淋巴间质浸润均与更高的 LR 风险相关 [29]。

在这种情况下，很有可能会做出情绪化的决定，并选择更激进的，或许是不必要的外科手术 [21]。但是，许多年轻患者的不良预后并不能通过更积极的局部治疗来改善，因为更广泛的手术并不能提高生存率。

对年轻女性乳腺癌患者的照护应始终采取个体化策略，涉及患者个人的生育能力的保留、性行为、日常生活、社会生活、怀孕和哺乳等问题，可能会在某种程度上影响手术的决定和时机的选择。因此，年轻乳腺癌患者更应该得到"特别"的关注和采用多学科会诊的方法，以选择最佳的手术治疗。

二、保乳手术与乳房切除术的对比及日渐重要的初始系统性治疗

在 I ～ II 期乳腺癌患者中，乳腺癌保乳手术加放射治疗与乳腺癌改良根治术的长期生存获益相同。手术切除的完整性比手术的范围更重要，这些数据支持了手术质量的重要性 [19]。年轻女性可能更为关注美学效果、形体的改变及对性行为的影响。有关生活质量的文献显示，无论年龄大小，BCT 后都有更好的生活质量，与乳房切除术相比，BCT 总是有更高的评分 [30, 31]。

对于晚期乳腺癌，年龄本身并不是采取更积极治疗的理由，治疗方案应该与非年轻乳腺癌患者相同。同样，年轻的炎性乳腺癌患者（在非洲裔年轻女性中较为常见），无论年龄大小，都应遵循共同的指南。

（一）保乳手术

保乳手术的目的是为了明确肿瘤的径向切缘。虽然肿瘤大小没有限制，但是与乳房相比较大体积的肿瘤是相对禁忌证，因为足够范围的切除会导致较差的美学效果。在这些病例中，就像在老年患

者中一样，考虑到肿瘤的生物学和影像学特征，初始系统治疗（PST）可以帮助缩小肿瘤，减少手术的创伤。如同所有患者一样，当年轻患者做保乳手术时，可通过局部扩大切除的方法，将肿瘤从皮下组织至胸大肌筋膜整块切除，并且保证肉眼下切缘阴性。在年轻患者的研究中发现保乳切缘受累与总生存和无病生存的明显降低显著相关，因此强烈建议关注保乳切缘，并在合适的情况下重新切取切缘[19]。

当预期美学效果不佳时，应采用肿瘤整形技术以最大限度地提高美学效果。肿瘤整形技术的使用在年轻患者中非常普遍，尽管可能采用双侧或更复杂的手术，但她们更愿意保留自己的身体形象。虽然现代乳腺癌手术的理念是在切除肿瘤的同时尽可能地减少正常组织的切除。但是一方面，为了一个更好的对称性，可能会扩大手术范围采取双侧肿瘤整形手术。另一方面，为了避免切除乳房，可能会扩大保乳手术的适应证，即使需要进行乳房切除，也会在"极端"的条件下将肿瘤整形术作为保留乳房的最后机会[32, 33]。

年轻患者乳腺癌的生物学特征更差，这表明许多女性可能会接受初始系统治疗，以便降低乳房切除术的发生率。总体上，取得较好疗效的患者可以减小手术切除范围，以改善美学效果和功能。使用初始系统治疗的另一个优点是有更多的时间来进行基因检测，患者和医生也有充足的时间来讨论，是采取有局限性的、保守的单纯外科手术还是采取降低风险的手术（见第 7 章）。初始系统治疗后应针对最终的炎症表现、治疗反应和残余肿瘤负荷进行再评估，以选择最佳的手术方式。

（二）乳房切除术

对于所有乳腺癌患者来说，尤其是年轻乳腺癌患者，当需要进行乳房切除术时，保留皮肤和乳头乳晕复合体的即刻乳房重建的技术是金标准；其中炎性乳腺癌除外，其通常被建议进行延期乳房重建[34]。来自英国国家审计的数据显示，年龄是唯一的与患者对生活质量期望值的相关因素，这表明年轻患者期望更高的生活质量，更易于选择即刻重建[35]。

（三）腋窝手术

无论是直接手术还是新辅助治疗后手术，年轻乳腺癌患者前哨淋巴结活检或腋窝清扫的适应证和受累淋巴结的手术处理方式应与非年轻乳腺癌患者相同。没有证据表明前哨淋巴结活检结果与患者年龄有关。新辅助化疗后腋窝的最佳处理方式仍存在争议，应采取个体化的治疗方案，而不应该把年龄作为参考因素[35]（图 7-1 和图 7-2）。

三、年轻患者的特殊情况

年轻女性的乳腺癌可能发生在与年轻相关的特定的情况下，在这些情况下，手术方式可能略有不同。

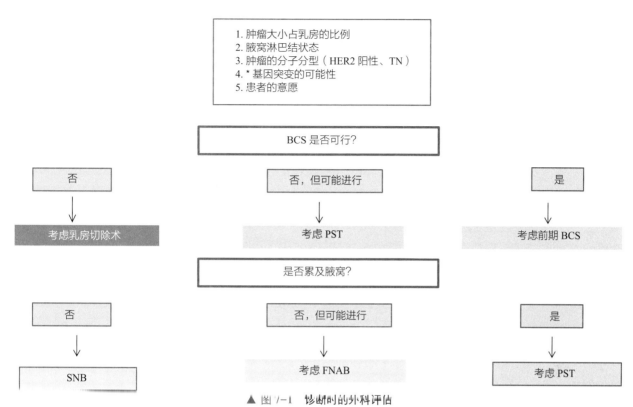

▲ 图 7-1　诊断时的外科评估

*. 如果基因检测得到的信息可能改变手术适应证，请考虑等待，听取患者的意愿，并根据"紧急"基因检测的可用性，选择手术的时机或者选择 PST。如果基因检测阳性，一定要解释双侧手术可以降低对侧患癌风险。SNB. 前哨淋巴结活检；FNAB. 针吸细胞学活检；BCS. 保乳手术；PST. 初始系统治疗；HER2. 人表皮生长因子受体 2；TN. 三阴性

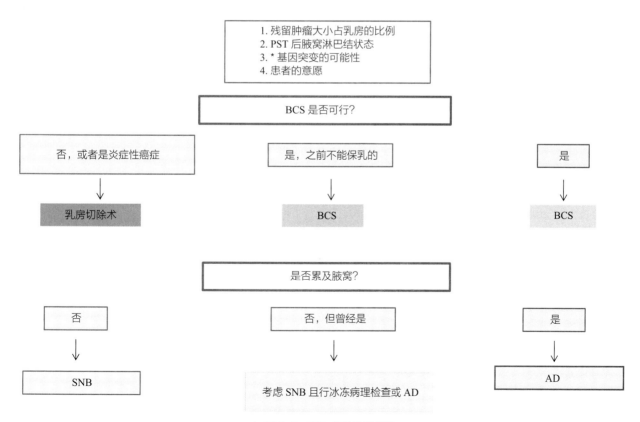

▲ 图 7-2　PST 后的外科评估
PST. 初始系统治疗；AD. 腋窝淋巴结清扫；SNB. 前哨淋巴结活检；BCS. 保乳手术

（一）高遗传风险

年轻乳腺癌患者携带胚系 BRCA 突变的治疗非常复杂，已在单独的章节中专门论述（见第 6 章）。

简而言之，对于 *BRCA1/2* 突变或其他强易感基因突变的患者，为了平衡同侧乳房复发和新发恶性肿瘤的风险，也为了降低双侧风险，双侧乳房切除术是初始治疗方案的一部分。然而，保乳仍是一个合适的选择，尽管与未突变的患者相比，同侧复发和对侧新发乳腺癌的风险更高（10 年风险分别为 27% vs. 4% 和 25% vs. 1%），但应详细告知患者事实上没有显示出生存获益[36]。此外，只要女性已经完成家庭生育计划，预防性输卵管卵巢切除术应该从 35 岁开始讨论，最好在 40 岁之前进行，尤其是 *BRCA1* 突变携带者，但要考虑到患者的意愿和家族史[37, 38]。选择了保乳手术的高危女性中，预防性输卵管卵巢切除和口服他莫昔芬一样，可以降低同侧乳腺癌复发的风险（HR=1.37，P=0.19），也可以降低对侧乳腺的患癌风险[39]。每位年轻乳腺癌患者最好在开始治疗之前接受遗传咨询，但是如果她在乳腺癌确诊时不准备考虑遗传问题，建议先治疗癌症，然后在后续治疗期间再次进行咨询。对于所有的手术决定，特别是降低风险的乳房切除术，必须向患者提供适当的咨询并给予足够的时间来做决定。一旦患者做出了最终的选择，就应该尊重患者的选择[34]。

（二）预防性对侧乳房切除术

尽管没有生存优势，即使没有已知的遗传易感性，越来越多患有单侧乳腺癌的年轻女性选择了预防性对侧乳房切除术（CPM）。年轻已经被确定为一个预测因子来判断年轻乳腺癌患者接受 CPM 可能性[40-44]。加州癌症登记处最近的一项数据分析表明，40 岁以下女性的双侧乳腺切除率从 1998 年的 3.6% 上升到 2011 年的 33%[45]。SEER 最近的一项分析显示，焦虑（所谓的心态）和提高生存率的愿望是患者选择 CPM 最常见的驱动因素，尽管这意味着许多年轻女性高估了她们对侧乳腺的患癌风险[46]。在 *BRCA1/2* 突变检测为阴性的年轻女性乳腺癌患者中，即使有家族史的高危因素，其对侧乳腺患癌的风险也与散发性乳腺癌患者相似。尽管如此，如果接受了正确的和全面的关于预后、手术并发症和心理创伤的现有可用数据之后，年轻乳腺癌患者依然表现出接受预防性手术的强烈意愿，那么她们的选择应该得到尊重[47]。这些数据表明，需要非常详细地告知年轻女性乳腺癌患者手术相关的风险和获益，并强调乳腺癌的全身复发风险（不受手术选择的影响）超过了对侧乳腺的患癌风险[48]。

（三）妊娠期乳腺癌的手术治疗

对于妊娠期乳腺癌，应充分告知年轻患者，堕胎不会改善预后，乳腺癌及其治疗不会影响胎儿的健康。在妊娠的任何阶段实施手术都是安全的，大多数麻醉药物不会对胎儿造成伤害[49]。手术的选择包括保乳、乳房切除及最终的乳房重建不应受妊娠影响，但必须遵循与非妊娠女性相同的指南[50, 51]。但是，对于保乳手术，放疗应推迟到分娩后进行[52]。不能单单基于妊娠和推迟放疗的原因而选择乳房切除术。此外，使用组织扩张器进行即刻乳房重建，可以安全地作为所有乳房重建方式的过渡，即使手术时间延长，也与产科事件或胎儿结局无关。甚至前哨淋巴结活检在妊娠期间也是可行的，因为预估的放射性吸收剂量远低于胎儿吸收剂量的阈值（0.1～0.2Gy）[53]。建议在当天早晨注射胶体（1 天方案）以减少辐射暴露，由于母体有过敏性反应的潜在风险，不建议使用蓝染料[54]。

（四）局部复发的手术治疗

对年轻女性乳腺癌患者局部复发的手术治疗的建议与一般人群基本相同。保乳术后的孤立复发应采取乳房切除术，但是，只要有可能，经过充分的告知和决策后，可以为患者进行第二次保乳手术。迄今为止，CALOR 研究[55]的结果表明，HR 阴性的肿瘤和出现孤立 LR 的女性都应接受化疗，虽然再次的孤立 LR 预示着预后不良[56]。如果出现 LR，根据专家意见的证据等级，ER 阳性和 HER2 阳性乳腺癌患者可分别推荐内分泌治疗和曲妥珠单抗治疗[34]。

参考文献

[1] Veronesi U, Cascinelli N, Mariani L, Greco M, Saccozzi R, Luini A, et al. Twenty-year follow-up of a randomized study comparing breast-conserving surgery with radical mastectomy for early breast cancer. N Engl J Med. 2002;347(16):1227–32.

[2] Voogd AC, Nielsen M, Peterse JL, Blichert-Toft M, Bartelink H, Overgaard M, et al. Differences in risk factors for local and distant recurrence after breast-conserving therapy or mastectomy for stage I and II breast cancer: pooled results of two large European randomized trials. J Clin Oncol. 2001;19(6):1688–97.

[3] Kroman N, Holtveg H, Wohlfahrt J, Jensen MB, Mouridsen HT, Blichert-Toft M, et al. Effect of breast-conserving therapy versus radical mastectomy on prognosis for young women with breast carcinoma. Cancer. 2004;100(4):688–93.

[4] Bantema-Joppe EJ, de Munck L, Visser O, Willemse PH, Langendijk JA, Siesling S, et al. Early-stage young breast cancer patients: impact of local treatment on survival. Int J Radiat Oncol Biol Phys. 2011;81(4):e553–9.

[5] van der Sangen MJ, van de Wiel FM, Poortmans PM, Tjan-Heijnen VC, Nieuwenhuijzen GA, Roumen RM, et al. Are breast conservation and mastectomy equally effective in the treatment of young women with early breast cancer? Long-term results of a population-based cohort of 1,451 patients aged ≤ 40 years. Breast Cancer Res Treat. 2011;127(1):207–15.

[6] Mahmood U, Morris C, Neuner G, Koshy M, Kesmodel S, Buras R, et al. Similar survival with breast conservation therapy or mastectomy in the management of young women with early-stage breast cancer. Int J Radiat Oncol Biol Phys. 2012;83(5):1387–93.

[7] Jeon YW, Choi JE, Park HK, Kim KS, Lee JY, Suh YJ. Impact of local surgical treatment on survival in young women with T1 breast cancer: long-term results of a population-based cohort. Breast Cancer Res Treat. 2013;138(2):475–84.

[8] Vila J, Gandini S, Gentilini O. Overall survival according to type of surgery in young (≤ 40 years) early breast cancer patients: a systematic meta-analysis comparing breast-conserving surgery versus mastectomy. Breast. 2015;24(3):175–81.

[9] Arriagada R, Lê MG, Guinebretière JM, Dunant A, Rochard F, Tursz T. Late local recurrences in a randomised trial comparing conservative treatment with total mastectomy in early breast cancer patients. Ann Oncol. 2003;14(11):1617–22.

[10] Blichert-Toft M, Nielsen M, Düring M, Møller S, Rank F, Overgaard M, et al. Long-term results of breast conserving surgery vs. mastectomy for early stage invasive breast cancer: 20-year follow-up of the Danish randomized DBCG-82TM protocol. Acta Oncol. 2008;47(4):672–81.

[11] Fisher B, Anderson S, Bryant J, Margolese RG, Deutsch M, Fisher ER, et al. Twenty-year follow-up of a randomized trial comparing total mastectomy,

lumpectomy, and lumpectomy plus irradiation for the treatment of invasive breast cancer. N Engl J Med. 2002;347(16):1233–41.

[12] Poggi MM, Danforth DN, Sciuto LC, Smith SL, Steinberg SM, Liewehr DJ, et al. Eighteen-year results in the treatment of early breast carcinoma with mastectomy versus breast conservation therapy: the National Cancer Institute Randomized Trial. Cancer. 2003;98(4):697–702.

[13] van Dongen JA, Voogd AC, Fentiman IS, Legrand C, Sylvester RJ, Tong D, et al. Long-term results of a randomized trial comparing breast-conserving therapy with mastectomy: European Organization for Research and Treatment of Cancer 10801 trial. J Natl Cancer Inst. 2000;92(14):1143–50.

[14] Cao JQ, Olson RA, Tyldesley SK. Comparison of recurrence and survival rates after breast-conserving therapy and mastectomy in young women with breast cancer. Curr Oncol. 2013;20(6):e593–601.

[15] Ye JC, Yan W, Christos PJ, Nori D, Ravi A. Equivalent survival with mastectomy or breast-conserving surgery plus radiation in young women aged <40 years with early-stage breast cancer: a National Registry-based Stage-by-Stage Comparison. Clin Breast Cancer. 2015;15(5):390–7.

[16] Fodor J, Mózsa E, Zaka Z, Polgár C, Major T. Local relapse in young (< or = 40 years) women with breast cancer after mastectomy or breast conserving surgery: 15-year results. Magy Onkol. 2005;49(3):203, 205–8

[17] Bantema-Joppe EJ, van den Heuvel ER, de Munck L, de Bock GH, Smit WG, Timmer PR, et al. Impact of primary local treatment on the development of distant metastases or death through locoregional recurrence in young breast cancer patients. Breast Cancer Res Treat. 2013;140(3):577–85.

[18] Beadle BM, Woodward WA, Tucker SL, Outlaw ED, Allen PK, Oh JL, et al. Ten-year recurrence rates in young women with breast cancer by locoregional treatment approach. Int J Radiat Oncol Biol Phys. 2009;73(3):734–44.

[19] Maishman T, Cutress RI, Hernandez A, Gerty S, Copson ER, Durcan L, et al. Local recurrence and breast oncological surgery in young women with breast cancer: the POSH Observational Cohort Study. Ann Surg. 2017;266:165–72.

[20] Quan ML, Paszat LF, Fernandes KA, Sutradhar R, McCready DR, Rakovitch E, et al. The effect of surgery type on survival and recurrence in very young women with breast cancer. J Surg Oncol. 2017;115(2):122–30.

[21] Gentilini O, Botteri E, Rotmensz N, Toesca A, De Oliveira H, Sangalli C, et al. Breast-conserving surgery in 201 very young patients (<35 years). Breast. 2010;19(1):55–8.

[22] Aalders KC, Postma EL, Strobbe LJ, van der Heiden-van der Loo M, Sonke GS, Boersma LJ, et al. Contemporary locoregional recurrence rates in young patients with early-stage breast cancer. J Clin Oncol. 2016;34(18):2107–14.

[23] Botteri E, Veronesi P, Vila J, Rotmensz N, Galimberti V, Thomazini MV, et al. Improved prognosis of young patients with breast cancer undergoing breast-conserving surgery. Br J Surg. 2017;104:1802–10.

[24] Bartelink H, Horiot JC, Poortmans P, Struikmans H, Van den Bogaert W, Barillot I, et al. Recurrence rates after treatment of breast cancer with standard radiotherapy with or without additional radiation. N Engl J Med. 2001;345(19):1378–87.

[25] Fisher ER, Anderson S, Tan-Chiu E, Fisher B, Eaton L, Wolmark N. Fifteen-year prognostic discriminants for invasive breast carcinoma: National Surgical Adjuvant Breast and Bowel Project Protocol-06. Cancer. 2001;91(8 Suppl):1679–87.

[26] Paluch-Shimon S, Pagani O, Partridge AH, Bar-Meir E, Fallowfield L, Fenlon D, et al. Second international consensus guidelines for breast cancer in young women (BCY2). Breast. 2016;26:87–99.

[27] Fisher B, Jeong JH, Anderson S, Bryant J, Fisher ER, Wolmark N. Twenty-five-year follow-up of a randomized trial comparing radical mastectomy, total mastectomy, and total mastectomy followed by irradiation. N Engl J Med. 2002;347(8):567–75.

[28] Miles RC, Gullerud RE, Lohse CM, Jakub JW, Degnim AC, Boughey JC. Local recurrence after breast-conserving surgery: multivariable analysis of risk factors and the impact of young age. Ann Surg Oncol. 2012;19(4):1153–9.

[29] Partridge AH, Pagani O, Abulkhair O, Aebi S, Amant F, Azim HA, et al. First international consensus guidelines for breast cancer in young women (BCY1). Breast. 2014;23(3):209–20.

[30] O'Connell RL, DiMicco R, Khabra K, O'Flynn EA, deSouza N, Roche N, et al. Initial experience of the

BREAST-Q breast-conserving therapy module. Breast Cancer Res Treat. 2016;160:79–89.

[31] King TA. Selecting local therapy in the young breast cancer patient. J Surg Oncol. 2011;103(4):330–6.

[32] Silverstein MJ, Savalia N, Khan S, Ryan J. Extreme oncoplasty: breast conservation for patients who need mastectomy. Breast J. 2015;21(1):52–9.

[33] Silverstein MJ. Radical mastectomy to radical conservation (extreme oncoplasty): a revolutionary change. J Am Coll Surg. 2016;222(1):1–9.

[34] Paluch-Shimon S, Pagani O, Partridge AH, Abulkhair O, Cardoso MJ, Dent RA, et al. ESO-ESMO 3rd international consensus guidelines for breast cancer in young women (BCY3). Breast. 2017;35:203–17.

[35] National Mastectomy and Breast Reconstruction Audit. 2011. http://www.hscic.gov.uk/catalogue/ PUB02731/ clin-audi-supp-prog-mast-brea-reco-2011-rep1.pdf2011.

[36] Garcia-Etienne CA, Barile M, Gentilini OD, Botteri E, Rotmensz N, Sagona A, et al. Breast-conserving surgery in BRCA1/2 mutation carriers: are we approaching an answer? Ann Surg Oncol. 2009;16(12):3380–7.

[37] Domchek SM, Friebel TM, Singer CF, Evans DG, Lynch HT, Isaacs C, et al. Association of risk-reducing surgery in BRCA1 or BRCA2 mutation carriers with cancer risk and mortality. JAMA. 2010;304(9):967–75.

[38] Bernstein JL, Thomas DC, Shore RE, Robson M, Boice JD, Stovall M, et al. Contralateral breast cancer after radiotherapy among BRCA1 and BRCA2 mutation carriers: a WECARE study report. Eur J Cancer. 2013;49(14):2979–85.

[39] Pierce LJ, Levin AM, Rebbeck TR, Ben-David MA, Friedman E, Solin LJ, et al. Ten-year multi-institutional results of breast-conserving surgery and radiotherapy in BRCA1/2-associated stage I/II breast cancer. J Clin Oncol. 2006;24(16):2437–43.

[40] Tuttle TM, Barrio AV, Klimberg VS, Giuliano AE, Chavez-MacGregor M, Buum HA, et al. Guidelines for guidelines: an assessment of the American Society of breast surgeons contralateral prophylactic mastectomy consensus statement. Ann Surg Oncol. 2017;24(1):1–2.

[41] Yao K, Stewart AK, Winchester DJ, Winchester DP. Trends in contralateral prophylactic mastectomy for unilateral cancer: a report from the National Cancer Data Base, 1998–2007. Ann Surg Oncol. 2010;17(10):2554–62.

[42] Arrington AK, Jarosek SL, Virnig BA, Habermann EB, Tuttle TM. Patient and surgeon characteristics associated with increased use of contralateral prophylactic mastectomy in patients with breast cancer. Ann Surg Oncol. 2009;16(10):2697–704.

[43] King TA, Sakr R, Patil S, Gurevich I, Stempel M, Sampson M, et al. Clinical management factors contribute to the decision for contralateral prophylactic mastectomy. J Clin Oncol. 2011;29(16):2158–64.

[44] Jones NB, Wilson J, Kotur L, Stephens J, Farrar WB, Agnese DM. Contralateral prophylactic mastectomy for unilateral breast cancer: an increasing trend at a single institution. Ann Surg Oncol. 2009;16(10):2691–6.

[45] Kurian AW, Lichtensztajn DY, Keegan TH, Nelson DO, Clarke CA, Gomez SL. Use of and mortality after bilateral mastectomy compared with other surgical treatments for breast cancer in California, 1998– 2011. JAMA. 2014;312(9):902–14.

[46] Rosenberg SM, Tracy MS, Meyer ME, Sepucha K, Gelber S, Hirshfield-Bartek J, et al. Perceptions, knowledge, and satisfaction with contralateral prophylactic mastectomy among young women with breast cancer: a cross-sectional survey. Ann Intern Med. 2013;159(6): 373–81.

[47] Cardoso F, Loibl S, Pagani O, Graziottin A, Panizza P, Martincich L, et al. The European Society of breast cancer specialists recommendations for the management of young women with breast cancer. Eur J Cancer. 2012;48(18):3355–77.

[48] Rosenberg SM, Partridge AH. Management of breast cancer in very young women. Breast. 2015;24(Suppl 2):S154–8.

[49] Moran BJ, Yano H, Al Zahir N, Farquharson M. Conflicting priorities in surgical intervention for cancer in pregnancy. Lancet Oncol. 2007;8(6):536–44.

[50] Amant F, Deckers S, Van Calsteren K, Loibl S, Halaska M, Brepoels L, et al. Breast cancer in pregnancy: recommendations of an international consensus meeting. Eur J Cancer. 2010;46(18):3158–68.

[51] Lohsiriwat V, Peccatori FA, Martella S, Azim HA, Sarno MA, Galimberti V, et al. Immediate breast reconstruction with expander in pregnant breast cancer patients. Breast. 2013;22(5):657–60.

[52] Toesca A, Gentilini O, Peccatori F, Azim HA, Amant F. Locoregional treatment of breast cancer during pregnancy. Gynecol Surg. 2014;11(4):279–84.

[53] Gentilini O, Cremonesi M, Toesca A, Colombo N,

Peccatori F, Sironi R, et al. Sentinel lymph node biopsy in pregnant patients with breast cancer. Eur J Nucl Med Mol Imaging. 2010;37(1):78–83.

[54] Loibl S, Schmidt A, Gentilini O, Kaufman B, Kuhl C, Denkert C, et al. Breast cancer diagnosed during pregnancy: adapting recent advances in breast cancer care for pregnant patients. JAMA Oncol. 2015;1(8):1145–53.

[55] Aebi S, Gelber S, Anderson SJ, Láng I, Robidoux A, Martín M, et al. Chemotherapy for isolated locoregional recurrence of breast cancer (CALOR): a randomised trial. Lancet Oncol. 2014;15(2):156–63.

[56] Wapnir IL, Gelber S, Anderson SJ, Mamounas EP, Robidoux A, Martín M, et al. Poor prognosis after second locoregional recurrences in the CALOR Trial. Ann Surg Oncol. 2017;24(2):398–406.

第 8 章　放射治疗：年轻女性乳腺癌治疗中的特殊议题
Radiation Therapy: Special Issues When Treating Young Women with Breast Cancer

Elżbieta Senkus　著

一、年轻乳腺癌患者局部区域治疗的疗效观察

年轻女性的乳腺癌与局部区域复发的高风险相关，即使根据分期和肿瘤特征进行校正也是如此。这种现象在保乳治疗（BCT）和乳房切除术中都能观察到[1-3]。在欧洲癌症研究和治疗组织（EORTC）的三项试验中登记了 3602 名女性，她们接受了早期乳腺癌的保乳（55%）或乳房切除术（45%），年龄和保乳是孤立的局部区域复发的独立危险因素[2]。

在过去 20 年中，接受 BCT 治疗的大型回顾性系列研究报道一致显示，在 1970—1990 年间接受 BCT 治疗的患者中，年轻患者的局部治疗失败发生率明显较高[4, 5]，且与年龄相关的结果差异也较大[6]。在 1988—2002 年间接受治疗的 758 名来自荷兰南部的年龄≤ 40 岁患者中，5 年和 10 年的局部复发率分别高达 9% 和 17.9%[7]。然而，这些数字在后来的患者队列研究中有了显著的改善，主要是由于辅助系统治疗的有效性提高：在另一项来自同一环境的研究中，年龄≤ 40 岁患者的 5 年局部复发率从 1988—1998 年间接受治疗的女性的 9.8% 下降到 2006—2010 年间接受治疗的女性的 3.3%[8]。

在 EORTC "boost vs. no boost" 试验中（图 8-1），年龄也是局部控制的唯一独立预后因素（P=0.0001），且使用额外放射剂量（boost）至瘤床的最大绝对获益多发生在 40 岁或以下的患者。然而，在这项大规模（5569 名患者）的随机研究中，与使用较高辐射剂量相关的局部控制的改善并未转化为生存获益[9, 10]。在纪念斯隆·凯特琳癌症中心（Memorial Sloan Kettering Cancer Center, MSKCC）的包含 1930 名患者的一系列中研究，在三阴性乳腺癌（TNBC）亚型中没有观察到年龄对局部复发的影响[11]。

Kent 等系统综述的 11 项研究中有 4 项证实了在乳房切除术患者中年龄对局部复发的负面影响[12]。在参加 13 项国际乳腺癌研究小组（International Breast Cancer Study Group, IBCSG）随机试验的患者

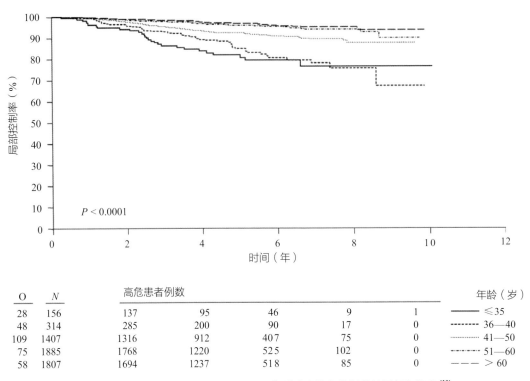

O	N	高危患者例数					年龄（岁）
28	156	137	95	46	9	1	≤ 35
48	314	285	200	90	17	0	36—40
109	1407	1316	912	407	75	0	41—50
75	1885	1768	1220	525	102	0	51—60
58	1807	1694	1237	518	85	0	＞ 60

▲ 图 8-1　EORTC "boost vs. no boost" 试验中按年龄划分的局部复发率 [10]

中，年龄＜ 40 岁（再加上≥ 4 淋巴结受累和腋窝手术不充分）是局部复发风险＞ 15% 的主要决定因素 [13]。

重要的是，与那些接受 BCT 的患者相比，在乳房切除的患者中没有观察到长期结果的差异。与那些接受乳房切除术的患者相比，年轻的 BCT 患者通常表现出更高的局部复发率 [2, 14, 15]。尽管如此，在一项系统的 Meta 分析（来自五项基于人群研究的 22 598 名 40 岁或以下的患者）和一项对两项临床试验（10 898 名 BCT 患者和 11 700 名乳房切除术患者）的综合分析中，在调整了肿瘤大小和淋巴结状况后，两组之间的死亡风险没有发现差异，BCT 患者的风险降低了 10%，没有显著意义（HR=0.9）（图 8-2）[16]。同样，在荷兰的 536 名 $T_1N_{0\sim3}M_0$ 年龄≤ 40 岁患者的系列研究中，即使那些接受 BCT 的患者局部复发的风险几乎高出 3 倍，但这并没有转化为远处转移或死亡的风险增加 [15]。相反，从监测、流行病学和最终结果（SEER）计划数据库中观察到的 20—34 岁的接受 BCT 治疗的 ⅡB 期患者其乳腺癌特异性和总体生存率明显高于未接受放射治疗的乳房切除术的患者 [17]。在 Ⅰ期和 ⅡA 期及 35—39 岁的患者中，没有观察到长期结果的差异 [17]。接受乳房切除术的年龄＜ 40 岁的淋巴结阳性的 T_1 患者其存活率也低于接受 BCT 治疗的患者（HR=1.91）。在该系列研究中，乳房切除术后胸壁放射治疗仅在阳性切缘或多灶性病灶，或局部放疗用于阳性腋尖淋巴结或广泛的结外生长时 [18]。对于 BCT 患者优越的结果，最合理的解释是放射治疗在这一人群中几乎普遍使用。这些数据为向不分年龄的所有合适的患者给予 BCT 提供了强有力的支持。年轻患者发生局部复发的风险较高，但更广泛的手术并不能改善远处转移或死亡的风险。

年轻患者（年龄≤ 40 岁）与乳房切除术比较
生存结果的森林图分析

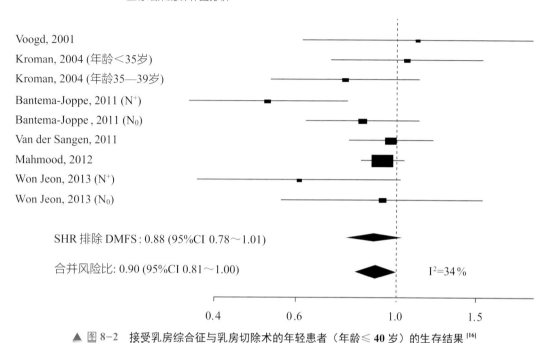

▲ 图 8-2　接受乳房综合征与乳房切除术的年轻患者（年龄≤ 40 岁）的生存结果 [16]
SHR. 综合危险率；DMFS. 无远处转移生存率；CI. 置信区间

　　与老年患者相比，接受保乳手术的年轻患者的局部复发风险增加，主要是在管腔 A 和 HER2 阳性的亚型中观察到，而且 HER2 阳性和三阴性的年龄≤ 40 岁患者的绝对风险最高 [19]。在另一组接受乳房切除术或 BCT 治疗的 524 名患者中，年龄对局部复发风险的预后价值仅限于管腔 A 肿瘤，而在管腔 B 和非管腔亚型中没有发现差异 [3]。

　　接受 BCT 治疗的患者发生同侧乳腺肿瘤复发的预后好于乳房切除术后局部复发的患者。在 124 例年龄在 40 岁或以下的早期乳腺癌保乳手术和放疗后出现孤立局部复发的患者中，10 年局部控制率为 95%，无远处复发生存率为 61%，总生存率为 73% [20]。BCT 术后 5 年以上局部复发的患者（HR=0.53），病灶≤ 2cm 的患者（HR=0.35）和乳腺影像学检测到局部复发的患者（对比出现症状者）预后较好（HR 分别为 0.53、0.35 和 0.27） [20]。尽管年轻患者比年长患者更容易发生局部复发，但与老年人群相比，她们局部复发后的预后和总生存率似乎更好 [21, 22]。

　　即使在"年轻"患者中，确诊时的年龄也很重要。在一系列接受 BCT 和近距离增强放射治疗在内的 167 例 $T_1 \sim T_2$ 年龄在 26—45 岁患者的研究中，年龄≤ 35 岁与患者的局部复发风险增加 3 倍相关，并伴随着高级别肿瘤和激素受体阴性状态。同样重要的是，在该系列研究中，局部复发率的增加并没有转化为远处转移和死亡风险的增加 [23]。

二、放射治疗在年轻乳腺癌患者中的作用及技术问题

年轻女性 BCT 后局部复发风险的增加为使用更"积极"的放射治疗提供了依据。事实上，EORTC 的 "boost vs. no boost" 试验显示，40 岁以下的患者从瘤床加量的绝对获益最大，尽管所有年龄段的相对风险降低都是相似的[9]。因此，大多数指南都一致推荐在 50 岁以下的女性中使用瘤床加量[24, 25]。即使使用标准的增强剂量，年轻患者的局部复发风险仍较高，因此有研究者试图通过进一步增加放射剂量来改善这些结果。针对年龄 ≤ 50 岁的患者，患者的最佳肿瘤床剂量已经在 "young boost" 试验中进行了测试，将 16Gy 的标准增强剂量与 26Gy 的标准增强剂量进行了比较，结果还在等待中[26]。

年轻乳腺癌患者的分割照射方案不应该区别于老年患者的方案。2018 年美国放射肿瘤学协会（American Society for Radiation Oncology，ASTRO）全乳房照射指南明确指出，没有证据表明中度大分割全乳房照射对年轻患者有有害影响。因此，关于使用分割全乳房照射的决定应该不分年龄[27]。

由于局部复发率增加及年轻患者不仅面临真正复发的风险，而且在保留的乳房内还存在再发原发性癌的风险，因此一般不建议年轻女性采用仅限瘤床为照射靶区（部分乳房照射，partial breast irradiation，PBI）的策略。根据欧洲治疗放射学和肿瘤学协会（Groupe Européen de Curiethérapie-European Society for Therapeutic Radiology and Oncology，GEC–ESTRO）和 ASTRO 的指导方针，只有在 50 岁以上的年龄组（没有其他明确的危险因素）PBI 才被认为是合适和安全的，而女性年龄 ≤ 40 岁被明确定义为"不适合"接受 PBI[28, 29]。此外，美国近距离放射治疗协会认为，只有年龄 ≥ 50 岁的女性才能接受 PBI[30]。然而，在一项来自日本的含有 183 名年龄在 40—50 岁患者的回顾性研究中，使用多导管近距离放射治疗的 PBI 患者和接受全乳房放疗的患者之间乳房内复发的风险没有差异[31]。

乳腺癌切除术后放射治疗（postmastectomy radiotherapy，PMRT）是所有 ≥ 4 个淋巴结受累患者的常规推荐；对于有 1~3 个受累淋巴结的患者，PMRT 的作用仍然存在争议，主要指南之间在建议从对所有结节阳性患者的常规使用[24, 32] 到只对那些有额外风险因素的患者使用[25, 33, 34] 中没有达成一致。

由于年轻的乳房切除术患者有较高的局部区域复发率，乳腺癌术后放疗导致的乳腺癌死亡率的相对降低在最年轻的年龄组中更为明显，尽管局部区域复发风险的相对下降在所有年龄组中都是相似的[35]。在 1994—2003 年，加拿大安大略省癌症登记处对 382 名年龄为 ≤ 35 岁的接受乳房切除术的患者进行了回顾性研究，经过平均 2.72 年的随访，15% 的患者出现了孤立的局部复发，17% 的患者出现了区域性复发；乳腺癌切除术后放疗能够将这一风险降低近 50%（HR=0.54），对远处复发或无复发的死亡没有影响[36]。MD Anderson 癌症中心在接受以阿霉素为基础的新辅助化疗和乳房切除术治疗的 107 例 ⅡA～ⅢC 期年龄 < 35 岁患者中观察到，尽管疾病分期较晚，局部区域控制和总生存率方面能够从乳房切除术后放疗中获益[37]。

年轻的乳房切除术患者与年龄较大的人群有相似的局部复发的危险因素：原发肿瘤大小和淋巴结分期，以及缺乏放射治疗和适当的辅助系统治疗[38]。虽然乳房切除术后放射治疗的获益似乎在绝大多数患者中得到证实，但并不包括所有年轻的淋巴结阳性患者，不过一些数据也表明，在淋巴结阴性的人群中放射治疗也是有益的。在一项对 502 名 $T_{1\sim2}N_0$ 接受乳房切除术的患者的研究中，经过 77 个月的中位随访，年龄 > 40 岁和年龄 ≤ 40 岁患者的局部复发率分别为 1.7% 和 7%；年龄 ≤ 40 的患者局部复发的预后因素包括肿瘤大小和是否有淋巴管侵犯[39]。在马萨诸塞州总医院 1980—2004 年的 1136 例淋巴结阴性的 $T_1\sim T_2$ 乳房切除术后未进行术后放疗的患者中，局部区域复发风险在年龄 ≤ 50 岁患者中高达 2 倍。当与两个或更多其他风险因素相联合，如肿瘤大小 ≥ 2cm，有淋巴管浸润，近距离边缘或阳性切缘及缺乏辅助系统治疗，局部复发率几乎高达 20%[40]。令人惊讶的是，在 SEER 数据库的 1104 例 pT_3N_0 患者中，虽然在 40 岁以下的患者中观察到了获益的趋势，但乳腺癌术后放射治疗对病因特异性和总生存率没有显示出有益的影响[41]。

在两项大型随机研究（EORTC 22922/10925 和 MA.20）中证明局部区域照射可以改善长期结果[42, 43]。然而，这两项研究都没有证明年轻患者的治疗效果与通常观察到的趋势有任何偏差。在法国的评估内乳房淋巴结照射作用的研究中没有观察到年龄的影响[44]。相反，在丹麦的前瞻性人群研究中，只有右侧肿瘤的患者接受内乳房淋巴结放射治疗，并表明其能通过这一方式获得总生存率的改善，在较年轻的年龄组中观察到有明显的相对受益的趋势，加起来这些患者复发的绝对"背景"风险普遍较高[45]。在 13 个随机 IBCSG 试验中登记的 8000 多名患者中，年轻是胸壁和腋窝淋巴结复发的危险因素，但不是锁骨上淋巴结复发的危险因素[13]。

导管原位癌（DCIS）在年轻女性中相对少见，主要是筛查发现的情况（大多数国家提供从 50 岁开始的筛查乳房 X 线检查），但如果观察到，DCIS 与局部复发的高风险相关。在加拿大安大略省 1994—2003 年间接受保乳手术和放射治疗的 1607 名 DCIS 患者中，45 岁以下患者的 10 年累积局部复发率为 27%，明显高于年龄较大的人群——年龄每增加 1 年，局部复发率就下降 4%。瘤床加量的应用对肿瘤控制无影响。在多变量分析中，年龄 < 45 岁是任何局部复发（侵袭性和非侵袭性）的最强预测因子之一[46]。来自密歇根州皇家橡树的威廉·博蒙特医院的 143 名 DCIS 患者接受了 BCT，中位随访时间为 19.3 年，31 名年龄 ≤ 45 患者的 20 年精准复发率为 26.7%，其中包括 20.4% 的侵袭性复发。大多数复发（23.3%）发生在治疗后的前 10 年内[47]。一项罕见的癌症网络研究收集了 373 例 DCIS 年龄 ≤ 45 岁患者的数据，中位随访 72 个月后，≤ 39 岁组和 40—45 岁组局部无复发生存率分别为 63% 和 81%。没有辅助性放疗的保守性手术导致不可接受的 54% 的 10 年局部复发率。没有瘤床加量的辅助放疗与局部复发风险的降低（28% 的 10 年局部复发率）有关，而在瘤床加量能够进一步改善局部复发风险（14% 的 10 年局部复发率）$P < 0.0001$（图 8-3）[48]。

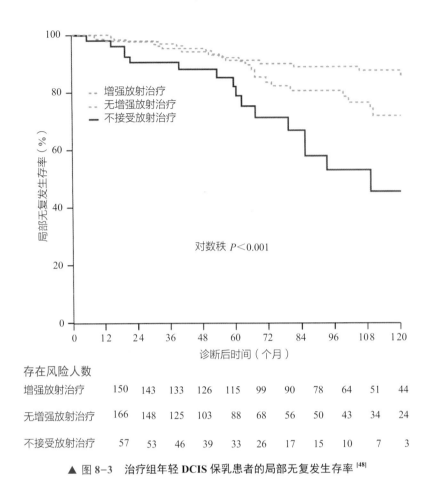

存在风险人数

增强放射治疗	150	143	133	126	115	99	90	78	64	51	44
无增强放射治疗	166	148	125	103	88	68	56	50	43	34	24
不接受放射治疗	57	53	46	39	33	26	17	15	10	7	3

▲ 图 8-3　治疗组年轻 DCIS 保乳患者的局部无复发生存率 [48]

三、放射治疗在年轻乳腺癌患者中的应用

尽管一般情况下局部复发的风险较高，但年轻患者似乎是最常接受次优局部治疗的人群。来自美国国家癌症数据库的 317 596 名患者中，在最年轻的年龄组（≤ 35 岁）中，接受乳房切除术的调整后 OR ＞ 2（与 61—64 岁的患者相比）；其他"年轻"患者的乳房切除率也较高。令人担忧的是，接受保守手术治疗的年轻女性接受辐射的可能性较小（年龄 ≤ 35 岁女性的 OR=0.69）。相反，年轻患者接受乳房切除术后放射治疗的概率更高，无论是在有或没有辅助放疗适应证的情况下都是如此 [49]。在 MarketScan 数据库的 21 008 名患者队列中，对年轻女性乳腺癌患者研究了放疗应用不足的原因进行了探究。导致较低概率接受放射治疗作为 BCT 一部分的唯一非社会经济因素是至少有一名 7 岁以下的孩子 [50]。

四、年轻乳腺癌患者放疗并发症分析

年轻女性由于治疗后预期存活时间较长，也面临较大的长期治疗毒性风险。事实上，在女性环境、癌症和辐射流行病学（WECARE）研究的参与者中，对侧乳房相应象限接受 ＞ 1.0Gy 吸收剂量的年龄＜ 40 岁的女性患对侧乳腺癌（CBC）的风险是未暴露女性的 2.5 倍；这种风险增加在年龄＞ 40 岁的女性中没有观察到 [51]。来自两家荷兰机构的 7425 名乳腺癌患者也进行了类似的观察。45 岁以下接受肿瘤切除后放射治疗的女性与接受乳房切除后放射治疗的女性相比，罹患 CBC 的风险增加 1.5 倍，这是由于直接电磁场和切向磁场对对侧乳房的辐射剂量不同所致 [52]。在这一年轻人群中，对侧乳房内侧的平均放射剂量每增加 1Gy，发生内侧 CBC 的相对风险增加 0.37 [52]。

在 SEER 癌症登记处对 308 861 名美国女性的分析中观察到，在接受左乳腺癌放射治疗的年轻患者队列中，心血管死亡风险增加的趋势并不显著 [53]。相反，在 EROTC 的 "boost" 研究中，没有经历与瘤床加量相关的严重纤维化风险增加的唯一队列是年龄在 41 岁以下的患者 [9]。

五、结论

无论手术类型如何，年轻患者局部复发的风险都会增加。BCT 术后的长期结果至少与乳房切除术相当，甚至可能超过乳房切除术，这可能与乳房切除术患者较少接受放射治疗有关。在考虑乳房切除术后或区域放疗的适应证时，年龄作为局部复发的危险因素应考虑在内。然而，由于年轻患者可能面临更高的长期放射治疗毒性风险，应谨慎使用最佳的放射治疗技术。

参考文献

[1] Laurberg T, Alsner J, Tramm T, Jensen V, Lyngholm CD, Christiansen PM, Overgaard J. Impact of age, intrinsic subtype and local treatment on long-term local-regional recurrence and breast cancer mortality among low-risk breast cancer patients. Acta Oncol. 2017;56(1):59–67.

[2] de Bock GH, van der Hage JA, Putter H, Bonnema J, Bartelink H, van de Velde CJ. Isolated loco-regional recurrence of breast cancer is more common in young patients and following breast conserving therapy: long-term results of European Organisation for Research and Treatment of Cancer studies. Eur J Cancer. 2006;42(3):351–6.

[3] Kim SW, Chun M, Han S, Jung YS, Choi JH, Kang SY, Yim H, Kang SH. Young age is associated with increased locoregional recurrence in node-positive breast cancer with luminal subtypes. Cancer Res Treat. 2017;49(2):484–93.

[4] Braunstein LZ, Taghian AG, Niemierko A, Salama L, Capuco A, Bellon JR, Wong JS, Punglia RS, MacDonald SM, Harris JR. Breast-cancer subtype, age, and lymph node status as predictors of local recurrence following breast-conserving therapy. Breast Cancer Res Treat. 2017;161(1):173–9.

[5] Arvold ND, Taghian AG, Niemierko A, Abi Raad RF, Sreedhara M, Nguyen PL, Bellon JR, Wong JS, Smith BL, Harris JR. Age, breast cancer subtype approximation, and local recurrence after breast-conserving therapy. J Clin Oncol. 2011;29(29):3885–91.

[6] Harrold EV, Turner BC, Matloff ET, Pathare P, Beinfield M, McKhann C, Ward BA, Haffty BG. Local recurrence in the conservatively treated breast cancer patient: a correlation with age and family history. Cancer J Sci Am. 1998;4(5):302–7.

[7] van der Leest M, Evers L, van der Sangen MJ, Poortmans PM, van de Poll-Franse LV, Vulto AJ, Nieuwenhuijzen GA, Brenninkmeijer SJ, Creemers GJ, Voogd AC. The safety of breast-conserving therapy in patients with breast cancer aged < or = 40 years. Cancer. 2007;109(10): 1957–64.

[8] van Laar C, van der Sangen MJ, Poortmans PM,

Nieuwenhuijzen GA, Roukema JA, Roumen RM, Tjan-Heijnen VC, Voogd AC. Local recurrence following breast-conserving treatment in women aged 40 years or younger: trends in risk and the impact on prognosis in a population- based cohort of 1143 patients. Eur J Cancer. 2013;49(15):3093–101.

[9] Bartelink H, Maingon P, Poortmans P, Weltens C, Fourquet A, Jager J, Schinagl D, Oei B, Rodenhuis C, Horiot JC, Struikmans H, Van Limbergen E, Kirova Y, Elkhuizen P, Bongartz R, Miralbell R, Morgan D, Dubois JB, Remouchamps V, Mirimanoff RO, Collette S, Collette L. European Organisation for Research and Treatment of Cancer Radiation Oncology and Breast Cancer Groups. Whole-breast irradiation with or without a boost for patients treated with breast-conserving surgery for early breast cancer: 20-year follow-up of a randomised phase 3 trial. Lancet Oncol. 2015;16(1):47–56.

[10] Vrieling C, Collette L, Fourquet A, Hoogenraad WJ, Horiot JC, Jager JJ, Bing Oei S, Peterse HL, Pierart M, Poortmans PM, Struikmans H, Van den Bogaert W, Bartelink H, EORTC Radiotherapy, Breast Cancer Groups. Can patient-, treatment- and pathology-related characteristics explain the high local recurrence rate following breast-conserving therapy in young patients? Eur J Cancer. 2003;39(7):932–44.

[11] Radosa JC, Eaton A, Stempel M, Khander A, Liedtke C, Solomayer EF, Karsten M, Pilewskie M, Morrow M, King TA. Evaluation of local and distant recurrence patterns in patients with triple-negative breast cancer according to age. Ann Surg Oncol. 2017;24(3):698–704.

[12] Kent C, Horton J, Blitzblau R, Koontz BF. Whose disease will recur after mastectomy for early stage, node-negative breast cancer? A systematic review. Clin Breast Cancer. 2015;15(6):403–12.

[13] Karlsson P, Cole BF, Chua BH, Price KN, Lindtner J, Collins JP, Kovács A, Thürlimann B, Crivellari D, Castiglione-Gertsch M, Forbes JF, Gelber RD, Goldhirsch A, Gruber G, International Breast Cancer Study Group. Patterns and risk factors for locoregional failures after mastectomy for breast cancer: an International Breast Cancer Study Group report. Ann Oncol. 2012;23(11):2852–8.

[14] van der Sangen MJ, van de Wiel FM, Poortmans PM, Tjan-Heijnen VC, Nieuwenhuijzen GA, Roumen RM, Ernst MF, Tutein Nolthenius-Puylaert MC, Voogd AC. Are breast conservation and mastectomy equally effective in the treatment of young women with early breast cancer? Long-term results of a population-based cohort of 1,451 patients aged $\leqslant$ 40 years. Breast Cancer Res Treat. 2011;127(1):207–15.

[15] Bantema-Joppe EJ, van den Heuvel ER, de Munck L, de Bock GH, Smit WG, Timmer PR, Dolsma WV, Jansen L, Schröder CP, Siesling S, Langendijk JA, Maduro JH. Impact of primary local treatment on the development of distant metastases or death through locoregional recurrence in young breast cancer patients. Breast Cancer Res Treat. 2013;140(3):577–85.

[16] Vila J, Gandini S, Gentilini O. Overall survival according to type of surgery in young ($\leqslant$ 40 years) early breast cancer patients: a systematic meta-analysis comparing breast-conserving surgery versus mastectomy. Breast. 2015;24(3):175–81.

[17] Ye JC, Yan W, Christos PJ, Nori D, Ravi A. Equivalent survival with mastectomy or breast-conserving surgery plus radiation in young women aged $\leqslant$ 40 years with early-stage breast cancer: a national registry-based stage-by-stage comparison. Clin Breast Cancer. 2015;15(5):390–7.

[18] Bantema-Joppe EJ, de Munck L, Visser O, Willemse PH, Langendijk JA, Siesling S, Maduro JH. Early-stage young breast cancer patients: impact of local treatment on survival. Int J Radiat Oncol Biol Phys. 2011;81(4):e553–9.

[19] Kim HJ, Han W, Yi OV, Shin HC, Ahn SK, Koh BS, Moon HG, You JH, Son BH, Ahn SH, Noh DY. Young age is associated with ipsilateral breast tumor recurrence after breast conserving surgery and radiation therapy in patients with HER2-positive/ ER-negative subtype. Breast Cancer Res Treat. 2011;130(2):499–505.

[20] van der Sangen MJ, Poortmans PM, Scheepers SW, Lemaire BM, van Berlo CL, Tjan-Heijnen VC, Voogd AC. Prognosis following local recurrence after breast conserving treatment in young women with early breast cancer. Eur J Surg Oncol. 2013;39(8):892–8.

[21] Courdi A, Doyen J, Gal J, Chamorey E. Local recurrence after breast cancer affects specific survival differently according to patient age. Oncology. 2010;79(5–6): 349–54.

[22] Miles RC, Gullerud RE, Lohse CM, Jakub JW, Degnim AC, Boughey JC. Local recurrence after breast-conserving surgery: multivariable analysis of risk factors and the impact of young age. Ann Surg Oncol.

2012;19(4):1153–9.

[23] Guinot JL, Baixauli-Perez C, Soler P, Tortajada MI, Moreno A, Santos MA, Mut A, Gozalbo F, Arribas L. High-dose-rate brachytherapy boost effect on local tumor control in young women with breast cancer. Int J Radiat Oncol Biol Phys. 2015;91(1):165–71.

[24] Senkus E, Kyriakides S, Ohno S, Penault-Llorca F, Poortmans P, Rutgers E, Zackrisson S, Cardoso F, ESMO Guidelines Committee. Primary breast cancer: ESMO Clinical Practice Guidelines for diagnosis, treatment and follow-up. Ann Oncol. 2015;26(Suppl 5):v8–30.

[25] https://www.nccn.org/professionals/physician_gls/ pdf/ breast.pdf. Accessed 16 Jul 2017.

[26] https://clinicaltrials.gov/ct2/show/NCT00212121. Accessed 16 Jul 2017.

[27] Smith BD, Bellon JR, Blitzblau R, Freedman G, Haffty B, Hahn C, Halberg F, Hoffman K, Horst K, Moran J, Patton C, Perlmutter J, Warren L, Whelan T, Wright JL, Jagsi R. Radiation therapy for the whole breast: executive summary of an American Society for Radiation Oncology (ASTRO) evidence-based guideline. Pract Radiat Oncol. 2018;8(3):145–52.

[28] Polgár C, Van Limbergen E, Pötter R, Kovács G, Polo A, Lyczek J, Hildebrandt G, Niehoff P, Guinot JL, Guedea F, Johansson B, Ott OJ, Major T, Strnad V. GEC-ESTRO breast cancer working group. patient selection for accelerated partial-breast irradiation (APBI) after breast-conserving surgery: recommendations of the Groupe Européen de Curiethérapie-European Society for Therapeutic Radiology and Oncology (GEC-ESTRO) breast cancer working group based on clinical evidence (2009). Radiother Oncol. 2010;94(3):264–73.

[29] Correa C, Harris EE, Leonardi MC, Smith BD, Taghian AG, Thompson AM, White J, Harris JR. Accelerated partial breast irradiation: executive summary for the update of an ASTRO evidence-based consensus statement. Pract Radiat Oncol. 2017;7(2):73–9.

[30] Shah C, Vicini F, Wazer DE, Arthur D, Patel RR. The American Brachytherapy Society consensus statement for accelerated partial breast irradiation. Brachytherapy. 2013;12(4):267–77.

[31] Sato K, Mizuno Y, Fuchikami H, Kato M, Shimo T, Kubota J, Takeda N, Inoue Y, Seto H, Okawa T. Impact of young age on local control after partial breast irradiation in Japanese patients with early stage breast cancer. Breast Cancer. 2017;24(1):79–85.

[32] Wenz F, Sperk E, Budach W, Dunst J, Feyer P, Fietkau R, Haase W, Harms W, Piroth MD, Sautter-Bihl ML, Sedlmayer F, Souchon R, Fussl C, Sauer R, Breast Cancer Expert Panel of the German Society of Radiation Oncology (DEGRO). DEGRO practical guidelines for radiotherapy of breast cancer IV: radiotherapy following mastectomy for invasive breast cancer. Strahlenther Onkol. 2014;190(8):705–14.

[33] Recht A, Comen EA, Fine RE, Fleming GF, Hardenbergh PH, Ho AY, Hudis CA, Hwang ES, Kirshner JJ, Morrow M, Salerno KE, Sledge GW Jr, Solin LJ, Spears PA, Whelan TJ, Somerfield MR, Edge SB. Postmastectomy radiotherapy: an American Society of Clinical Oncology, American Society for Radiation Oncology, and Society of Surgical Oncology Focused Guideline Update. J Clin Oncol. 2016;34(36):4431–42.

[34] Curigliano G, Burstein HJ, Winer EP, Gnant M, Dubsky P, Loibl S, Colleoni M, Regan M, Piccart-Gebhart M, Senn H-J, Thürlimann B, on behalf of the Panel Members of the St Gallen International Expert Consensus on the Primary Therapy of Early Breast Cancer 2017. De-escalating and escalating treatments for early stage breast cancer: the St. Gallen International Expert Consensus Conference on the Primary Therapy of Early Breast Cancer 2017. Ann Oncol. 2017;28(8): 1700–12.

[35] EBCTCG (Early Breast Cancer Trialists' Collaborative Group), McGale P, Taylor C, Correa C, Cutter D, Duane F, Ewertz M, Gray R, Mannu G, Peto R, Whelan T, Wang Y, Wang Z, Darby S. Effect of radiotherapy after mastectomy and axillary surgery on 10-year recurrence and 20-year breast cancer mortality: meta-analysis of individual patient data for 8135 women in 22 randomised trials. Lancet. 2014;383(9935):2127–35.

[36] Quan ML, Osman F, McCready D, Fernandes K, Sutradhar R, Paszat L. Postmastectomy radiation and recurrence patterns in breast cancer patients younger than age 35 years: a population-based cohort. Ann Surg Oncol. 2014;21(2):395–400.

[37] Garg AK, Oh JL, Oswald MJ, Huang E, Strom EA, Perkins GH, Woodward WA, Yu TK, Tereffe W, Meric-Bernstam F, Hahn K, Buchholz TA. Effect of postmastectomy radiotherapy in patients <35 years old with stage II–III breast cancer treated with doxorubicin-based neoadjuvant chemotherapy and mastectomy. Int J

Radiat Oncol Biol Phys. 2007;69(5):1478–83.

[38] Lammers EJ, Huibers P, van der Sangen MJ, van de Poll-Franse LV, Poortmans PM, Ernst MF, Lemaire BM, Meijs CM, Nuytinck HK, Voogd AC. Factors contributing to improved local control after mastectomy in patients with breast cancer aged 40 years or younger. Breast. 2010;19(1):44–9.

[39] Yildirim E, Berberoglu U. Can a subgroup of node-negative breast carcinoma patients with T1-2 tumor who may benefit from postmastectomy radiotherapy be identified? Int J Radiat Oncol Biol Phys. 2007;68(4): 1024–9.

[40] Abi-Raad R, Boutrus R, Wang R, Niemierko A, Macdonald S, Smith B, Taghian AG. Patterns and risk factors of locoregional recurrence in T1-T2 node negative breast cancer patients treated with mastectomy: implications for postmastectomy radiotherapy. Int J Radiat Oncol Biol Phys. 2011;81(3):e151–7.

[41] Yan W, Christos P, Nori D, Chao KS, Ravi A. Is there a cause-specific survival benefit of postmastectomy radiation therapy in women younger than age 50 with T3N0 invasive breast cancer? A SEER database analysis: outcomes by receptor status/race/age: analysis using the NCI Surveillance, Epidemiology, and End Results (SEER) database. Am J Clin Oncol. 2013;36(6):552–7.

[42] Poortmans PM, Collette S, Kirkove C, Van Limbergen E, Budach V, Struikmans H, Collette L, Fourquet A, Maingon P, Valli M, De Winter K, Marnitz S, Barillot I, Scandolaro L, Vonk E, Rodenhuis C, Marsiglia H, Weidner N, van Tienhoven G, Glanzmann C, Kuten A, Arriagada R, Bartelink H, Van den Bogaert W, EORTC Radiation Oncology and Breast Cancer Groups. Internal mammary and medial supraclavicular irradiation in breast cancer. N Engl J Med. 2015;373(4):317–27.

[43] Whelan TJ, Olivotto IA, Parulekar WR, Ackerman I, Chua BH, Nabid A, Vallis KA, White JR, Rousseau P, Fortin A, Pierce LJ, Manchul L, Chafe S, Nolan MC, Craighead P, Bowen J, McCready DR, Pritchard KI, Gelmon K, Murray Y, Chapman JA, Chen BE, Levine MN, MA.20 Study Investigators. Regional nodal irradiation in early-stage breast cancer. N Engl J Med. 2015;373(4):307–16.

[44] Hennequin C, Bossard N, Servagi-Vernat S, Maingon P, Dubois JB, Datchary J, Carrie C, Roullet B, Suchaud JP, Teissier E, Lucardi A, Gerard JP, Belot A, Iwaz J, Ecochard R, Romestaing P. Ten-year survival results of a randomized trial of irradiation of internal mammary nodes after mastectomy. Int J Radiat Oncol Biol Phys. 2013;86(5):860–6.

[45] Thorsen LB, Offersen BV, Danø H, Berg M, Jensen I, Pedersen AN, Zimmermann SJ, Brodersen HJ, Overgaard M, Overgaard J. DBCG-IMN: a population-based cohort study on the effect of internal mammary node irradiation in early node-positive breast cancer. J Clin Oncol. 2016;34(4):314–20.

[46] Kong I, Narod SA, Taylor C, Paszat L, Saskin R, Nofech-Moses S, Thiruchelvam D, Hanna W, Pignol JP, Sengupta S, Elavathil L, Jani PA, Done SJ, Metcalfe S, Rakovitch E. Age at diagnosis predicts local recurrence in women treated with breast-conserving surgery and postoperative radiation therapy for ductal carcinoma in situ: a population-based outcomes analysis. Curr Oncol. 2014;21(1):e96–e104.

[47] Vicini FA, Shaitelman S, Wilkinson JB, Shah C, Ye H, Kestin LL, Goldstein NS, Chen PY, Martinez AA. Long-term impact of young age at diagnosis on treatment outcome and patterns of failure in patients with ductal carcinoma in situ treated with breast-conserving therapy. Breast J. 2013;19(4):365–73.

[48] Omlin A, Amichetti M, Azria D, Cole BF, Fourneret P, Poortmans P, Naehrig D, Miller RC, Krengli M, Gutierrez Miguelez C, Morgan D, Goldberg H, Scandolaro L, Gastelblum P, Ozsahin M, Dohr D, Christie D, Oppitz U, Abacioglu U, Gruber G. Boost radiotherapy in young women with ductal carcinoma in situ: a multicentre, retrospective study of the Rare Cancer Network. Lancet Oncol. 2006;7(8):652–6.

[49] Freedman RA, Virgo KS, Labadie J, He Y, Partridge AH, Keating NL. Receipt of locoregional therapy among young women with breast cancer. Breast Cancer Res Treat. 2012;135(3):893–906.

[50] Pan IW, Smith BD, Shih YC. Factors contributing to underuse of radiation among younger women with breast cancer. J Natl Cancer Inst. 2014;106(1):djt340.

[51] Stovall M, Smith SA, Langholz BM, Boice JD Jr, Shore RE, Andersson M, Buchholz TA, Capanu M, Bernstein L, Lynch CF, Malone KE, Anton-Culver H, Haile RW, Rosenstein BS, Reiner AS, Thomas DC, Bernstein JL, Women's Environmental, Cancer, and Radiation Epidemiology Study Collaborative Group. Dose to the contralateral breast from radiotherapy and risk of second primary breast cancer in the WECARE study. Int J

Radiat Oncol Biol Phys. 2008;72(4):1021–30.

[52] Hooning MJ, Aleman BM, Hauptmann M, Baaijens MH, Klijn JG, Noyon R, Stovall M, van Leeuwen FE. Roles of radiotherapy and chemotherapy in the development of contralateral breast cancer. J Clin Oncol. 2008;26(34):5561–8.

[53] Darby SC, McGale P, Taylor CW, Peto R. Long-term mortality from heart disease and lung cancer after radiotherapy for early breast cancer: prospective cohort study of about 300,000 women in US SEER cancer registries. Lancet Oncol. 2005;6(8):557–65.

第 9 章　年轻乳腺癌患者乳房重建的时机和类型

Timing and Type of Breast Reconstruction in Young Breast Cancer Patients

Rosa Di Micco　Oreste Gentilini　著

一、背景

年轻的乳腺癌患者从诊断到治疗结束所花费的时间有限，但是患者在余生中不得不一直面对复发的恐惧和乳腺癌术后的美学效果。

乳房再造是许多乳腺癌患者最终康复的重要组成部分，能很大程度上提高乳腺癌术后患者生活质量。未行重建的乳房切除术后的缺损及失败的重建术可能会不断提醒患者以前患过癌症。因此，再造的乳房外观看起来越美观和自然，乳腺癌患者术后康复就越彻底。Blondeel 等[1] 讲解了如何以乳房的三个重要解剖结构为基础，通过可重复的三步法重建出更美丽的乳房：①乳房底盘或乳房后表面与胸壁的界面；②乳房圆锥或正常乳房中由乳腺组成的主要形状和体积；③乳房的包膜，由皮肤和皮下脂肪组成。

乳房切除术后重建女性乳房的系统方法包括在胸壁上创建乳房底盘，在乳房底盘上放置适当的圆锥，随后用适当的皮肤包膜覆盖在圆锥上[2]。

在年轻及年老的乳腺癌患者中都要考虑合适的乳房重建时机和类型。然而，与年老女性相比，年轻女性具有不同的生理和心理特征，因此在治疗和重建阶段需要采取特殊的治疗方法。年轻的乳腺癌患者的乳房结构更加年轻，身体状况良好。因此，应该提供全面的重建方案。尽管如此，各种因素仍可能影响年轻女性对乳房重建的决定，例如寻找配偶、计划家庭、开始职业或从事高活动性的职业。此外，年轻患者通常对预后、危险因素和手术选择有充分的了解，更愿意要求乳房切除术而不是保乳治疗，认为这可以明确降低肿瘤复发风险[3]。肿瘤外科医生的作用是从肿瘤学的角度推荐个体化的外科手术；如果需要切除乳房，他或她将制订手术方案是根治性的还是改良根治性的，以及确定皮肤和乳头乳晕复合体是否可以保留。术前可以首次讨论乳房重建的时机。外科医生可根据乳腺癌分期及最终是否需要辅助放化疗来向患者说明即刻或延期进行乳房重建的可能性。

随后，将根据患者的并发症、身体特征、生活习性、吸烟和药物滥用及具体的并发症和优缺点讨论重建，从而让患者选择最适合的方法。

根据肿瘤学需要，结合外科医生的建议和患者的意愿，最终做出最合适的乳房重建方法，并且最终应在多学科进行讨论。

二、乳房重建的时机

乳房重建可以在乳房切除术后即刻进行，或者在辅助化疗和（或）放疗后延期进行。另一种选择是，即刻 – 延期手术可通过扩张器即刻重建，并且在辅助治疗［化疗和（或）放疗］结束平均 6 个月后，可以使用永久假体或自体皮瓣代替扩张器。

有几个因素会影响乳房重建方法和时机的选择。对于那些需要进行乳房切除术后放疗（PMRT）的风险较低的 I 期或 II 期疾病的患者，应即刻进行乳房再造。由于保留了自然皮肤包膜，同时保留下来乳头 – 乳晕复合体，即刻重建的美学效果优于延期重建。但是，在计划行 PMRT 时，全部自体重建仍然是金标准，另外，乳房切除术后扩张器置换假体的即刻 – 延期乳房重建通常比即刻假体重建的并发症要少，尽管这一问题仍然存在争议 [4, 5]。

（一）即刻重建

大多数接受乳腺癌乳房切除术的女性都有资格进行即刻乳房再造（immediate breast reconstruction，IBR），但由于患者和辅助治疗相关的因素，以及临床医生理念的因素，除世界上最专业的癌症中心外，乳腺癌的重建率仍然很低，不到 15% [6]。与年老的乳腺癌患者相比，年轻的乳腺癌患者更愿意接受 IBR，她们愿意以更高的并发症发生率和更复杂的手术为代价来保存自己的身体形象 [3]。IBR 包括植入物重建和自体重建。外科医生和患者将共同决定哪种重建类型更适合某个患者。传统上，PMRT 被认为是植入物即刻乳房再造的禁忌证，因为植入物相关并发症（如包膜挛缩、感染、纤维化）的发生率高 3 倍，从而导致美学效果不佳 [7]。然而，最近的研究表明，尽管结果不完美，但在即刻假体乳房重建术后行 PMRT，仍有较好的美学效果和有限的并发症发生率，患者满意度高，对决策后悔率低 [8]。类似地，自体皮瓣乳房重建并发症发生率较高（即脂肪坏死、皮瓣挛缩、皮肤纤维化），但仍低于植入物乳房重建后行 PMRT [9]。在进行乳房切除术时，可以置入永久性假体和组织扩张器。根据当地情况和外科医生的评估，如置入临时植入物，必须进行第二次手术以完成乳房再造（见后文）。

（二）延期重建

在乳房切除术后行延期乳房再造，时机应在辅助治疗（不包括激素治疗）结束时切口完全愈合后。它可以作为即刻重建的替代方法，特别是患者计划行 PMRT 时，延期重建可以降低放疗后并发症的发生率，同时炎性乳癌重建的唯一选择为延期重建 [10, 11]。然而，最近也有关于炎性乳腺癌术后即刻重建数据报道，尽管并发症发生率较高，但在生存率没有差异的情况下，可以在特定的病例中行即刻乳房重建[12, 13]。常规做法是化疗结束至少等待 30～40 天，从放疗结束至少等待 6 个月。自体组织重建可以替换受辐射的皮肤和塑造更自然的下垂度[13]。由于切口愈合问题、包膜挛缩及与之相关的疼痛、乳房畸形，放疗后应避免组织扩张器重建[14]。但是，如果首选植入物乳房重建，即使在 PMRT 之后，在置入植入物之前，通过几次脂肪填充来滋养乳房切除部位，或者将正常的、未受照射的组织转移到乳房切除部位，即使是为了覆盖植入物，同时也可以降低并发症的发生率和重建失败率[14]。

（三）延期 – 即刻重建

延期 – 即刻重建总是可行的，它代表了两步过程，首先用组织扩张器即刻重建乳房，然后在充胀一段时间后，用永久假体或自体皮瓣完成重建。乳房组织扩张器是在全乳房切除术的背景中开发的，因为乳房切除术后没有足够皮肤来覆盖假体。

如今，扩张器植入的适应证已扩大到所有可用皮肤不足以重建大型乳房的患者，乳房切除术后皮瓣存活率、胸肌覆盖率或一般情况不足以支持假体置入的情况，大多数中心计划进行 PMRT 的情况，以及在植入物和自体乳房重建之间的选择尚不明确的所有病例。组织扩张器的置入可以让患者和（或）外科医生有更多的时间做出决定，同时保留初次手术中留出的皮肤[8, 15, 16]。

三、乳房重建的类型

乳房再造类型的选择主要基于选择最合适患者。与年龄较大的乳腺癌患者相比，年轻乳腺癌患者通常有更多选择，但每种技术都应该与患者的临床病史、身体特征和个人意愿相匹配。通常，乳房重建有两种类型：①自体重建，需要使用来自同一患者的组织来重建乳房；②植入物重建意味着使用假体重建乳房。

在任何形式的乳房重建中，应告知每位患者可能需要接受多次手术。乳房重建确实代表了一条恢复身体形象的途径，但可能需要进行二次校正。无论使用哪种技术，第一次手术的目的都是获得基本形状，然后通过乳头重建、瘢痕修复、体积调整或形状矫正来改善重建后的乳房，最终塑造成与对侧乳房对称的形状[2]。

（一）植入物乳房重建

在美国，大约 80% 的重建是植入物乳房重建，绝大部分在乳房切除术时即刻进行[17, 18]。与自体重建相比，绝大多数患者，包括年轻乳腺癌患者，都成功进行了植入物乳房重建，并且总体上恢复得更快；但是，其与大多数择期手术相比，感染的发生率更高。关于植入物乳房重建的最佳方法的争议持续不断，即应用一步法（直接植入）还是两步法（置入组织扩张器，然后植入永久假体）乳房重建。一步法技术的倡导者强调低翻修率、较少的手术、降低总体成本和极好的患者满意度[19-21]。另一方面，两步法技术的倡导者强调，通过重新勾画轮廓并为第二次手术选择理想的假体，减少了 PMRT 下的包膜挛缩，降低了计划外翻修率，并获得了良好的乳房外形，从而提高了患者满意度 [22, 23]。两种技术的成功最终都取决于正确的患者选择、手术技术和外科医生的经验。因此，必须告知患者吸烟、糖尿病、肥胖或血管疾病会增加并发症发生率 [19, 22]。

有足够大皮肤和肌肉覆盖时可以置入假体。这意味着在即刻乳房重建中应该进行保守的乳房切除术，术中可以使用皮肤及全部或部分肌肉覆盖。这种方法常常可以满足小乳房患者的需要，但随着乳房体积增大或下垂增加，当进行保守乳房切除术时，即刻植入物乳房重建的唯一可能性是使用脱细胞真皮基质（acellular dermal matrix，ADM）或网状结构以完成足够植入物覆盖，或通过使用特定的猪真皮基质将植入物放置在胸前 [9, 24-26]。延期 – 即刻乳房重建可以通过以下方式实现：在乳房切除时置入组织扩张器（部分需要延期植入物重建的，在乳房切除后一段时间置入组织扩张器），然后在放疗或化疗结束后至少 6 个月，或在没有计划辅助治疗的情况下，在扩张完成后 1 个月将组织扩张器替换为永久假体。第二阶段通常允许精确定位乳房下皱襞及包囊切开术，从而增加乳房突出和下垂度；并重新评估乳房的高度和宽度，以实现与对侧乳房的最大对称性 [22]。在某些特定情况下，可以在初次手术时放一个永久的组织扩张器，后续注入盐水或空气，一旦达到理想的体积，就可以在局部麻醉下取出注射壶 [27]。

深入描述植入物乳房重建的外科技术超出了本章的范围。但是，读者可能会对最新一代设备的一些数据感兴趣，以便为年轻乳腺癌患者提供尽可能广泛的选择。美国有关植入物重建数据表明，大多数情况下，都使用了 ADM。乳房植入物重建的领域日新月异，当前的创新可以概括为：生物和合成网片。生物网格物体包括人源性 ADM（即 AlloDerm、Megaderm、hMatrix、DermaMatrix、DermACELL等）和非人源的异种移植物，它们来自猪真皮、胎牛真皮或牛心包（即 Braxon、Permacol、Protexa、Strattice、SurgiMend、Tutomesh、Veritas 等）[28]。尽管存在巨大的处理差异，但在比较研究和单队列研究中往往等效 [29, 30]。唯一的 ADM 随机对照试验 BREASTrial 显示，两种不同 ADM 的并发症发生率无显著差异。合成网包括永久性网（即 TiLOOP Bra、钛涂层的聚丙烯网）或可吸收网（即 Vicryl 网、SERI 支架、TIGR Matrix）。唯一的在即刻乳房重建中比较人造网和生物网的随机对照试验提示，两者并发症发生率相似，但 ADM 组严重并发症和失败的发生率更高 [31]。Cabalag 等最近的 Meta 分析 [32] 建议在一步法及两步法中使用 ADM 来获得更好的覆盖，在一步法中，置入 ADM 可以使即刻乳房重建具有更好的美容效果好和更好的乳房下皱褶，二阶段应用 ADM 可以缩短扩张时间。然而，在 ADM 辅助的一步法手术中，尽管乳房切除术皮瓣坏死的发生率有所增加，但并发症总体发生率低于传统的两步法肌下入路 [19, 33, 34]。相反，与非 ADM 两步法重建相比，ADM 辅助的扩张器置换假体重建两步法，更容易发生血清肿、感染和乳房切除术皮瓣坏死，因此效果较差 [35-37]。迄今为止，基质的来源和加工的差异似乎不如外科医生经验重要。有证据表明，ADM 可以改善包膜挛缩。据报道，ADM 对受辐照组织的保护作用不一致 [28, 32]。

（二）自体皮瓣乳房重建

用于自体皮瓣乳房重建的组织可以根据个体患者的身体习性和脂肪沉积，从不同的部位获得，其复杂程度不同。可以通过脂肪移植术、根据局部和全身情况及患者的期望使用带蒂皮瓣或游离皮瓣来恢复乳房体积。与假体重建相比，自体重建提供了一个柔软、温暖、韧性的乳房，它可以随着身体的自然变化（即体重增加/减少、下垂等）而相应改变。尽管需要更复杂或多次手术、更长的时间和更高的风险才能获得最终结果，但随着时间的推移，自体乳房重建术完美地保持了其原始特征，并确保了对年轻乳腺癌患者更具吸引力的长期结果。在2007—2014年的英国报道中，所有即刻乳房重建患者，游离皮瓣的使用率从17%升至21%，而带蒂皮瓣的使用率从50%降至22%[16]。

一旦评估了患者对自体重建的偏好，供体部位组织的适宜性在决策过程中发挥至关重要作用。必须在腹部、臀部或大腿内侧通过"Pinch test"测试可用的供体部位组织[38]，以指导手术计划。根据患者的意愿、风险因素和特定的并发症、外科医生的工作环境、可用资源和外科医生的技术专长来选择合适的手术方式。

1. 脂肪移植

脂肪移植是乳房手术中可用的方法，在保乳术后治疗美学后遗症及在乳房重建或纯美学外科手术中作为一种补充手段在改善美学效果上发挥具有重要作用[39,40]。脂肪移植全乳房重建术是一种理想的乳房重建技术，不仅具有可重复性、完全自体、瘢痕小、并发症少等优点，而且操作简单，对患者身体完整性的影响较小，同时还具有吸脂的额外好处。但是，这是多阶段手术，通常需要与对侧乳房相对称。它可以在保留乳房包膜后单独应用，也可以在使用组织扩张器、Brava系统或腹部先进皮瓣扩张皮肤后再应用[41-45]。这类方法理想的候选人是具有小到中型乳房和拥有足够供体部位的患者，对于以前接受过照射的乳房，甚至更多次，有动力接受4~5次脂肪移植治疗。良好的效果源于选择适当的患者和更多的脂肪移植手术经验。随着时间的流逝，人们对该技术的热情降低了，它似乎仅适用于那些同意接受多次手术并且不愿意或不适合其他手术方式的特定患者。

2. 带蒂皮瓣

(1) 背阔肌皮瓣：背阔肌（latissimus dorsi，LD）皮瓣是自20世纪70年代以来用于自体乳房重建的历史悠久的肌皮瓣，因为它在部分和全部乳房重建中，无论是初次手术还是二次手术都是简单和安全的[46,47]。当前，标准的背阔肌皮瓣并不是乳房再造的首选，并且作为单一手术其越来越少被采用，因为它代表了当其他类型手术再造失败时备选手术方案。LD皮瓣的理想患者是乳房体积小、中背部外侧靠上组织过多的患者。可以通过采集"扩大的"LD皮瓣，在置入假体或组织扩张器之前对皮瓣进行脂肪填充来增加LD皮瓣的体积[48-50]。但是，美容效果有时可能会低于预期，并且供体部位会发生令人烦恼的并发症[51]。尤其应告知年轻患者，LD皮瓣限制了某些活动（如登山、滑雪和游泳），以及会造成背部的额外瘢痕和肩膀、手臂的功能损伤[52]。

(2) 较新的保留肌肉的LD皮瓣[53-55]和来自同一区域的带蒂穿支皮瓣：即胸背动脉穿支（thoracodorsal

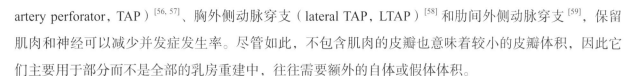

artery perforator, TAP）[56, 57]、胸外侧动脉穿支（lateral TAP, LTAP）[58] 和肋间外侧动脉穿支[59]，保留肌肉和神经可以减少并发症发生率。尽管如此，不包含肌肉的皮瓣也意味着较小的皮瓣体积，因此它们主要用于部分而不是全部的乳房重建中，往往需要额外的自体或假体体积。

(3) 腹直肌横肌皮瓣（transverse rectus abdominis, TRAM）：这是另一种历史悠久的乳癌根治术后使用的肌皮瓣，其目的是恢复乳房体积，但以削弱腹壁为代价[60]。这种皮瓣即安全且易于操作，但该皮瓣的供区并发症发生率高（即腹疝或腹部隆起、脂肪坏死、皮瓣丢失）[61]。由于这些原因，不建议推荐 TRAM 皮瓣作为年轻乳腺癌患者的首选，而 TRAM 皮瓣在保留肌肉皮瓣和游离皮瓣面前正在失去优势。但它仍然是自体重建的理想选择，尤其是延期再造，在显微外科专业知识尚未普及的肿瘤中心，同时更适用于肥胖、重度吸烟者、既往接受放疗的患者，这些患者也是腹部成形术的良好候选者[62]。

3. 游离皮瓣

(1) 腹下深部动脉穿支皮瓣（deep inferior epigastric artery perforator, DIEAP）：目前代表了行显微外科手术的乳房中心自体乳房再造的金标准[63]。该皮瓣为患者提供了与 TRAM 皮瓣相同的优势，并通过保留腹直肌的连续性而摒弃了肌皮瓣的主要缺点，同时患者报告的结局显示这种手术方法导致更高的腹部生理健康[64]。供区发病率降低，感觉神经再支配成为可能，术后疼痛更少，恢复更快，住院时间更短。这类手术越复杂，手术时间就越长，同时也获得了更持久和令人满意的结果[65, 66]。然而，只有在根据穿支解剖仔细选择患者并且由经验丰富的外科医生进行手术的情况下，这种手术的优势和成本效益才能显现出来[67]。只要有良好的供体部位，大多数已经或将要进行乳房切除术的女性都可能会选择 DIEAP，并且可以重建更大的乳房体积。绝对禁忌证非常罕见：既往腹部整形术或腹部抽脂术或重度吸烟者。相对的禁忌证包括较腹部切口大，术前必须行 CTA 检查以评估穿支血管的存在和位置[68, 69]。该皮瓣既可用于即刻重建，也可用于延期重建，作为先前失败或扩张器植入后的第一或第二选择。如果需要更大体积，可以收集"堆叠"的 DIEAP 瓣或在其下方增加假体[70, 71]。当然，这种皮瓣要求更长的时间和更复杂的手术，但是在乳腺整形手术量较多的中心和专家的手中，皮瓣的失败率可能会低于 2%[65, 66, 72]。并发症（皮瓣坏死、脂肪坏死、伤口愈合延期、供体部位发病率）的发生风险与年龄、体重指数、即刻重建、双侧手术和放疗有关[64]。

(2) 腹壁下浅动脉皮瓣（SIEA）：取自 DIEAP 的同一供区，但血管蒂不同。然而，尽管供体部位的发病率较小且操作简单，但由于仅有 24%～70% 的患者血管蒂具有足够大的口径，可靠性较低，因此较少实施[73]。目前术前影像学技术的使用促进了 SIEA 皮瓣在血管解剖与游离组织移植相容的特定病例中的开展[72]。

当腹部不能作为自体组织重建的供体时，需要根据外科医生的偏好和患者的解剖情况，在臀部和大腿的皮瓣中找到备选皮瓣。

(3) 臀上动脉穿支皮瓣（SGAP）：因其坚固、体积大、解剖可靠，适用于单、双侧乳房再造。理想的候选患者乳房重量为 200～600g。然而，在臀部上部可能会产生严重的轮廓缺陷，同时瘢痕很难掩盖，瘦弱的患者会丢失衬垫[74]。

(4) 臀下动脉穿支皮瓣：同样是乳房重建的好皮瓣。理想的人选是有马鞍形畸形的人，因为手术会改善身体轮廓。瘢痕很好地隐藏在臀下皱纹的自然凹陷中，并保留了臀部的圆形。然而必须考虑坐在瘢痕上的不适感，股后皮肤和坐骨神经断裂和损伤的风险略有增加[75]。

(5) 股深动脉穿支皮瓣：从相对丰富的供体部位提供柔软而柔韧的组织，即使在腹部组织不足的患者中也是如此。瘢痕很好地隐藏在臀下折痕中，该皮瓣使外科医生可以获得 300～400g 重建组织，但对大乳房的女性有一定的限制。与乳房皮肤相比，由于供区皮肤色素沉着，稍黑一点，这可能会影响延期重建，因为那里不再有乳房皮肤可用，皮瓣需要用自己的皮肤进行嵌入。由于其多功能性和有效性，它是目前在一些常规进行显微外科自体重建中心的第二选择皮瓣[72, 76]。

(6) 横行股薄肌肌皮瓣或横行股薄肌上肌皮瓣：这是两种分别取整块或上部分股薄肌的肌皮瓣。它们是自体乳房重建的良好且可靠的替代方法，即使经验不足的显微外科医师也较容易掌握。供体部位的发病率极低，并且术后瘢痕位于大腿根部，具有很好的隐蔽性。然而，由于没有肌肉功能的丧失、并发症较低及乳房显微外科医师技术的进步，穿支皮瓣越来越受到青睐[76, 77]。

(7) 腰动脉穿支皮瓣：这是臀肌皮瓣的一种有效的替代方法，即使在偏瘦的患者中也可以应用，因为它利用了覆盖在髂嵴和臀部区域的"爱情柄"的脂肪组织，在那里可以获得足够大小的组织。同时供体部位及瘢痕比较隐蔽，不会使轮廓扭曲变形，因为这基本上与传统的提臀手术中常规切除的区域相同。这是一种用于乳房重建的最新类型的穿支皮瓣，目前仅在极少数中心进行[78-81]。

其他可供选择的皮瓣，如带蒂阔筋膜张肌肌皮瓣、旋髂深动脉的髂骨肌皮瓣和股前外侧穿支皮瓣仅偶尔使用。

（三）复合乳房再造

最近有报道称"复合乳房重建"一词定义了一种在乳房重建中的新的联合方法，即植入物与脂肪移植相结合。这项技术不仅可以降低异物（假体）的体积和表面积，而且可以将假体重建转变为外观更自然，而不是看得见摸得到的植入物边缘。另外，脂肪填充可以将植入物的位置更改为更靠前的位置，因为乳房切除术皮瓣的皮下层可以通过脂肪移植来增厚。这是对两步法植入物乳房重建的一种改进，因为在第一次手术中置入扩张器，然后将其充气，然后在一步步地泄气，直到乳房切除术后皮瓣被脂肪填充。在脂肪填充最后阶段，将扩张器移除，并置入一个较小的假体以提供额外的突起、体积和形状[82]。结果非常令人鼓舞，实际上，许多中心已经联合脂肪移植和植入物乳房重建，将这种重建系统定义为"复合乳房重建"，既是自体脂肪重建，也是基于植入物的脂肪重建[83]。

目前，根据已报道的证据，外科医生在对年轻的乳腺癌患者进行乳房重建前，应考虑以下因素：患者的喜好、癌症预后和风险，外科医生的工作环境，可用的资源，可用的循证医学证据，还有很重要的外科医生的经验。

尽管关于放射治疗对不同类型的自体重建并发症发生率的数据有限，但众所周知，放射治疗会影响任何类型乳房重建的并发症的发生率，但如果自体乳房重建可行，其会提供更好的效果。多学科协作是乳房切除术后乳房重建的关键。术前多学科会议和选择合适患者在讨论可选方案，进而为每个患者提供最佳个体化治疗上也至关重要。

参考文献

[1] Blondeel PN, et al. Shaping the breast in aesthetic and reconstructive breast surgery: an easy three-step principle. Plast Reconstr Surg. 2009;123(2):455–62.

[2] Blondeel PN, et al. Shaping the breast in aesthetic and reconstructive breast surgery: an easy three-step principle. Part II--breast reconstruction after total mastectomy. Plast Reconstr Surg. 2009;123(3):794–805.

[3] Ellsworth WA, et al. Breast reconstruction in women under 30: a 10-year experience. Breast J. 2011;17(1):18–23.

[4] Cordeiro PG, et al. Irradiation after immediate tissue expander/implant breast reconstruction: outcomes, complications, aesthetic results, and satisfaction among 156 patients. Plast Reconstr Surg. 2004;113(3):877–81.

[5] Cowen D, et al. Immediate post-mastectomy breast reconstruction followed by radiotherapy: risk factors for complications. Breast Cancer Res Treat. 2010;121(3):627–34.

[6] Brennan ME, Spillane AJ. Uptake and predictors of post-mastectomy reconstruction in women with breast malignancy--systematic review. Eur J Surg Oncol. 2013;39(6):527–41.

[7] Barry M, Kell MR. Radiotherapy and breast reconstruction: a meta-analysis. Breast Cancer Res Treat. 2011;127(1):15–22.

[8] Brennan ME, et al. Immediate expander/implant breast reconstruction followed by post-mastectomy radiotherapy for breast cancer: aesthetic, surgical, satisfaction and quality of life outcomes in women with high-risk breast cancer. Breast. 2016;30:59–65.

[9] Clarke-Pearson EM, et al. Comparison of irradiated versus nonirradiated DIEP flaps in patients undergoing immediate bilateral DIEP reconstruction with unilateral postmastectomy radiation therapy (PMRT). Ann Plast Surg. 2013;71(3):250–4.

[10] Costa SD, et al. Neoadjuvant chemotherapy shows similar response in patients with inflammatory or locally advanced breast cancer when compared with operable breast cancer: a secondary analysis of the GeparTrio trial data. J Clin Oncol. 2010;28(1):83–91.

[11] Dawood S, et al. International expert panel on inflammatory breast cancer: consensus statement for standardized diagnosis and treatment. Ann Oncol. 2011;22(3):515–23.

[12] Patel SA, et al. Immediate breast reconstruction for women having inflammatory breast cancer in the United States. Cancer Med. 2018;7:2887.

[13] Simpson AB, et al. Immediate reconstruction in inflammatory breast cancer: challenging current care. Ann Surg Oncol. 2016;23(Suppl 5):642–8.

[14] Chang DW, Barnea Y, Robb GL. Effects of an autologous flap combined with an implant for breast reconstruction: an evaluation of 1000 consecutive reconstructions of previously irradiated breasts. Plast Reconstr Surg. 2008;122(2):356–62.

[15] Kronowitz SJ. Delayed-immediate breast reconstruction: technical and timing considerations. Plast Reconstr Surg. 2010;125(2):463–74.

[16] Mennie JC, et al. National trends in immediate and delayed post-mastectomy reconstruction procedures in England: a seven-year population-based cohort study. Eur J Surg Oncol. 2017;43(1):52–61.

[17] Albornoz CR, et al. A paradigm shift in U.S. breast reconstruction: increasing implant rates. Plast Reconstr Surg. 2013;131(1):15–23.

[18] Cemal Y, et al. A paradigm shift in U.S. breast reconstruction: part 2. The influence of changing mastectomy patterns on reconstructive rate and method. Plast Reconstr Surg. 2013;131(3):320e–6e.

[19] Salzberg CA, et al. An 8-year experience of direct-to-implant immediate breast reconstruction using human acellular dermal matrix (AlloDerm). Plast Reconstr Surg. 2011;127(2):514–24.

[20] Colwell AS. Direct-to-implant breast reconstruction. Gland Surg. 2012;1(3):139–41.

[21] Colwell AS, et al. Breast reconstruction following

nipple-sparing mastectomy: predictors of complications, reconstruction outcomes, and 5-year trends. Plast Reconstr Surg. 2014;133(3):496–506.

[22] Pusic AL, Cordeiro PG. Breast reconstruction with tissue expanders and implants: a practical guide to immediate and delayed reconstruction. Semin Plast Surg. 2004;18(2):71–7.

[23] Spear SL, et al. Two-stage prosthetic breast reconstruction using AlloDerm including outcomes of different timings of radiotherapy. Plast Reconstr Surg. 2012;130(1):1–9.

[24] Reitsamer R, Peintinger F. Prepectoral implant placement and complete coverage with porcine acellular dermal matrix: a new technique for direct-to-implant breast reconstruction after nipple-sparing mastectomy. J Plast Reconstr Aesthet Surg. 2015;68(2):162–7.

[25] Antony AK, et al. Acellular human dermis implantation in 153 immediate two-stage tissue expander breast reconstructions: determining the incidence and significant predictors of complications. Plast Reconstr Surg. 2010;125(6):1606–14.

[26] Winters ZE, Colwell AS. Role of acellular dermal matrix-assisted implants in breast reconstruction. Br J Surg. 2014;101(5):444–5.

[27] Becker H, Zhadan O. Filling the Spectrum expander with air-a new alternative. Plast Reconstr Surg Glob Open. 2017;5(10):e1541.

[28] Kim JYS, Mlodinow AS. What's new in acellular dermal matrix and soft-tissue support for prosthetic breast reconstruction. Plast Reconstr Surg. 2017;140(5S Advances in Breast Reconstruction):30S–43S.

[29] Cheng A, Saint-Cyr M. Comparison of different ADM materials in breast surgery. Clin Plast Surg. 2012;39(2):167–75.

[30] Hinchcliff KM, et al. Comparison of two cadaveric acellular dermal matrices for immediate breast reconstruction: a prospective randomized trial. J Plast Reconstr Aesthet Surg. 2017;70(5):568–76.

[31] Gschwantler-Kaulich D, et al. Mesh versus acellular dermal matrix in immediate implant-based breast reconstruction – a prospective randomized trial. Eur J Surg Oncol. 2016;42(5):665–71.

[32] Cabalag MS, et al. Alloplastic adjuncts in breast reconstruction. Gland Surg. 2016;5(2):158–73.

[33] Macadam SA, Lennox PA. Acellular dermal matrices: use in reconstructive and aesthetic breast surgery. Can J Plast Surg. 2012;20(2):75–89.

[34] Jansen LA, Macadam SA. The use of AlloDerm in postmastectomy alloplastic breast reconstruction: part I. A systematic review. Plast Reconstr Surg. 2011;127(6):2232–44.

[35] Kim JY, et al. A meta-analysis of human acellular dermis and submuscular tissue expander breast reconstruction. Plast Reconstr Surg. 2012;129(1):28–41.

[36] Hoppe IC, et al. Complications following expander/implant breast reconstruction utilizing acellular dermal matrix: a systematic review and meta-analysis. Eplasty. 2011;11:e40.

[37] Sbitany H, Serletti JM. Acellular dermis-assisted prosthetic breast reconstruction: a systematic and critical review of efficacy and associated morbidity. Plast Reconstr Surg. 2011;128(6):1162–9.

[38] Alamouti R, Hachach Haram N, Farhadi J. A novel grading system to assess donor site suitability in autologous breast reconstruction. J Plast Reconstr Aesthet Surg. 2015;68(6):e129–30.

[39] Delay E, Guerid S. The role of fat grafting in breast reconstruction. Clin Plast Surg. 2015;42(3):315–23. vii

[40] Hitier M, et al. Tolerance and efficacy of lipomodelling as an element of breast symmetry in breast reconstruction. Ann Chir Plast Esthet. 2014;59(5):311–9.

[41] Delay E, Delaporte T, Sinna R. Breast implant alternatives. Ann Chir Plast Esthet. 2005;50(5):652–72.

[42] Delay E, Meruta AC, Guerid S. Indications and controversies in total breast reconstruction with lipomodeling. Clin Plast Surg. 2018;45(1):111–7.

[43] Khouri RK, et al. Aesthetic applications of Brava-assisted megavolume fat grafting to the breasts: a 9-year, 476-patient, multicenter experience. Plast Reconstr Surg. 2014;133(4):796–807. discussion 808–9

[44] Kosowski TR, Rigotti G, Khouri RK. Tissue-engineered autologous breast regeneration with Brava®-assisted fat grafting. Clin Plast Surg. 2015;42(3):325–37. viii

[45] Rigotti G, et al. Autologous fat grafting in breast cancer patients. Breast. 2012;21(5):690.

[46] Schneider WJ, Hill HL, Brown RG. Latissimus dorsi myocutaneous flap for breast reconstruction. Br J Plast Surg. 1977;30(4):277–81.

[47] Clough KB, Kroll SS, Audretsch W. An approach to the repair of partial mastectomy defects. Plast Reconstr Surg. 1999;104(2):409–20.

[48] Johns N, et al. Autologous breast reconstruction using the immediately lipofilled extended latissimus dorsi flap.

J Plast Reconstr Aesthet Surg. 2018;71(2):201–8.

[49] Mushin OP, Myers PL, Langstein HN. Indications and controversies for complete and implant-enhanced latissimus dorsi breast reconstructions. Clin Plast Surg. 2018;45(1):75–81.

[50] Branford OA, et al. Subfascial harvest of the extended latissimus dorsi myocutaneous flap in breast reconstruction: a comparative analysis of two techniques. Plast Reconstr Surg. 2013;132(4):737–48.

[51] Hammond DC. Latissimus dorsi flap breast reconstruction. Plast Reconstr Surg. 2009;124(4):1055–63.

[52] Losken A, et al. Outcomes evaluation following bilateral breast reconstruction using latissimus dorsi myocutaneous flaps. Ann Plast Surg. 2010;65(1):17–22.

[53] Colohan S, et al. The free descending branch muscle-sparing latissimus dorsi flap: vascular anatomy and clinical applications. Plast Reconstr Surg. 2012;130(6):776e–87e.

[54] Bailey SH, et al. The low transverse extended latissimus dorsi flap based on fat compartments of the back for breast reconstruction: anatomical study and clinical results. Plast Reconstr Surg. 2011;128(5):382e–94e.

[55] Rusby JE, et al. Immediate latissimus dorsi miniflap volume replacement for partial mastectomy: use of intra-operative frozen sections to confirm negative margins. Am J Surg. 2008;196(4):512–8.

[56] Thomsen JB, Gunnarsson GL. The evolving breast reconstruction: from latissimus dorsi musculocutaneous flap to a propeller thoracodorsal fasciocutaneous flap. Gland Surg. 2014;3(3):151–4.

[57] Santanelli F, et al. Total breast reconstruction using the thoracodorsal artery perforator flap without implant. Plast Reconstr Surg. 2014;133(2):251–4.

[58] McCulley SJ, et al. Lateral thoracic artery perforator (LTAP) flap in partial breast reconstruction. J Plast Reconstr Aesthet Surg. 2015;68(5):686–91.

[59] Hamdi M, et al. The lateral intercostal artery perforators: anatomical study and clinical application in breast surgery. Plast Reconstr Surg. 2008;121(2):389–96.

[60] Millard DR. Breast reconstruction after a radical mastectomy. Plast Reconstr Surg. 1976;58(3):283–91.

[61] Knox AD, et al. Comparison of outcomes following autologous breast reconstruction using the DIEP and pedicled TRAM flaps: a 12-year clinical retrospective study and literature review. Plast Reconstr Surg. 2016;138(1):16–28.

[62] Jones G. The Pedicled TRAM flap in breast reconstruction. In: Veronesi U, et al., editors. Breast cancer. New York: Springer; 2017. p. 465–83.

[63] Reid AW, et al. An international comparison of reimbursement for DIEAP flap breast reconstruction. J Plast Reconstr Aesthet Surg. 2015;68(11):1529–35.

[64] Erdmann-Sager J, et al. Complications and patient-reported outcomes after abdominal-based breast reconstruction: results of the mastectomy reconstruction outcomes consortium (MROC) study. Plast Reconstr Surg. 2018;141(2):271–81.

[65] Blondeel N, et al. The donor site morbidity of free DIEP flaps and free TRAM flaps for breast reconstruction. Br J Plast Surg. 1997;50(5):322–30.

[66] Blondeel PN. One hundred free DIEP flap breast reconstructions: a personal experience. Br J Plast Surg. 1999;52(2):104–11.

[67] Krishnan NM, et al. The cost effectiveness of the DIEP flap relative to the muscle-sparing TRAM flap in postmastectomy breast reconstruction. Plast Reconstr Surg. 2015;135(4):948–58.

[68] Granzow JW, et al. Breast reconstruction with the deep inferior epigastric perforator flap: history and an update on current technique. J Plast Reconstr Aesthet Surg. 2006;59(6):571–9.

[69] Roostaeian J, et al. The effect of prior abdominal surgery on abdominally based free flaps in breast reconstruction. Plast Reconstr Surg. 2014;133(3):247e–55e.

[70] Pennington DG. The stacked DIEP flap. Plast Reconstr Surg. 2011;128(4):377e–8e. author reply 378e

[71] DellaCroce FJ, Sullivan SK, Trahan C. Stacked deep inferior epigastric perforator flap breast reconstruction: a review of 110 flaps in 55 cases over 3 years. Plast Reconstr Surg. 2011;127(3):1093–9.

[72] Healy C, Allen RJ. The evolution of perforator flap breast reconstruction: twenty years after the first DIEP flap. J Reconstr Microsurg. 2014;30(2):121–5.

[73] Rozen WM, et al. The SIEA angiosome: interindividual variability predicted preoperatively. Plast Reconstr Surg. 2009;124(1):327–8. author reply 328–30

[74] LoTempio MM, Allen RJ. Breast reconstruction with SGAP and IGAP flaps. Plast Reconstr Surg. 2010;126(2):393–401.

[75] Allen RJ, Levine JL, Granzow JW. The in-the-crease inferior gluteal artery perforator flap for breast

reconstruction. Plast Reconstr Surg. 2006;118(2):333–9.

[76] Hunter JE, et al. Evolution from the TUG to PAP flap for breast reconstruction: comparison and refinements of technique. J Plast Reconstr Aesthet Surg. 2015;68(7):960–5.

[77] Bodin F, et al. The transverse musculo-cutaneous gracilis flap for breast reconstruction: how to avoid complications. Microsurgery. 2016;36(1):42–8.

[78] de Weerd L, et al. Autologous breast reconstruction with a free lumbar artery perforator flap. Br J Plast Surg. 2003;56(2):180–3.

[79] Hamdi M, et al. Lumbar artery perforator flap: an anatomical study using multidetector computed tomographic scan and surgical pearls for breast reconstruction. Plast Reconstr Surg. 2016;138(2): 343–52.

[80] Honart JF, et al. Lumbar artery perforator flap for breast reconstruction. Ann Chir Plast Esthet. 2018;63(1): 25–30.

[81] Peters KT, et al. Early experience with the free lumbar artery perforator flap for breast reconstruction. J Plast Reconstr Aesthet Surg. 2015;68(8):1112–9.

[82] Sommeling CE, et al. Composite breast reconstruction: implant-based breast reconstruction with adjunctive lipofilling. J Plast Reconstr Aesthet Surg. 2017;70(8): 1051–8.

[83] Nava MB, Catanuto G, Rocco N. Hybrid breast reconstruction. Minerva Chir. 2018;73(3):329–33.

第 10 章　年轻女性乳腺癌患者的个体化化疗与生物治疗

Tailoring Chemotherapy and Biological Treatment in Young Patients with EBC

Dario Trapani Giuseppe Curigliano　著

年轻女性乳腺癌（young breast cancer，YBC）患者似乎表现出独有的特征，依据特定表型、分子结构和预后特征定义为不同的亚型。此外，对 40 岁以下女性的乳腺癌诊断和护理还应特别注意一些其他方面的问题，例如保留生育能力、确定遗传风险、心理、社会学上的影响及对患者本身的个性、教育和职业生涯等方面的影响等相关论题[1]。

美国国立综合癌症研究网路的最新数据显示，诊断为 I ～ III 期乳腺癌的女性群体中，较年轻的患者多为非白人，受教育程度更高或者正在上学、工作的群体。此外，表型为腔面 B 型、三阴性、HER2 亚型的年轻女性乳腺癌患者多具有更晚的分期和更高的分级。因此，与年老患者相比，年轻乳腺癌患者对化疗的接受程度更高[2]。在年龄分层分析中，小于 40 岁的女性乳腺癌患者死亡风险的统计学相关性显著增加，其中，腔面 A 型（HR=2.1），腔面 B 型（HR=1.4）。HER2 高表达的年轻乳腺癌患者接受辅助化疗加或不加曲妥珠单抗，既无长期预后差异，也无短期预后预测[3]。同样，在 YBC 的矫正模型分析中，与 51—60 岁年龄组相比，40 岁以下（HR=1.3）、41—50 岁（HR=0.9）、61—70 岁（HR=0.8）或＞ 70 岁（HR=1.0）的女性患者的存活率没有差异[2]。

一些研究证明了这种预后差异可能与以下因素相关。首先，年轻患者不太可能发生化疗诱导闭经（chemotherapy induced amenorrhea，CIA），这可能对激素受体阳性乳腺癌的生存率有影响，因为雌激素缺乏与内分泌反应性肿瘤的预后相关。尽管研究和一些回顾性研究的报道存在差异，但生存率和 CIA 之间的相关性已经被反复证明。在 1103 名接受蒽环类药物治疗的女性患者中，发生闭经的患者与未闭经患者相比预后有显著的改善（DFS 为 15%；OS 为 21%）。不出所料，在激素受体阴性亚组中，闭经的发生与否并没有显示出对生存率的影响[4]。

此外，年轻群体似乎对辅助内分泌治疗的依从性更低[5]。一般而言，年轻、年老、非白人和乳房切除术治疗的患者对他莫昔芬辅助治疗的依从性显著降低。事实上，到治疗的第 4 年，总体依从性降低了 50%。对于辅助激素治疗依从性差的患者（包括停药），其死亡率会增加，10 年生存率约下降 7%。

重要的是，在 luminal 型的年轻女性患者中，内分泌治疗的依从性低对预后的影响意义重大，年轻患者中产生的肿瘤的独特生物学特性也可能扮演着重要的角色。因此，年龄不应是推荐或选择辅助化疗方案的唯一决定性参数，而且在治疗计划中必须考虑多个影响预后的特征。事实上，在建议进行辅助细胞毒性化疗时，必须权衡乳腺癌生存率的增加与对患者健康长期不良反应的影响。

目前，早期年轻女性乳腺癌的辅助化疗的选择依赖于临床、病理和分子诊断等因素：淋巴结受累（N）、肿瘤大小（T）、年龄、组织学分级（G）、HER2、Ki–67（增殖指数替代物）、雌激素（ER）和孕激素受体（PgR）状态及复发的基因组预后特征。

一、临床病理特征对预后的意义

（一）肿瘤大小

肿瘤大小是公认的乳腺癌独立预后因素。欧洲癌症研究与治疗组织（EORTC）对 9938 例中位随访 11 年的早期乳腺癌患者进行了年轻女性乳腺癌亚组分析。单变量分析结果显示，病理肿瘤大小（T > 2cm）、组织学分级、雌激素受体状态和分子亚型与 OS 和远处无复发生存率显著相关。然而，在多变量分析中，分子亚型与 OS 和有无远处复发生存率的关系更为密切。然而，肿瘤大小和淋巴结状态仍然是影响年轻乳腺癌患者的独立预后因素 [6]。此外，在同一系列中，对于小的、淋巴结阴性的年轻女性乳腺癌患者（T < 1cm），没有证据证明辅助化疗具有明确的辅助治疗益处。

（二）淋巴结受累

淋巴结受累是影响预后的主要独立因素之一。

乳腺癌扩散到局部淋巴结，对于 5 年肿瘤特异性 OS 的影响高达 15%。然而，pN_1 转移瘤 [即大于 0.2mm 和（或）大于 200 个细胞，但不大于 2.0mm 的微转移] 似乎对预后生存率的影响不显著 [7]，淋巴结微转移的存在并不能为辅助治疗的决策提供辅助信息。

（三）分级

肿瘤分级定义了癌细胞的生长模式和分化程度，反映了它们与正常乳腺上皮细胞的相似程度。Nottingham Elston–Ellis 分类法是科学界公认和推荐的分级系统 [8]。

肿瘤分级的目的是预测肿瘤的性质，为预后和治疗决策提供一个可重复的辅助特征依据。在诺丁汉系列中 [9]，组织学分级被证明是一个独立的生存预测因子，尤其是对于没有过度表达 HER–2 基因的激素敏感型乳腺癌。因此，肿瘤分级可以为一些对辅助化疗可能有争议的患者群体提供决策性的预后信息，如淋巴结阴性、非常年轻、激素受体阳性的 YBC 患者。然而，组织学肿瘤分级并不是公认的

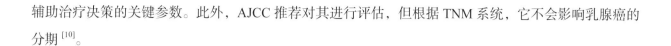

辅助治疗决策的关键参数。此外，AJCC 推荐对其进行评估，但根据 TNM 系统，它不会影响乳腺癌的分期[10]。

二、预后评估的多参数工具

（一）在线的辅助工具

首次尝试通过客观评估肿瘤的多种预后特征，为早期乳腺癌提供一种更个性化的治疗方法。在线的辅助工具被设计为一个基于网络用来评估辅助治疗对单个患者的绝对益处的工具。评估的因素包括年龄、共存病、雌激素受体状态、肿瘤分级和大小及淋巴结状态（图 10-1）。用于评估的资料来自于 SEER 数据库。然而，对于 40 岁以下的早期乳腺癌患者，辅助工具对 OS 高估了 4.2%（$P=0.04$），乳腺癌 OS 高估了 4.7%（$P=0.01$）[11]。

（二）固有亚型与临床病理学分型

根据乳腺癌基因谱和聚类已经初步确定了 4 个亚型：腔面 A、腔面 B、HER-2 高表达和 TNBC[12]。然而，根据 2013 年 St.Gallen 专家会议共识（表 10-1），在乳腺癌临床实践中使用免疫组织化学定义的亚型替代固有的分子亚型。

腔面 A 型定义为 ER 和 PR 阳性，HER2 阴性，Ki-67 指数低；腔面 B 型定义为 ER 阳性 /HER2 阴性，或 HER2 阳性 /Ki-67 指数高，伴或不伴 PR 低表达。HER2 高表达型则呈现 HER2 过度表达，但 ER 和 PR 呈阴性。最后，三阴性乳腺癌缺乏 ER、PR 和 HER2 的表达。根据第 14 届 St.Gallen 专家会议共识，建议 Ki-67 指数以 20% 为临界值来确定"高或低"。然而，正如肿瘤分级的争论一样，Ki-67 指数的预测意义经常受到质疑，在辅助治疗决策中的作用并没有被普遍接受。此外，AJCC 不常规推荐对 Ki-67 指数进行评估，而且根据 TNM 系统进行乳腺癌分期也并不参考 Ki-67 指数[10, 13]。

每一种固有的肿瘤亚型都与特定的临床、病理、人口统计学特征及具体的预后相关。然而，乳腺癌的层次聚类在单个患者层面上可能有一些局限性，所以我们对个体风险评估进行了进一步研究（表 10-2）。

（三）原发性乳腺癌预后基因特征分析（PAM50）

临床中使用的第一个固有亚型定义工具是 PAM50。PAM50 是一种定量的实时 50 基因 PCR（qRT-PCR）检测方法，可利用从福尔马林固定、石蜡包埋（FFPE）样品中提取的 RNA 进行检测。有趣的是，这项试验引入了预后特征的概念，然后，评估"复发风险评分"（ROR-PT）的方法将应用于临床，以获得具有可能的预测作用的预后信息，从而协助辅助化疗的决策。

在 CALGB（Alliance）9741 辅助性乳腺癌试验（2×2 因子剂量密度序贯蒽环类 / 紫杉醇化疗与传

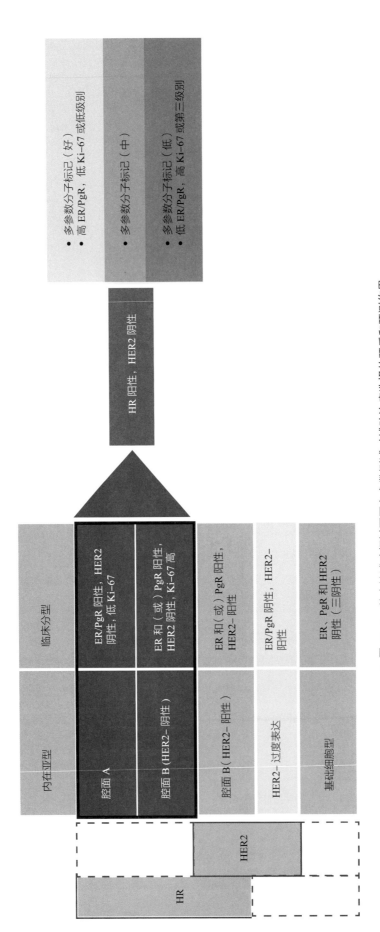

▲ 图 10-1 前瞻性试验探讨不同多参数测试对辅助治疗选择的预后和预测作用

HR. 激素受体；HER2. 人表皮生长因子受体 2；ER. 雌激素受体；PgR. 孕酮受体；Ki-67. 用作 MIBI 标记指数

表 10-1　乳腺癌亚型的定义

	Oncotype DX	**MammaPrint**	**PAM50**	**Adjuvant! online**
方法	反转录聚合酶链反应（RT-PCR）	DNA 序列	定量实时聚合酶链反应（qRT-PCR）	基于网络的风险评估程序
预测风险变量	21 个基因	70 个基因	50 个基因	年龄 共存病 ER 状态 肿瘤分级 肿瘤大小 淋巴结受累
组织学样本	福尔马林固定，石蜡包埋（FFPE）	新鲜冷冻组织	福尔马林固定，石蜡包埋（FFPE）	根据 ASCO/ CAP 指南的病理报告
风险评分	RS（低、中、高）	预后特征(好、差)	分子亚型的定义 ROR-PT（低、中、高）	估计 10 年 DFS 和 OS

固有亚型只能通过基因组分析来定义（即 PAM50）。临床分组表依据 2011 年 St.Gallen 专家共识的临床病理学标准定义。另一方面，2017 年 St. Gallen 专家共识的一项新提案依据临床病理学及多参数基因组检测分子复发风险，对 HR 阳性 / HER2 阴性的疾病定义进行了细化。一些基因组测试报告复发的中等风险评分（Oncotype DX，安可待乳癌基因检测），而其他测试则得出"好"和"差"的特征（MammaPrint）。肿瘤组织学分级是根据 Elston-Ellis 对 Scarff-Bloom-Richardson 分级系统（诺丁汉分级系统）的改进而确定的。RS. 复发评分；OS. 总生存率；DFS. 无瘤生存；ER. 雌激素受体；ROR-PT. 复发风险评分

统及联合化疗方案）的相关分析中，PAM50 固有亚型的预测价值大于 ER/HER2 免疫组化分类。此外，增殖和 ROR-PT 作为连续变量被证明是肿瘤复发的强预后因素。对于增殖评分，0.5 个单位的变化对应于复发风险增加 18%；对于 ROR-PT 评分，10 个单位的变化对应于复发风险增加 12%[14]。

ROR 得分被分为低风险、中风险或高风险。TransATAC 研究表明 ROR 评分可为早期远处复发提供进一步的预后信息，为晚期远处复发增加大量的预后信息。尤其是纳入 ROR 评分后，淋巴结阳性和淋巴结阴性乳腺癌患者的预后信息获得了明显的具有统计学意义的增加[15]。然而，这些数据是在绝经后乳腺癌患者中获得，可能不适用于绝经前年轻女性乳腺癌患者。

（四）Oncotype DX

21 基因复发预测工具是目前预测激素敏感性乳腺癌复发应用最广泛的方法之一。在一项关于绝经前和绝经后、ER 阳性和淋巴结阴性女性的前瞻性临床试验中，Oncotype DX 已经被验证可以为年轻女性乳腺癌患者提供了一种有用的预后工具。

21 基因检测是基于由石蜡包埋的乳腺癌组织中提取的 RNA 的反转录聚合酶链反应（RT-PCR）的方法。

在一项 NSABP B-14 试验中，Oncotype DX 使用纳入的 668 例他莫昔芬辅助治疗的患者人群的可用保存组织进行了验证[16]。使用他莫昔芬治疗的患者的 10 年远处复发风险率在低复发分数（recurrence score，RS）人群中为 7%，在中等复发分数人群中为 14%，而高等复发分数人群中为 31%。

表 10-2 应用于临床的定义 ER 阳性 / HER2 阴性乳腺癌复发风险的临床病理和分子工具

	TAILORx	Plan B	MIND ACT
多参数试验	Oncotype DX		Mamma Print
风险评分定义	RS: 低（< 11） 中（11~25） 高（> 25）	RS: 低（≤ 11） 中（12~25） 高（> 25）	预后特征: 好 差
研究设计	低风险：HT 中风险：HT vs. CT + HT 高风险：CT+HT	低风险：HT 中、高风险：CT+HT	低临床和遗传风险：HT 高临床和遗传风险：CT+HT 不一致的遗传和临床风险： HT vs. CT+HT
研究人群	30%~36% 是绝经前女性， 5% 在 40 岁以下	中位年龄：56 岁	35 岁以下的占 1.8% 34% 在 50 岁以下
肿瘤大小	最大直径 1.1~5.0cm（中高肿瘤级别为 0.6~1.0cm）	pT$_{1~4}$（淋巴结阳性） T > 2cm（高危险，淋巴结阴性）	T$_{1~3}$
淋巴结转移	淋巴结阴性	淋巴结阳性和高危淋巴结阴性肿瘤	淋巴结阴性和 1~3 枚淋巴结阳性（pN$_1$）
结果	RS < 11 组（5 年）： IDFS: 93.8% DDFS: 99.3% OS: 98%	RS ≤ 11 组（3 年）： DFS: 98% RS 12~25: DFS: 98% RS > 25: DFS: 92%	不一致组（高临床风险和低基因组风险）： CT+HT → MFS（5 年）: 95.9% HT → MFS: 94.4%

pN 和 pT. 根据 TNM 第 7 版描述原发性肿瘤和淋巴结受累；RS. 复发评分；DFS. 无病生存率；OS. 总生存率；HT. 激素治疗；MFS. 无转移生存

Oncotype DX 的价值已经在一项前瞻性临床试验 TAILORx［该试验指定了个体化治疗方案（Rx）］中得到证实。在这项研究中，超过 30% 的患者是绝经前的，5% 的患者是 40 岁以下的。该试验纳入了绝经前后、ER 阳性和 HER2 阴性的乳腺癌患者，肿瘤最大直径为 1.1~5.0cm（或 0.6~1.0cm 在中、高肿瘤分级），这些患者符合根据临床病理特征考虑辅助化疗的既定指南。如果患者的复发评分为 0~10 分（低 RS），表明其复发风险非常低，可以进行内分泌治疗而不进行化疗[17]。低 RS 组 5 年无瘤生存率为 93.8%，5 年无远处乳腺癌复发率为 99.3%，5 年无复发率为 98.7%，5 年总生存率为 98.0%。因此，对于 ER 阳性和淋巴结阴性乳腺癌患者，低 RS 可以提示有良好的预后，这些乳腺癌患者可以通过手术切除（和放射治疗，如果需要的话）和辅助内分泌治疗进行治疗，而不必进行全身化疗。有意义的是，这种预后工具可以避免过度的细胞毒辅助化疗，这些化疗可能只提供最小的生存效益或没有生存效益，并具有一定的毒性。在低 RS 人群中，乳腺癌的中位肿瘤直径为 1.5cm，中等分级，ER 阳性染色；在临床决策中，在不考虑 Oncotype DX 评分的情况下，特别是对绝经前和非常年轻的患者，可能面临进行辅助化疗的重大挑战。对于中期复发评分为 11~25 分（中间 RT）的患者，激素辅助治疗在无瘤生存率和总生存率方面不低于化疗联合内分泌治疗，在 9 年时分别约为 84% 和 94%[18]。然而，对年龄在 50 岁以下，RS 在 16～25 的患者进行亚组分析，发现化疗可能带来的临床相关益处，从而产生了一个假设，通过连续的 RS 评分来完善预后和预测特征。最终，复发评分（RS）为低 RS 和某些中等 RS 的 YBC 患者的治疗决策和降级选择提供了客观的工具。在西德研究组（Plan B）的 3 期临床试验中，女性淋巴结阳性或高危（T_2，2 级和 3 级，或年龄＜ 35 岁）淋巴结阴性的 HER2 阴性早期乳腺癌患者，在充分的外科治疗后，在没有远处转移迹象的情况下，被纳入接受辅助化疗。经过特别修正后，相当于 pN_0 乳腺癌的 15.3% 的患者在 RS ≤ 11 的基础上豁免了化疗。对于淋巴结阴性和 1～3 个淋巴结阳性的低 RS 患者，Plan B 结果证实了 TAILORx 在淋巴结阴性患者队列中的结论：低 RS（≤ 11）组没有进行化疗，3 年内复发的患者只有 2%，尽管这些患者在传统的参数下是高风险的，并且可能需要辅助性全身细胞毒性化疗。这些结果实际上为淋巴结阴性和淋巴结阳性乳腺癌患者中提供了第一个前瞻性数据，并且 RS 结果在其中已用于指导临床决策。此外，还报道了化疗治疗的中等 RS 患者（12—25 岁）具有很高的 3 年无瘤生存率（98%）和化疗治疗的患者（RS ＞ 25）的较低的 3 年无瘤生存率（92%）的情况[19]。为了完成这张图表，一项正在进行的临床试验正在解决 RS ≤ 25 的淋巴结阳性（1～3 枚阳性淋巴结）乳腺癌患者的相同问题（RxPONDER Trial，Rx for Positive Node，Endocrine–Responsive Breast Cancer，NCT01272037）。

（五）MammaPrint 试验

MammaPrint 70 基因标签分析使用基因芯片技术来识别两组肿瘤复发的高风险和低风险特征及预后的"好"和"差"。MammaPrint 已经由一个独立财团（TRANSBIG）在一个由 40 个合作伙伴和 21 个国家组成的网络中进行了初步验证[20]。在多变量分析中，MammaPrint 比传统的临床病理标准为 N_0 早期乳腺癌患者提供了更有价值的预后信息。

MINDACT（淋巴结阴性和 1～3 枚阳性淋巴结疾病的基因芯片可避免化疗）在一项前瞻性试验中评估 MammaPrint，以确定该基因组标签的预后和预测作用。该试验将 T_1～T_3（可手术）ER 阳性、HER2 阴性、腋窝淋巴结最多 3 枚阳性的乳腺癌患者（pN_0、pN_1）纳入研究，接受辅助化疗和内分泌治疗（临床和基因组评分高）或单独内分泌治疗（临床和基因组评分低）。根据 Adjuvant! Online 工具评估复发的临床风险，考虑肿瘤大小、分级、年龄和淋巴结受累；70 基因标签用于确定基因组风险或复发。临床和基因组评分结果不一致的患者随机接受化疗，随后接受激素治疗，或者不进行化疗。大约 2% 的患者年龄在 35 岁以下，将近 1/3 的患者在 50 岁以下。

在高临床风险（辅助化疗候选者）和低基因组风险的不一致的患者组中，化疗使 5 年无转移生存率增加了 1.5%（95.9% vs. 94.4%，HR=0.78，P=0.27）。然而，MINDACT 证明，使用基因组风险评估可以在最多 46% 的病例中减少辅助化疗的使用，并且未接受辅助化疗的患者 5 年总生存率为 94.7%。在这一点上，低基因组风险组由 48% 的淋巴结阳性患者、93% 的 2 级和 3 级肿瘤患者组成，其中 1/3 的患者年龄＜ 50 岁，从而优化了患者在一些表面上是临床高危肿瘤的辅助治疗决策中的选择[21]。

随着基因工具在乳腺癌患者风险预测中的临床应用，如何根据临床表现选择最合适的工具对于临床医生来说是一个具有挑战性的领域。其中一些工具仅在绝经后患者中得到了验证，而对绝经前的患者进行适应证外推是不可取的。然而，尽管可以从不同的风险预测方法中得出结论，如 EndoPredict/EPclin、Breast Cancer Index、Mammostrat、MammaTyper、BreastPRS 及 BreastOncPx 等，但在绝经前期患者中明确验证过的却很少[22]。例如，EPclin 被构建为一个综合工具，它包括从基于 EndoPredict 8 基因检测得到的预后信息，以及某些临床病理特征（即肿瘤尺寸和淋巴结受累），从而试图整合经典和新型预后信息。EPclin 风险评分中复发风险高和低的界值为 3.3 分[23]。该工具的验证依赖于 GEICAM 9906 队列，其中半数以上的敏感人群是绝经前人群。当肿瘤患者的得分低于 3.3 分表明远处转移的风险绝对降低到了 28%。此外，利用乳腺癌指数（Breast Cancer Index，一种基于 11 个基因表达的检测方法）可以提供早期和晚期复发的信息，有可能为高危乳腺癌人群中关于延长辅助激素治疗的决定提供信息[24]。

三、HER2 高表达乳腺癌

HER2 过度表达 YBC 的辅助治疗遵循乳腺癌治疗的指南。HER2 靶向药物对绝经前和绝经后女性的治疗效果并无差异，而在年轻患者治疗中提高了生存率[3]。

（一）ExteNet 试验

ExteNet 试验是一项多中心随机对照的 3 期临床试验，在曲妥珠单抗作为辅助治疗 1 年后，用尼拉替尼延长治疗 1 年，治疗 HER2 过度表达的早期乳腺癌。研究人群中 50 岁以下患者约占 40%，其中 4% 是非常年轻的女性（< 35 岁）；事实上，将近 50% 的人群是绝经前患者。随机分组 2 年后，尼拉替尼组的无病生存率显著提高（HR=0.67，P=0.0091）。2 年期 DFS 绝对增长率为 2.3%。根据预先设定的分组分析，尼拉替尼对 ER 阳性乳腺癌的 DFS 显著提高（HR=0.51，P=0.0013），但对于 ER 阴性乳腺癌的 DFS 影响无统计学差异（HR=0.93，P=0.74）。然而，尼拉替尼治疗最常见的治疗不良事件是腹泻：高达 40% 的试验人群发生 3 级腹泻事件，33% 发生 2 级腹泻事件。这种不良反应可能会影响治疗依从性，因此将尼拉替尼的中位剂量强度降低到 82%，而对照组为 98%[25]。针对这一论题，在第二阶段的试验中进行了一项支持性护理治疗，以增加对尼拉替尼治疗的依从性[26]。洛哌丁胺和布地奈德预防性治疗可使 3 级腹泻率降低 25%，整体腹泻发生率降低 30%。

（二）APHINITY 试验

APHINITY 试验旨在证明，在早期 HER2 高表达乳腺癌中，将 Pertuzumab 与标准辅助化疗和 1 年期 Trastuzumab 联合治疗，在生存率方面具有优势。近 14% 的入组患者年龄在 40 岁以下；4805 名患者被随机分为 1∶1 设计的标准治疗组和双阻断方案组。随机分组 3 年后，接受帕妥珠单抗治疗组中

94.1% 的患者未发病，与单纯使用曲妥珠单抗治疗组相比，绝对优势增加 0.9%（HR=0.81，P=0.045）。淋巴结阳性和激素受体阴性患者的改善更为明显，绝对差异分别为 1.8% 和 2.3%。然而，在第一期分析中暂未考虑总生存率 OS 数据 [27]。

（三）去强化疗法

Tolaney 等在 APT 试验 [28] 中报道了 HER2 过度表达的早期乳腺癌去强化治疗的唯一阳性试验。治疗包括每周紫杉醇和曲妥珠单抗（不使用蒽环类药物）治疗 12 周，然后曲妥珠单抗完全抗 HER2 治疗 12 个月。参与该单臂试验的患者中有 42% 的患者为 pT$_{1c}$，大多数肿瘤小于 2cm（超过 90%）且淋巴结阴性。尽管早期乳腺癌 HER2 阳性被认为是良好的预后，但仍有极低的复发风险，建议采用含曲妥珠单抗的辅助治疗方案。3 年的初步分析显示无病生存率为 98.7%。随后的分析显示 7 年的 DFS 为 93.3% [29]。ER 阳性疾病的预后比 ER 阴性疾病的生存率高 3.9%。最近，期待已久的 PERSEPHONE 试验的结果出炉，揭示了使用曲妥珠单抗为乳腺癌患者辅助治疗的 6 个月方案与标准 12 个月方案的非劣效性 [30]。亚组分析提示短期曲妥珠单抗治疗对低风险 HER2 阳性患者可能有作用。然而，一半的患者接受了含蒽环类药物加紫杉醇的方案，只有 10% 的患者没有使用蒽环类药物。因此，相关的数据不推荐 6 个月曲妥珠单抗联合短期使用不含蒽环类药物的辅助细胞毒性化疗（即每周服用紫杉醇，共 12 次），符合较短曲妥珠单抗方案的患者应接受标准的 6 个月化疗。

四、三阴性乳腺癌

在缺乏临床验证的药理靶点的情况下，细胞毒性化疗是唯一的辅助治疗选择，包括蒽环类、紫杉烷、烷基化物、抗代谢产物和铂类化合物。尽管三阴性乳腺癌的年轻患者更可能携带 BRCA 基因的种系突变，但早期使用靶向药物阻断聚 ADP 核糖聚合酶还没有得到临床试验的支持，与多药联合化疗时，在新辅助治疗中没有显示出肿瘤反应的增强 [31]。事实上，为了优化细胞毒性疗法并改善患者的预后，越来越多采用剂量密集型方案，其依赖的概念是，如 Gompertzian 动力学研究 [32] 中所模拟的、较窄的无化疗间隔可减少癌细胞的再生长和耐药克隆的数量。据介绍，来自早期乳腺癌三联症协作组（EBCTCG）的一项最新个人患者数据 Meta 分析显示，使用 2 周而非标准的 3 周计划，乳腺癌复发率（包括三阴性亚型）显著降低，报道 10 年内乳腺癌死亡率的绝对下降率为 2.8% [33]。这些数据为 YBC 患者选定剂量密集型方案提供依据。

（一）CREATE-X 试验

CREATE-X 试验旨在测试卡培他滨在 HER2 阴性早期乳腺癌患者接受新辅助化疗而未获得病理完全缓解的情况下延长术后化疗的作用。试验共纳入 910 名患者，其中近 60% 是绝经前患者。由于实验组显著获益，为使更多人获益，试验提前终止。最终分析显示，经过 5 年的观察，通过延长卡培他滨的辅助治疗，DFS 绝对增加 6.5%（HR=0.70，P=0.01）。同样，卡培他滨组的 5 年总生存率为 89.2%，而对照组为 83.6%，OS 显著增加（HR=0.59，P=0.01）。在亚型分析中，三阴性乳腺癌患者似乎从卡培他滨治疗中获益最大，DFS 增加 13.7%（HR=0.58），OS 增加 8.5%。而在亚组分析中，受益的是绝经前女性患者和 50 岁以下的患者 [34]。

（二）早期 TNBC

Ⅰ 期乳腺癌是指肿瘤较小（＜ 1cm）的淋巴结阴性的特定群体，公认预后良好。然而，对于 pT_{1a} 和 pT_{1b} 肿瘤还必须考虑其亚型。Vaz Luis 等对美国国家综合癌症网络数据库中的一组乳腺癌患者进行了前瞻性队列研究，包括 4113 名患有 T_{1a} 和 T_{1b} pN_0 乳腺癌女性患者。在未使用全身细胞毒性化疗的情况下，TNBC–pT_{1a} 患者局部治疗后 5 年的 DFS 为 93% [35]。基于这些和其他类似的研究数据，第 16 届 St. Gallen 小组成员几乎一致建议，不管增殖指数（Ki–67）、分级和年龄，都不要对 pT_{1a}–pN_0–TNBC 常规使用辅助化疗。而对于 pT_{1b} 乳腺肿瘤，辅助治疗必须考虑到不利的病理和人口统计学特征。因此，必须考虑乳腺癌辅助化疗期间的死亡风险（小于 1%）和与全身化疗相关的不良事件，考虑辅助化疗的不可忽视的风险，而不是生存率增加方面的绝对受益。在这一年龄组，辅助化疗的长期不良反应也应该是治疗决策评估的一部分。

五、结论

为年轻早期乳腺癌患者个性化定制辅助治疗方案是一个重要问题（图 10-2）。决不能将年轻作为决定女性乳腺癌患者选用积极全身系统治疗的唯一特征。必须考虑到人口统计学、病理学和分子特征，对疾病进行多参数综合评估。必须为患者量身定做个体化强化或减量治疗策略，通常强化治疗策略可能会因一些轻微或严重的不良反应而变得复杂化。

目前，基于分子的诊断方法可以为一些具有挑战性的特殊临床病例提供额外的决策参数，从而为个性化疗法的改进提供关键信息。

如上所述，辅助全身治疗的强化或减量的选择因不同的乳腺癌亚型而异。对于早期 YBC 患者的（新）辅助治疗的临床试验仍待进一步研究，无论是在延长（更多时间）、强化（更多药物、更高剂量）还是降低（减少治疗或不治疗）方面，都有待进一步的结果。因此，有必要从流行病学证据、特殊环境管理、靶向治疗的前瞻性结果及具有较强学术转化背景的创新临床试验设计等方面进行进一步研究，以避免无效或有害的治疗。

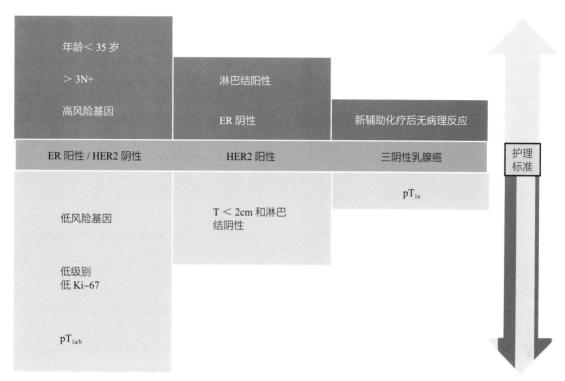

▲ 图 10-2　年轻早期乳腺癌的辅助治疗

不同乳腺癌亚型辅助全身治疗可能强化和去强化的设置。对于非常年轻的女性患者（＜35 岁），若风险程度较高时可考虑使用芳香酶抑制药辅助治疗，但是年龄不是考虑强化治疗的唯一因素。芳香酶抑制药、卵巢抑制药或长达 10 年的他莫昔芬延长治疗方案会增强对雌激素的抑制，从而强化激素治疗。在高风险、新辅助治疗后的 TNBC 中，可建议采用卡培他滨延长方案进行化疗强化。一种方案是用帕妥珠单抗、曲妥珠单抗或 neratinib 抗 HER2 延伸的双重阻断治疗。去强化化疗可考虑不用全身细胞毒性治疗（即低风险 HR 阳性肿瘤和 pT₁ₐTNBC）或去强化方案（即 HER2 阳性小肿瘤的无蒽环类药物 /3 个月方案）。有关信息详见正文。N+. 淋巴结受累；ER. 雌激素受体；HRE2. 人表皮生长因子受体 2。TNM 第 7 版报道了 T 和 N 的类别。对于护理标准，这是一种早期治疗乳腺癌的标准方法，即在保乳手术的情况下，采用 6 个月的新辅助化疗和辅助放疗。该图旨在强调，一般来说，考虑关键的预后因素，一些患者可能需要接受强化或降级治疗

参考文献

[1] Women and Health. Today's evidence, tomorrow's agenda. Geneva: World Health Organization; 2008.

[2] Partridge AH, Hughes ME, Warner ET, Ottesen RA, Wong YN, Edge SB, et al. Subtype-dependent relationship between young age at diagnosis and breast cancer survival. J Clin Oncol. 2016;34(27):3308–14.

[3] Partridge AH, Gelber S, Piccart-Gebhart MJ, Focant F, Scullion M, Holmes E, et al. Effect of age on breast cancer outcomes in women with human epidermal growth factor receptor 2-positive breast cancer: results from a herceptin adjuvant trial. J Clin Oncol. 2013;31:2692–8.

[4] Walshe JM, Denduluri N, Swain SM. Amenorrhea in premenopausal women after adjuvant chemotherapy for breast cancer. J Clin Oncol. 2006;24:5769–79.

[5] Partridge AH, Wang PS, Winer EP, Avorn J. Nonadherence to adjuvant tamoxifen therapy in women with primary breast cancer. J Clin Oncol. 2003;21:602–6.

[6] Van der Hage JA, Mieog JS, van de Velde CJ, Putter H, Bartelink H, van de Vijver MJ. Impact of established prognostic factors and molecular subtype in very young breast cancer patients: pooled analysis of four EORTC randomized controlled trials. Breast Cancer Res. 2011; 13(3):R68.

[7] Andersson Y, Frisell J, Sylvan M, de Boniface J, Bergkvist L. Breast cancer survival in relation to the metastatic tumor burden in axillary lymph nodes. J Clin Oncol. 2010;28(17):2868–73.

[8] Elston CW, Ellis IO. Pathological prognostic factors in breast cancer I. The value of histological grade in breast cancer: experience from a large study with long-term

follow-up. Histopathology. 1991;19:403–10.

[9] Rakha EA, El-Sayed ME, Lee AH, Elston CW, Grainge MJ, Hodi Z, et al. Prognostic significance of Nottingham histologic grade in invasive breast carcinoma. J Clin Oncol. 2008;26:3153–8.

[10] Edge SB, Compton CC. The American Joint Committee on Cancer: the 7th edition of the AJCC cancer staging manual and the future of TNM. Ann Surg Oncol. 2010;17(6):1471–4.

[11] Mook S, Schmidt MK, Rutgers EJ, van de Velde AO, Visser O, Rutgers SM, et al. Calibration and discriminatory accuracy of prognosis calculation for breast cancer with the online Adjuvant! Program: a hospital-based retrospective cohort study. Lancet Oncol. 2009;10(11):1070–6.

[12] Cancer Genome Atlas Network. Comprehensive molecular portraits of human breast tumours. Nature. 2012;490(7418):61–70.

[13] Goldhirsch A, et al. Personalizing the treatment of women with early breast cancer: highlights of the St Gallen International Expert Consensus on the Primary Therapy of Early Breast Cancer 2013. Ann Oncol. 2013;24:2206–23.

[14] Liu MC, Pitcher BN, Mardis ER, Davies SR, Friedman PN, Snider JE, et al. PAM50 gene signatures and breast cancer prognosis with adjuvant anthracycline- and taxane-based chemotherapy: correlative analysis of C9741 (Alliance). NPJ Breast Cancer. 2016;2:15023.

[15] Gnant M, Sestak I, Filipits M, Dowsett M, Balic M, Lopez- Knowles E, et al. Identifying clinically relevant prognostic subgroups of postmenopausal women with node-positive hormone receptor-positive early-stage breast cancer treated with endocrine therapy: a combined analysis of ABCSG-8 and ATAC using the PAM50 risk of recurrence score and intrinsic subtype. Ann Oncol. 2015;26:1685–91.

[16] Paik S, Shak S, Tang G, Kim C, Baker J, Cronin M, et al. A multigene assay to predict recurrence of tamoxifen-treated, node-negative breast cancer. N Engl J Med. 2004;351(27):2817–26.

[17] Sparano JA, Gray RJ, Makower DF, Pritchard KI, Albain KS, Hayes DF, et al. Prospective validation of a 21-gene expression assay in breast cancer. N Engl J Med. 2015;373(21):2005–14.

[18] Sparano JA, Gray RJ, Makower DF, Pritchard KI, Albain KS, Hayes DF, et al. Adjuvant chemotherapy guided by a 21-gene expression assay in breast cancer. N Engl J Med. 2018;379:111–21.

[19] Gluz O, Nitz UA, Christgen M, Kates RE, Shak S, Clemens M, et al. West German study group phase III plan B trial: first prospective outcome data for the 21-gene recurrence score assay and concordance of prognostic markers by central and local pathology assessment. J Clin Oncol. 2016;34(20):2341–9.

[20] Buyse M, Loi S, van't Veer L, Viale G, Delorenzi M, Glas AM, et al. TRANSBIG Consortium. Validation and clinical utility of a 70-gene prognostic signature for women with node-negative breast cancer. J Natl Cancer Inst. 2006;98(17):1183–92.

[21] Cardoso F, van't Veer LJ, Bogaerts J, Slaets L, Viale G, Delaloge S, et al. 70-Gene signature as an aid to treatment decisions in early-stage breast cancer. N Engl J Med. 2016;375(8):717–29.

[22] Fayanju OM, Park KU, Lucci A. Molecular genomic testing for breast cancer: utility for surgeons. Ann Surg Oncol. 2018;25(2):512–9.

[23] Sanft T, Aktas B, Schroeder B, Bossuyt V, DiGiovanna M, Abu-Khalaf M, et al. Prospective assessment of the decision-making impact of the breast cancer index in recommending extended adjuvant endocrine therapy for patients with early-stage ER-positive breast cancer. Breast Cancer Res Treat. 2015;154(3):533–41.

[24] Martin M, Brase JC, Calvo L, Krappmann K, Ruiz-Borrego M, Fisch K, et al. Clinical validation of the EndoPredict test in node-positive, chemotherapy-treated ER+/HER2- breast cancer patients: results from the GEICAM 9906 trial. Breast Cancer Res. 2014;16(2):R38.

[25] Chan A, Delaloge S, Holmes FA, Moy B, Iwata H, Harvey VJ, et al. ExteNET Study Group. Neratinib after trastuzumab-based adjuvant therapy in patients with HER2-positive breast cancer (ExteNET): a multicentre, randomised, double-blind, placebo-controlled, phase 3 trial. Lancet Oncol. 2016;17(3):367–77.

[26] Barcenas C, Olek E, Hunt D, Tripathy D, Ibrahim E, Wilkinson M, et al. Incidence and severity of diarrhea with neratinib + intensive loperamide prophylaxis in patients (pts) with HER2+ early-stage breast cancer (EBC): Interim analysis from the multicenter, open-label, phase II control trial. CONTROL (PUMA-NER-6201). Presented at: 2016 San Antonio Breast Cancer Symposium; December 6–10, 2016, San Antonio, TX.

Abstract P2-11-03.

[27] Von Minckwitz G, Procter M, de Azambuja E, Zardavas D, Benyunes M, Viale G, et al. Adjuvant pertuzumab and trastuzumab in early HER2-positive breast cancer. N Engl J Med. 2017;377:122–31.

[28] Tolaney SM, Barry WT, Dang CT, Yardley DA, Moy B, Marcom K, et al. Adjuvant paclitaxel and trastuzumab for node-negative, HER2-positive breast cancer. N Engl J Med. 2015;372:134–41.

[29] Tolaney SM, Barry WT, Guo H, Dillon D, Dang CT, Yardley DA, et al. Seven-year (yr) follow-up of adjuvant paclitaxel (T) and trastuzumab (H) (APT trial) for node-negative, HER2-positive breast cancer (BC). J Clin Oncol. 2017. (Suppl; abstr 511;35:511.

[30] Earl HM, Hiller L, Vallier AL, Loi S, Howe D, Higgins HB, et al. PERSEPHONE: 6 versus 12 months (m) of adjuvant trastuzumab in patients (pts) with HER2 positive (+) early breast cancer (EBC): randomised phase 3 non-inferiority trial with definitive 4-year (yr) disease-free survival (DFS) results. J Clin Oncol. 2018. (suppl; abstr 506;36:506.

[31] Loibl S, O'Shaughnessy J, Untch M, Sikov WM, Rugo HS, McKee MD, et al. Addition of the PARP inhibitor veliparib plus carboplatin or carboplatin alone to standard neoadjuvant chemotherapy in triple-negative breast cancer (BrighTNess): a randomised, phase 3 trial. Lancet Oncol. 2018;19(4): 497–509.

[32] Norton L. A Gompertzian model of human breast cancer growth. Cancer Res. 1988;48(24, pt 1):7067–71.

[33] Early Breast Cancer Trialists' Collaborative Group (EBCTCG). Increasing the dose intensity of chemotherapy by more frequent administration or sequential scheduling: a patient-level meta-analysis of 37,298 women with early breast cancer in 26 randomised trials. The lancet 2019.

[34] Masuda N, Lee SJ, Ohtani S, Im YH, Lee ES, Yokota I, et al. Adjuvant capecitabine for breast cancer after preoperative chemotherapy. N Engl J Med. 2017;376(22):2147–59.

[35] Vaz-Luis I, Ottesen RA, Hughes ME, Mamet R, Burstein HJ, Edge SB, et al. Outcomes by tumor subtype and treatment pattern in women with small, node negative breast Cancer: a multi-institutional study. J Clin Oncol. 2014;32(20):2142–50.

第 11 章　青少年 EBC 患者的内分泌治疗

Endocrine Treatment of Young Patients with EBC

Olivia Pagani　著

一、概述

尽管一些研究表明，年轻女性更有可能发展为预后不良相关的乳腺癌亚型[1-5]，但早期诊断的绝经前女性 60%[3] 为激素受体（HR）阳性患者[4]。接受辅助内分泌治疗（endocrine therapy，ET）的年轻 HR 阳性乳腺癌患者，无论是否接受化疗，长期预后都很好，而且比例在不断增加。因此，肿瘤学家需要根据现有的预测和预后因素精确评估复发的风险，以便为个体患者提供最合适的治疗方案，同时考虑潜在的不良反应、生活质量、计划生育和患者的偏好。通过临床、免疫组化和基因组学对个体复发风险的评估，可以确定患者更有可能受益于不同的治疗策略。年龄、淋巴结状况、肿瘤大小、HR 表达水平和 HER2 表达增殖情况是风险算法的基本组成部分。

在评估基因表达特征预后信息的临床研究中，特别是在淋巴结阳性疾病中，绝经前女性的比例较低[6, 7]。在 TAILORx 研究[8] 中，低风险组中只有 4% 的女性小于 40 岁。然而，仅接受 ET 的低风险评分组的女性有很好的结果［99% 的 5 年无远处复发间隔（distant recurrence–free，DRFI）］。在 MINDACT[9] 试验中，只有 6.2% 的研究人群小于 40 岁，1.8% 小于 35 岁；临床风险高但基因组风险低的患者仅接受 ET 治疗的 5 年 DRFI 为 94.7%。研究中的群体人员偏小阻碍了准确估计基因表达特征在区分复发低风险和高风险年轻女性方面的有效性[10]，特别是在淋巴结阳性的疾病中。因此，人们迫切需要更多的数据，但现有的证据强化了这样一个概念，即并非所有患有 HR 阳性疾病的年轻女性都需要进行辅助化疗，因为仅 ET 治疗的预后也很好。

5 年来他莫昔芬一直是年轻女性标准的辅助 ET。在过去的几年里，辅助内分泌策略的范围已经扩大到年轻女性的 EBC，特别是他莫昔芬延长到 10 年和他莫昔芬或芳香酶抑制药（aromatase inhibitor，AI）联合卵巢功能抑制（ovarian function suppression，OFS）已纳入标准的治疗手段中[10, 12-14]。绝经前女性禁忌证为单药 AI，因为它通过增加下丘脑 GnRH[15] 的分泌来刺激卵巢功能。目前的建议多基于抑制卵巢功能试验（suppression of ovarian function trial，SOFT）和他莫昔芬、依西美坦试验（tamoxifen and exemestane trial，TEXT）（图 11–1）的研究结果[16, 17]。TEXT 研究设计评价依西美坦联合促性腺激

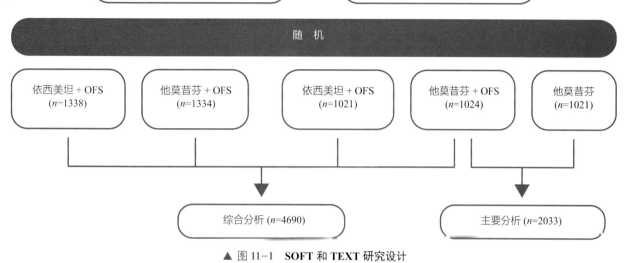

HR 阳性的绝经前女性早期乳腺癌

TEXT 研究
- ≤手术后 12 周，如果没有化疗计划
- 计划 OFS（如果给予，从化疗开始）

SOFT 研究
- ≤手术后 12 周，如果没有化疗计划
- 或者在化疗结束 8 个月内仍保持绝经前

随　机

依西美坦 + OFS（n=1338）　他莫昔芬 + OFS（n=1334）　依西美坦 + OFS（n=1021）　他莫昔芬 + OFS（n=1024）　他莫昔芬（n=1021）

综合分析 (n=4690)　　主要分析 (n=2033)

▲ 图 11-1　SOFT 和 TEXT 研究设计

OFS. 卵巢功能抑制；HR 激素受体；SOFT. 抑制卵巢功能试验；TEXT. 他莫昔芬、依西美坦试验

素释放激素激动剂（gonadotropin-releasing hormone agonist，GnRHa）曲普瑞林与他莫昔芬联合曲普瑞林 5 年的疗效。SOFT 研究来评估 5 年依西美坦联合 OFS 和他莫昔芬联合 OFS 和他莫昔芬。在 TEXT-SOFT 研究中，ET 和 OFS 治疗均为 5 年[18]。

因此，针对个别患者的治疗决策应准确权衡利弊，从不同的 ET 得到的绝对结果改善可能更好地帮助临床医生选择最佳策略。在 TEXT-SOFT 研究中通过对 4891 名 HER2 阴性人群分析，建立了一个连续的、综合的复发风险测量模型（包括年龄、淋巴结状况、肿瘤大小和分级、HR 和 Ki67 表达水平）[19]。不同的综合风险水平，5 年无乳腺癌间隔期（breast cancer-free interval，BCFI）的治疗效果存在差异。总体人群的 5 年 BCFI 为 90.8%，但综合风险最低和最高的患者的 5 年 BCFI 分别为 98.6% 和 77.5%。在最低风险组中，患者在所有治疗中都表现良好，而在最高风险组中，通过增加 ET，患者得到 15% 的绝对 BCFI 的改善。

辅助化疗还可能通过诱导 OFS 间接影响 HR 阳性乳腺癌的内分泌。最近的一项 Meta 分析表明，化疗引起的闭经（CIA）与 HR 阳性患者改善的无病生存（DFS）（RR=0.73，95%CI 0.61～0.88，$P < 0.001$）和总体生存（OS）（RR=0.60，95%CI 0.50～0.72，$P < 0.001$）有关，而与淋巴结状态、化疗类型和 ET[20] 无关。

根据病理结果，在 SOFT-TEXT 研究中 HER2 阳性患者只占少数（分别为 12% 和 14.0%）。54% 的 HER2 阳性女性接受了 HER2 靶向治疗；在 TEXT 研究中靶向治疗是在随机化分组后，而 SOFT 研究中大多数患者在随机化之前完成了靶向治疗。因此，在根据 HER2 状态选择 ET 之前，还需要进一步的研究（例如，在对 HER2 状态进行集中评估之后）。

本章将根据复发风险的实用定义（表 11-1）说明和讨论不同的 ET，特别是将 ET 从他莫昔芬升级到他莫昔芬 – OFS、AI – OFS 和延长 ET 的适应证和不良反应。在 HER2 阳性人群中的结果将分别简要讨论。

表 11-1　临床复发风险

低风险	$pT_{1a\sim b}$，pN_0，G_1 和（或）低 Ki-67（≤ 20%），高受体
中风险	$pT_{1c}\sim pT_2$，pN_{1a}，$G_{1\sim 2}$ 和（或）中间体 Ki-67（20%～30%），高中间体受体
高风险	$pT_{3\sim 4}$，$pN_{2\sim 3}$，G_3 和（或）高 Ki-67（> 30%），中低受体

二、患者复发风险低

单药他莫昔芬仍被认为是低复发风险患者的首选治疗（表 11-2）。在早期乳腺癌试验中，单药他莫昔芬仍被认为是低复发风险患者的标准治疗。早期乳腺癌实验合作组（EBCTCG）2011 Meta 分析显示[11]，无论患者的年龄、是否化疗、淋巴结状态，与对照组相比，5 年服用他莫昔芬组的 15 年乳腺癌复发风险减少 13.2% 和死亡风险减少 9.2%。SOFT 试验的 5 年结果（$n=3066$）表明，在没有接受化疗的低风险患者中，他莫昔芬基础上添加 OFS 来升级 ET 没有显著的获益。无论加或不加 OFS，5 年的 BCFI 都为 95%，很少有远处复发。中位随访 8 年后更新的结果显示，在总体人群中，在他莫昔芬中加入 OFS 后，无病生存率（DFS）显著提高了 4.4%（83.2% vs. 78.8%，HR=0.76，95%CI 0.62～0.93，$P=0.009$）[21]。在未接受化疗的低风险 HER2 阴性患者中，预后的绝对改善已被列出（表 11-2）。尤其

表 11-2　在 SOFT 研究中的低风险 HER2 阴性患者 8 年绝对疾病改善情况

指　标	组　别	无化疗	绝对改善率（%）
DFS	T+OFS	90.6%	3.2
	T	87.4%	
BCFI	T+OFS	93.3%	1.3
	T	92.0%	
DRFI	T+OFS	98.0%	0.1
	T	97.9%	
OS	T+OFS	98.4%	−0.7
	T	99.1%	

DFS. 无病生存；BCFI. 无乳腺癌间隔期；DRFI. 无远处复发间隔期；OS. 总体生存；OFS. 卵巢功能抑制；T. 他莫昔芬

值得一提的是，接受他莫昔芬 –OFS 治疗的患者比单独服用他莫昔芬的患者 BCFI 提高了 1.3%（分别为 93.3% 和 92.0%）。在这些低风险患者中很少有远处复发，并且在每个治疗组中 98% 的患者存活（图 11–2 和图 11–3）。

东部小肿瘤合作组（ECOG）试验 3193（n=345），还对未接受辅助化疗的小肿瘤（＜ 3cm）淋巴结阴性乳腺患者进行了 5 年的他莫昔芬和他莫昔芬 –OFS 的比较[22]。平均随访 9.9 年，两组 5 年 DFS

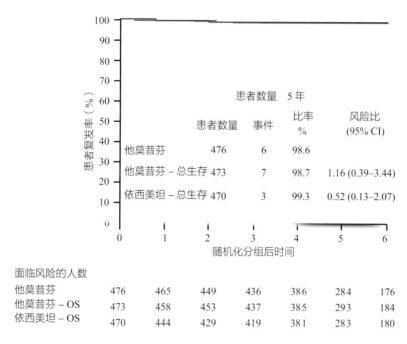

▲ 图 11–2　未接受化疗组患者 5 年免于远处复发率

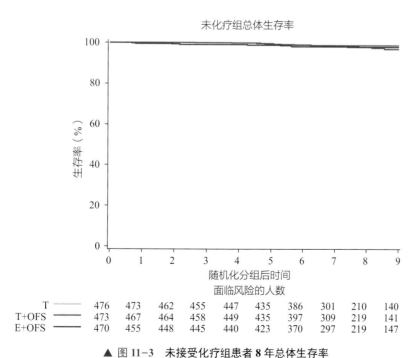

▲ 图 11–3　未接受化疗组患者 8 年总体生存率
T. 他莫昔芬组；T+OFS. 他莫昔芬 + 卵巢功能抑制组；E+OFS. 依西美坦 + 卵巢功能抑制组

（87.9% vs. 89.7%；$P=0.62$）和 OS（95.2% vs. 97.6%；$P=0.67$）无显著差异。

因此，他莫昔芬仍是低风险女性的首选 ET 药物。

三、中度复发风险患者

临床复发中度风险的定义（表 11-1）具有挑战性和随意性。总的来说，对于女性患者，依西美坦联合 OFS 的获益较他莫昔芬加或不加 OFS 来说是中等的，5 年获益大约 5%，因此要求对获益和不利因素进行个性化和平衡性讨论。值得注意的是，本队列中研究对象不包括接受化疗的高风险女性，依西美坦联合 OFS 与他莫昔芬联合 OFS 相比，5 年 BCFI > 95% 的获益约为 10%，引起质疑的是在内分泌治疗有效时，是否普遍增加了辅助化疗。在 TAILORx 研究中，随机接受单独 ET 或化疗联合 ET 的中度风险评分（11~25 分）患者的结局似乎因[23]年龄不同而不同。虽然就整体分析而言，单独给 ET 加化疗没有使患者获益，但是在非计划亚组分析中显示，对于复发评分在 21~25 分且随机接受化疗的 < 50 岁的患者，9 年时远处复发率提高了 6.5%，而在 OS 方面没有差异。但是考虑到分析的非计划的性质，以及在试验中几乎所有绝经前女性只接受了他莫昔芬（13% 只接受了 OFS），因此这些结果需要更为谨慎的解释。RxPONDER 研究中（NCT01272037）将复发评分 < 25 的 pN_{1a} 患者随机分为单纯 ET 或化疗联合 ET，这项结果将有助于更好地阐明 ET 基础上加用化疗的作用。

四、复发高危患者

复发高危患者的治疗升级是多项研究的共同主题[24]，除了口服 ET 治疗外，OFS 的作用也已经争论了几十年[25]。准确识别出可能从升级治疗获益的女性患者仍然具有挑战[26]。在 SOFT 研究中，HER2 阴性高危患者（$n=2586$）8 年疾病预后的绝对改善总结已被列出（表 11-3）。特别的是，在接受依西美坦 – OFS 治疗的患者中，DFS 改善了 11.2%（83.1%），相比之下，仅接受他莫昔芬治疗的患者（71.9%），DRFI 改善了 6.0%（分别为 86.8% 和 80.8%）。在 TEXT-SOFT 中，HER2 阴性患者（$n=4035$）8 年疾病预后的绝对改善情况汇总于本文（表 11-4）。分析证实了与他莫昔芬[21]相比，依西美坦 – OFS 的患者得到持续性获益。接受依西美坦 – OFS 治疗的女性 DFS 率提高了 5.4%（分别为 88.1% 和 82.7%），DRFI 提高了 2.1%（分别为 91.8% 和 89.7%）（表 11-4）。远处复发对乳腺癌预后有很大影响，一项回顾性队列研究显示，与远期转移患者相比，远处复发患者死亡的中位时间明显更长（分别为 6.4 年和 3.4 年）[27]。此外，局部复发女性的 10 年生存率为 56%，而远处复发[28]女性的 10 年生存率仅为 9%。远处复发对绝经前女性的生活质量、家庭和个人成就感有显著影响，并且增加了显著的经济负担[29]。在 SOFT 研究中，与他莫昔芬组（85.2%）相比，8 年的 OS 依西美坦 – OFS 组（88.7%）改善了 3.5%，他莫昔芬 – OFS 组（87.7%）改善了 2.5%（表 11-3）。在 TEXT-SOFT 的 HER2 阴性患者化疗队列中，其中在依西美坦 – OFS 组和他莫昔芬 – OFS 组中，分别有 7.0% 的患者，8 年 DRFI 提高了 5.0%（图 11-4）。

表 11-3 在 SOFT 研究中的高风险 HER2 阴性患者 8 年绝对疾病改善情况

指　标	组　别	化疗组	与 T 组相比绝对改善率（%）
8 年 DFS	E+OFS	83.1%	11.2
	T+OFS	73.9%	2.0
	T	71.9%	
8 年 BCFI	E+OFS	84.8%	10.1
	T+OFS	76.3%	1.6
	T	74.7%	
8 年 DRFI	E+OFS	86.8%	6.0
	T+OFS	79.8%	−1.0
	T	80.8%	
8 年 OS	E+OFS	88.7%	3.5
	T+OFS	87.7%	2.5
	T	85.2%	

DFS. 无病生存；BCFI. 无乳腺癌间隔期；DRFI. 无远处复发间隔期；OS. 总体生存；OFS. 卵巢功能抑制；E. 依西美坦；T. 他莫昔芬

表 11-4 在 TEXT-SOFT 研究中 HER2 阴性患者 8 年绝对疾病改善情况

指　标	组　别	总人口	绝对改善率（%）
DFS	E+OFS	88.1%	5.4
	T+OFS	82.7%	
BCFI	E+OFS	90.1%	5.0
	T+OFS	85.1%	
DRFI	E+OFS	91.8%	2.1
	T+OFS	89.7%	
OS	E+OFS	94.0%	1.0
	T+OFS	93.0%	

DFS. 无病生存；BCFI. 无乳腺癌间隔期；DRFI. 无远处复发间隔期；OS. 总体生存；OFS. 卵巢功能抑制；E. 依西美坦；T. 他莫昔芬

在 TEXT 研究中，我们知道所有患者都将接受 OFS 治疗，而在 SOFT 研究中 OFS 是随机分配的，因此这可能影响了患者对化疗的选择。例如，与 TEXT 研究相比，在 SOFT 研究中更多的年轻患者（＜ 40 岁）接受化疗，比例分别为 47.8% 和 28.4%，其中淋巴结阴性患者比例分别为 41.5% 和 31.4%，而在单纯接受 ET 治疗的患者中，超过 20% 的患者有 1～3 个阳性淋巴结。与 TEXT 研究相比 SOFT 研究中女性接受辅助化疗的高风险特征，可以部分解释在绝对改善上的结果不同。

接受依西美坦 –OFS 的患者的 OS 为 94.1%（95%CI 92.9%～95.1%），接受他莫昔芬 –OFS 的患

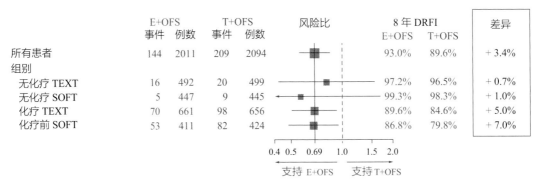

	E+OFS		T+OFS		风险比	8年 DRFI		差异
	事件	例数	事件	例数		E+OFS	T+OFS	
所有患者	144	2011	209	2094		93.0%	89.6%	+ 3.4%
组别								
无化疗 TEXT	16	492	20	499		97.2%	96.5%	+ 0.7%
无化疗 SOFT	5	447	9	445		99.3%	98.3%	+ 1.0%
化疗 TEXT	70	661	98	656		89.6%	84.6%	+ 5.0%
化疗前 SOFT	53	411	82	424		86.8%	79.8%	+ 7.0%

0.4 0.5 0.69 1.0 1.5 2.0
支持 E+OFS   支持 T+OFS

▲ 图 11-4　在 SOFT-TEXT 研究中 HER2 阴性患者 8 年免于远处复发率

TEXT. 他莫昔芬、依西美坦试验；SOFT. 抑制卵巢功能试验；OFS. 卵巢功能抑制；E. 依西美坦；T. 他莫昔芬；DRFI. 无远处复发间隔期

者的 OS 为 93.4%（95%CI 92.1%～94.5%）（HR=0.86，95%CI 0.68～1.10）。SOFT 研究中 OS 结果与 ABCSG12（奥地利乳腺癌和结直肠癌研究）结果不同，后者随机选取 1803 名绝经前患者，给予 3 年戈舍瑞林 + 他莫昔芬或阿那曲唑[30] 治疗。在 94.4 个月的中位随访后，两种治疗方法的 DFS 无差异，但观察到阿那曲唑治疗的患者有更高的死亡风险（HR=1.63，95%CI 1.05～1.45，P=0.03）。相比之下，在 SOFT-TEXT 研究中，研究小组之间的 8 年 OS 无差别（HR=0.98，95%CI 0.79～1.22）。ABCSG-12 和 SOFT 研究有一些差异，这些差异可以潜在地解释这些结果，特别是在奥地利的试验中，统计效力较低（事件数是 SOFT 的一半），纳入风险较低的患者（75%T_1，65%N_0，只有 10% 接受化疗），治疗时间只有 3 年，这并不是目前 ET 的标准治疗。

非常年轻的女性（小于 35 岁）历来预后不良，局部和远处复发率增高[1, 5]。在入选 SOFT 组的高危 HER2 阴性、年龄＜ 35 岁患者（n=240）中，与仅使用他莫昔芬（67.1%）相比，接受他莫昔芬 –OFS 的患者 5 年 BCFI 提高了 8.8%（75.9%）；依西美坦 – OFS 的患者 5 年 BCFI 提高了 16.1%（83.2%）。在 TEXTHER2- 患者（n=145）中，依西美坦（81.6%）与他莫昔芬（79.2%）相比，5 年 BCFI 改善 2.4%[31]。总的来说，更新的研究结果表明，通过将内分泌治疗中的他莫昔芬（73.8%）升级为他莫昔芬 –OFS（77.5%）和依西美坦 –OFS（82.4%），非常年轻的患者 8 年 DRFI 显著改善。在 HER2 阴性、年龄＜ 35 岁的患者中，依西美坦 –OFS 治疗后 DRFI 改善 7.6%，OS 改善 4.0%（图 11-3）。

给予 OFS 和化疗的时间在 SOFT-TEXT 研究中有所不同，SOFT 研究中是序贯使用的，在 TEXT 研究中是同步进行的。为了解决关于 ET 与化疗同时使用的理论问题及启动 OFS 的最佳时机，我们比较了 1872 例 HER2 患者在最后一次化疗后 1 年开始的 BCFI，这些患者中位随访时间为 5 年[32]。与化疗后加用 OFS 相比，无论是总体人群（4 年 BIFI 两组均为 89%，HR=1.11，95%CI 0.69～1.72，P=0.72）还是 692 名诊断时年龄＜ 40 岁的患者（HR=1.13，95%CI 0.69～1.84），OFS 与化疗同时应用并不提升获益或增加有害影响。因此，临床医生可以选择最适当的个体策略，同时考虑到伴随 OFS 对永久性 CIA[33] 的潜在保护作用。

相互矛盾的研究结论质疑了 AI 对超重 / 肥胖患者的益处：脂肪组织中增加的身体芳香化可能会潜在地减少 AI 对雌激素产生的抑制。在 ABCSG-12 试验中，使用阿那曲唑治疗的超重（BMI ≥ 25kg/m²）

患者的复发和死亡风险显著增高（HR=1.49，95%CI 0.93～2.38，P=0.08；HR=3.03，95%CI 1.35～6.82，P=0.004）[34]。在等待来自 TEXT-SOFT 研究的 BMI 数据的同时，还没有明确的数据表明，尽量不要给超重患者开 AI 处方。

HR 阳性女性患者的复发和死亡均无平稳期，但晚期复发和死亡的风险持续较低[35]。即使是在 5 年的他莫昔芬治疗之后，至少 15 年的晚期复发发生率为 2%。对 1990—2003 年确诊并纳入 SEER 数据库的 111 993 例患者的分析显示，根据 HR 的表达，不同的乳腺癌特异性死亡率（breast cancer-specific mortality，BCSM）的危害。在前 5 年，在 HR 阴性肿瘤患者中 BCSM 较高（HR=1.94，2～5 年的 95%CI 1.85～2.05），而确诊后 5～10 年，HR 阳性患者发生 BCSM 的风险高于 HR 阴性患者（HR=0.71，95%CI 0.66～0.76）。此外，年轻患者在诊断后 5～10 年发生 BCSM 的风险明显更高（HR=0.43，95%CI 0.35～0.52），并且与节点状态无关[36]。一些临床病理参数（如淋巴结状态和肿瘤大小）也与晚期复发风险增加有关。总之，这些数据可以帮助临床医生选择哪些患者是延长 ET 的最佳候选者。目前针对远处转移和远处复发没有可以预测的特异性基因[6,37]。特别是，这些检测都不能明确复发风险较高的患者是否能从延长辅助治疗 ET 中获得实质性益处。因此，需要进一步检测个体的生物标记或特征的研究，以识别晚期复发风险较高的女性，尤其是淋巴结阴性的复发风险较高的患者。

支持绝经前女性延长辅助 ET 的唯一随机数据来自 ATLAS 研究[38]（n=15 244）和 aTTom（HR 阳性 n=6100）研究，这些研究探索了 10 年和 5 年他莫昔芬的疗效。在 ATLAS 试验中，在平均 7.6 年的随访后，10 年他莫昔芬降低了 3.7% 的 HR 阳性乳腺癌复发风险（RR=0.84，95%CI 0.76～0.94）。延长治疗还显著降低了 5～14 年乳腺癌死亡率（2.8%）（12.2% vs. 15.0%）、总死亡率和 10 年对侧乳腺癌的发病率。不考虑节点状态的情况下，10 年治疗期限对乳腺癌患者的保护作用能够很好地延续（第 5～9 年 RR=0.90，95%CI 0.79～1.02；随后一年 RR=0.75，95%CI 0.62～0.90）。绝经前患者在研究人群中占少数（19% 患者年龄＜ 45 岁），这个亚组没有达到统计学意义，可能是因为事件样本量过少。在 ATTOM 试验中，尽管 60% 的患者未检测 HR 状态，但与 5 年治疗组相比，长期治疗组的乳腺癌复发率更低（16.7% vs. 19.3%，P=0.003）。5～6 年的 RR 值为 0.99（0.86～1.15），后期为 0.75（0.66～0.86）。更长时间的治疗也降低了 3% 的乳腺癌死亡率（21% vs. 24%；5～9 年的 RR 为 1.03，随后为 0.77）和总死亡率（849 例 vs. 910 例死亡，P=0.1，5～9 年的 RR 为 1.05，随后为 0.86）。这些结果已经被最近的指南所采纳[10,13,14]，所有的结果都支持对绝经前患者使用他莫昔芬延续到 10 年。有两项研究表明，非乳腺癌的死亡率几乎没有受到延长治疗的影响；在 ATLAS 中，肺栓塞的风险较高（RR=1.87，95%CI 1.13～3.07，P=0.01），而脑卒中的发生率没有增加（RR=1.06）。

在 NCICCTGMA.17/BIG1-97 研究[39]中，总的来说，在 5 年他莫昔芬治疗后接受 5 年来曲唑治疗的患者，DFS 得到改善，但显著的 OS 获益只有在淋巴结阳性的患者中才明显。最佳 DFS 获益（HR=0.25，95%CI 0.12～0.51）是在随机分组时确诊为绝经后的绝经前女性，本研究结果在有临床症状的导向下为这一亚组患者提供了一种新的治疗选择。

GnRHa 的最佳持续时间尚未确定。在不同的试验中，GnRHa 被给予 2 年、3 年或 5 年，但是没有直接的比较。2015 年 ESMO 指南建议 [14] 至少治疗 2 年。ABCSG-12 试验 [30] 治疗 3 年的获益结果表明这是合理的，特别是对低风险女性或报告严重不良反应的患者来说。在 SOFT-TEXT 研究中 OFS 的持续时间为 5 年。到目前为止，没有关于 GnRHa 延长超过 5 年的数据。一项 II 期单臂试验评估了至少 4.5 年的他莫昔芬辅助治疗后，2 年的 OFS 联合来曲唑 [40]。该研究在登记了 16 名患者超过 3 年半后结束，表明年轻女性可能不太愿意延长 OFS，因此对未来研究的可行性提出了挑战。

随机 III 期 ASTRRA 研究的近期结果显示，与单用他莫昔芬相比，在化疗后卵巢功能恢复较晚（2 年内）的女性中，增加 2 年 OFS 可显著改善 5 年 DFS（3.6% 绝对改善，HR=0.686，95%CI 0.483～0.972，P=0.033）[41]。这种新的治疗方法尤其适用于绝经前的老年女性，她们有较高的罹患 CIA 的风险。

五、HER2 阳性人口

在 SOFT 研究的 8 年中位随访中，他莫昔芬 -OFS 与单独使用他莫昔芬相比有更大的 DFS 收益（HR=0.41，95%CI 0.22～0.75）。在 TEXT 中，与他莫昔芬相比，依西美坦并没有显示 HER2 阳性患者的优势（HR=1.17，95%CI 0.80～1.71）。考虑到辅助 HER2 靶向治疗在研究期间就开始了，因此并不是所有 HER2 阳性患者都接受了，考虑到在 SOFT-TEXT 中患者特征、化疗方案和 OFS 启动（顺序或同时进行化疗）的差异性，我们计划进行更深入的分析。

六、内分泌治疗的不良反应

ET 与多种身体和心理社会的早期和晚期不良反应有关，特别是使用的药物及其持续时间。准确评估特定化合物的潜在禁忌证和掌握最常见毒性的应对策略应该是日常临床护理的一部分。特别是卫生专业人员应定期评估和鼓励患者对 ET[42] 的依从性，并解决具体的不良反应以减轻症状从而改善对 ET[43] 的依从性。患者结果测量（PROM）已被报道用于改善症状、监测症状报告的准确性和发现癌症患者未识别的问题 [44]，但不影响患者管理或改善预后 [45]。特别是在年轻女性中，经过科学验证的、创新的、结构化的交流和支持性工具（如在线项目、基于互联网的干预措施）将有助于克服获得支持的障碍，如儿童和家庭护理、工作时间表和距离医疗服务 [10] 的地理距离。电子工具（e-PRO）可能有助于年轻患者在家中报告不良事件，从而提高癌症治疗的安全性 [46, 47]。由于 ET 的不良反应来源于抑制雌激素分泌或内质网阻滞，因此雌激素剥夺引起不良反应的发展是否可能与 ET 的益处有关一直被质疑。许多非计划回顾性分析评估 ET 相关不良反应与乳腺癌结局之间的一般关联。大多数但不是所有的分析确定了肌肉骨骼毒性与改善 DFS 和 OS 之间的正相关关系，血管舒缩症状与改善预后之间的关系也有报道。这些数据有很大的局限性（如由医生分级的不良事件而不是专业的、在各个研究中对肌肉骨骼症状没有一致的定义、基线时排除有症状的患者），这使得这些发现很难应用于临床实践 [48]。

（一）他莫昔芬

他莫昔芬最常见的不良反应包括更年期症状（如潮热、体重增加、睡眠障碍、性功能障碍和妇科并发症），这些症状可能对生活质量产生负面影响，即罕见但严重的不良反应包括子宫内膜癌和血栓栓塞的风险。绝经前女性几乎没有患子宫内膜癌的风险，也没有发生肺栓塞的风险。子宫内膜癌和血栓栓塞的发生率非常低，即使是较长的治疗时间（他莫昔芬治疗子宫内膜癌的发生率为 3.1%，而安慰剂治疗的女性为 1.6%，ATLAS 试验中肺栓塞的相对风险为 1.87%）。

与绝经期女性相反，他莫昔芬可能会降低绝经前女性的骨密度（BMD），可能是因为它在骨骼中的雌激素样作用比它阻止的内源性雌激素更弱。在 ZIPP（佐拉地克斯用于绝经前患者）试验中，比较了不同的辅助治疗（6 个周期的 CMF ± 2 年的戈舍瑞林，戈舍瑞林 + 他莫昔芬，或他莫昔芬），在 2 年的治疗后发现 BMD 在仅接受他莫昔芬治疗的患者中显著下降[49]。在 111 名芬兰绝经前女性中，他莫昔芬与骨质丢失有关，这些女性在辅助化疗后仍有月经，并且在那些发生 CIA[50] 的女性中防止了骨质丢失。因此，必须定期检查骨密度，并通过饮食或补充剂摄入足够的钙和维生素 D（分别为每天 1000mg 和每天 800～1000U）[10]。治疗相关的骨质丢失应按照标准建议处理。

绝经女性低密度脂蛋白和总胆固醇的降低在绝经前[51] 患者中不明显。

他莫昔芬对卵巢功能的影响尚不清楚。一项对 250 名未接受化疗的患有原位导管癌或 EBC 的美国绝经前女性的回顾性研究表明，与未接受化疗的女性相比，服用他莫昔芬的女性闭经更频繁（22% vs. 3%，$P < 0.001$）[52]。年轻女性应该被告知在服用他莫昔芬时怀孕的可能性[53]。他莫昔芬可能对雌激素水平产生相反的作用。低雌激素血症伴高雄激素血症可引起脱发等不良反应，而对正常垂体负反馈的干扰可导致 FSH 升高和卵巢甾体生成，增加卵巢囊肿[54] 的发生率。

他莫昔芬可能会对绝经女性的认知能力产生负面影响，尤其是影响语言记忆、执行功能和叙事写作[55, 56]，但很少有针对绝经前女性的具体研究。在 ZIPP 试验中，内分泌治疗和化疗（CMF）均未影响患者的记忆和[57] 自我评价。人们对参与 CO-SOFT[58] 亚研究的患者的认知功能进行了前瞻性研究：尽管样本规模小（86 名参与者），单独服用他莫昔芬的患者与口服内分泌治疗联合 OFS 的患者在整体认知功能上没有差异，而后者则抱怨自我报告的认知功能恶化更严重。最近对 14 项研究的 Meta 分析（911 例服用 AI 或他莫昔芬的乳腺癌患者和 911 对照组）即[59] 显示，语言学习 / 记忆是唯一的领域，ET 患者的表现比两个对照组差。他莫昔芬和 AI 患者之间总体上没有差异。有必要进行额外的研究来评估治疗前性能的变化及类固醇和非甾体类 AI 之间的潜在差异。

基因多态性可通过 CYP2D6 酶对低浓度或广泛的他莫昔芬代谢物进行分类，从而导致他莫昔芬临床活性代谢物恩多西芬的血浆浓度不同。在绝经女性中，人们曾多次尝试探索他莫昔芬代谢对毒性和结果的影响，但结果不一致，迄今为止阻止了药物基因组学数据为临床决策提供信息[60, 61]。同时使用抑制 CYP2D6 的药物可能导致恩多西芬的浓度降低。因此，在使用他莫昔芬治疗时，应尽可能避免使用有效的 CYP2D6 抑制药（如帕罗西汀、氟西汀、奎尼丁或安非他酮）。

（二）卵巢功能抑制

口服 ET 中加入 OFS 与更严重的绝经期症状、焦虑和抑郁有关[12]：对于有严重不良反应的女性患者，应根据复发风险和 OFS 中断的个体风险来讨论其风险 – 效益比[16]，生活质量的不良反应[62]已经在 SOFT 中被广泛分析。总的来说，在他莫昔芬中添加 OFS 会导致更严重的内分泌症状和性功能障碍、肌肉骨骼症状、高血压和糖尿病。所有超过 5 年治疗期的女性，没有出现新的毒性信号[21]：接受 OFS 的患者骨质疏松症（t 评分 < –2.5）比接受他莫昔芬的患者增加了 1 倍。生命质量在治疗的前 2 年受到影响，但与基线相比变化很小，并且在治疗组之间相似。PACIS（慢性疾病感知调整量表）测量的症状特异性生活质量、治疗负担和应对努力方面的短期差异[63]在有化疗经历的患者中不那么显著，这一队列从 OFS 疾病控制中获益最大。

在 OFS 下应定期检查激素水平（如每 6 个月），特别是在担心卵巢功能未被抑制和患者正在接受人工授精[10]时，因为闭经本身并不是 OFS[15]有效的可靠指标。现有的检测方法没有标准化，在雌二醇水平非常低的情况下，其准确性和解释可能存在问题[64]。在最温和的亚研究中，多达 17% 的患者在 12 个月的治疗后没有达到最佳的雌激素抑制[65]。

3 个月与 1 个月使用 GnRHa 的疗效和安全性尚未得到适当的研究。Masuda 及其同事发现，在雌二醇抑制、安全性和耐受性方面，3 个月使用的戈舍瑞林并不逊色于每月使用[66]。在临床实践中，对于 40 岁以下的女性，季度给药可能不能有效地抑制雌二醇水平，因此每月给药应首选[10]。如果证实任何一种药物的抑制作用都不充分，应根据患者的年龄和疾病特征分别讨论单独使用他莫昔芬或双侧卵巢切除术。

在那些成本和可用性存在问题的国家，双侧卵巢切除术和盆腔放疗是 GnRHa 的合理替代品，但 OFS 的药理学则应尽可能避免过早绝经并允许计划怀孕。

（三）芳香化酶抑制药

在 TEXT 研究中，依西美坦 – OFS 的不良事件概况与绝经后女性 AI 患者的肌肉骨骼症状相似，性功能障碍是最常见的不良反应。在 8 年的中位随访中，毒性与[21]早期评估没有差异，特别是随着随访时间的延长，骨质疏松症（T 评分低于 –2.5）和骨折的发生率没有显著增加（分别为 14.8% 和 7.7%）。总的来说，在 5 年中，生活质量的变化与基线相比很小，而且他莫昔芬 + OFS 和依西美坦 + OFS 之间没有本质差异[67]。从生活质量角度来看，没有明显的迹象表明支持其中一种治疗，这表明两种治疗的显著不良反应需要单独治疗。

CYP19A1 基因编码芳香化酶：该基因的遗传变异可能导致芳香化酶活性的增加或减少，并影响循环雌激素的水平。最近的一项综述和 Meta 分析分析了常见 CYP19A1 多态性对绝经后 AI 患者的影响[68]，显示研究之间存在异质性。在 SOFT–TEXT 中，CYP19A1rs10046 变异型 T/T 与 C/T 或 C/C 变异型患者

相比，依西美坦 +OFS 下的潮热 / 出汗发生率更低 [69]。在基因多态性可用于指导个别患者的 AI 治疗之前，还需要更多的研究和证据。

七、坚持

ET 的依从性和持久性是相关的，并可能影响疾病结局 [70, 71]。年轻是不依从的已知危险因素，即不按规定频率服用正确的剂量和非持续性（即不按规定的频率服用正确剂量）。但对于年轻女性不太可能按处方服用 ET 的原因却知之甚少 [72]。515 名年龄小于 45 岁的 HR 阳性疾病患者推荐使用他莫昔芬，其中 71.1% 坚持治疗，13.4% 拒绝服用，15.5% 在 5 年前停止服用他莫昔芬 [73]。患者不坚持的主要原因包括担心不良反应（36%）和生育能力（34%）。生育担忧是仅次于不良反应的最常见的停药原因。此外，不再害怕癌症复发、缺乏社会支持及诊断时没有机会提问也会随着时间的推移影响他莫昔芬的中断 [74]。

在中位随访 8 年后，他莫昔芬组的 22.5%，他莫昔芬 +OFS 组的 18.5%，依西美坦 +OFS 组的 27.8% 早期停止口服 ET。早期停止 GnRHa 注射，不替代卵巢消融，治疗组间相似（约 20%）。在 SOFT-TEXT 研究中，总的来说，中位随访 8 年后，21.5% 的患者早期停止口服 ET 的情况，在依西美坦组（23.7%）比他莫昔芬组（19.3%）更频繁。早期停用雷公藤而不替代卵巢消融的患者分别为 14% 和 19%。总的来说，在 SOFT-TEXT [31] 研究中，19.8% 的小于 35 岁的女性早期停止了所有方案指定的治疗。不坚持口服 ET 的女性＜ 35 岁（P=0.01）比≥ 35 岁的女性高（开始后 4 年分别为 25% 和 21%）。在 35 岁以下的患者中（P=0.009），不依从 OFS 治疗的比例明显高于老年绝经前患者（在开始治疗 4 年后分别为 23% 和 17%）。对于个体患者，卫生专业人员应仔细权衡与 ET 升级相关的不良反应和对生活质量的影响、复发风险和疾病结局预期的绝对改善。根据最新的指南 [10]，应该实施专门用于评估和管理早期和晚期治疗不良反应的诊所，以提高依从性和持久性。

八、未来展望和挑战

尽管接受现代辅助 ET 治疗的年轻 HR 阳性乳腺癌患者的结果有了实质性的改善，但是医护人员和患者仍然面临着一些挑战。事实上，内分泌抵抗可能会发展并导致疾病复发。内分泌抵抗的几个潜在的靶向机制已被确认，如上调其他生长途径（如 mTOR 和 CDK4/6）[75]。一些对绝经前患者开放的研究正在评估在标准佐剂 ET 中加入 CDK4/6 抑制药的有效性和安全性：PALLAS（NCT02513394）正在研究帕博西尼（palbociclib）的加入；MonarchE（NCT03155997）正在评估阿贝西尼（abemaciclib）在高危、淋巴结阳性疾病患者中的应用；earLEE-1（NCT03078751）和 earLEE-2（NCT03081234）将分别评估瑞博西林（ribociclib）在高危险和中危险患者中的作用。mTOR 抑制药伊维莫司正在高危疾病患者中进行评估（NCT01674140）。

九、结论

为了进一步改善年轻女性 HR 阳性早期乳腺癌的管理，临床医生需要学习如何最好地将现代随机临床试验收集的信息纳入个体患者的护理。因此，肿瘤学家需要根据目前可用的预测和预后因素来精确评估复发风险，以确定哪些患者将 ET 从他莫昔芬升级为他莫昔芬 + OFS 和依西美坦 + OFS 会导致额外的不良反应。治疗计划应该总是在多学科的背景下讨论和同意。

他莫昔芬仍然是低风险患者或耐受药物 OFS 或 AI 联合治疗的标准治疗。中高危险疾病应综合治疗。改善生活质量和减少不良反应也是最好的利用现有治疗的关键。在治疗决策过程中，患者应始终被视为积极的伙伴，以提高治疗动机和依从性。最后，治疗的选择应该考虑药物的可得性和药物经济问题，不幸的是，在许多低收入国家，药物经济问题仍然阻碍了许多有效治疗的提供。

参考文献

[1] Azim HA Jr, et al. Elucidating prognosis and biology of breast cancer arising in young women using gene expression profiling. Clin Cancer Res. 2012;18(5):1341–51.

[2] Keegan TH, et al. Occurrence of breast cancer subtypes in adolescent and young adult women. Breast Cancer Res. 2012;14(2):R55.

[3] Swain SM, et al. Quantitative gene expression by recurrence score in ER-positive breast Cancer, by age. Adv Ther. 2015;32(12):1222–36.

[4] Chollet-Hinton L, et al. Breast cancer biologic and etiologic heterogeneity by young age and menopausal status in the Carolina breast cancer study: a case-control study. Breast Cancer Res. 2016;18(1):79.

[5] Partridge AH, et al. Subtype-dependent relationship between young age at diagnosis and breast cancer survival. J Clin Oncol. 2016;34(27):3308–14.

[6] Sestak I, Cuzick J. Markers for the identification of late breast cancer recurrence. Breast Cancer Res. 2015;17:10.

[7] Paik S, et al. A multigene assay to predict recurrence of tamoxifen-treated, node-negative breast cancer. N Engl J Med. 2004;351(27):2817–26.

[8] Sparano JA, et al. Prospective validation of a 21-gene expression assay in breast cancer. N Engl J Med. 2015;373(21):2005–14.

[9] Cardoso F, et al. 70-gene signature as an aid to treatment decisions in early-stage breast cancer. N Engl J Med. 2016;375(8):717–29.

[10] Paluch-Shimon S, et al. ESO-ESMO 3rd international consensus guidelines for breast cancer in young women (BCY3). Breast. 2017;35:203–17.

[11] Early Breast Cancer Trialists' Collaborative Group (EBCTCG), et al. Relevance of breast cancer hormone receptors and other factors to the efficacy of adjuvant tamoxifen: patient-level meta-analysis of randomised trials. Lancet. 2011;378(9793):771–84.

[12] Burstein HJ, et al. Adjuvant endocrine therapy for women with hormone receptor-positive breast cancer: American Society of Clinical Oncology clinical practice guideline update on ovarian suppression. J Clin Oncol. 2016;34(14):1689–701.

[13] Curigliano G, et al. De-escalating and escalating treatments for early-stage breast cancer: the St. Gallen international expert consensus conference on the primary therapy of early breast Cancer 2017. Ann Oncol. 2017;28(8):1700–12.

[14] Senkus E, et al. Primary breast cancer: ESMO clinical practice guidelines for diagnosis, treatment and follow-up. Ann Oncol. 2015;26(Suppl 5):v8–30.

[15] Dowsett M, et al. The biology of steroid hormones and endocrine treatment of breast cancer. Breast. 2005;14(6):452–7.

[16] Francis PA, et al. Adjuvant ovarian suppression in premenopausal breast cancer. N Engl J Med. 2015;

372(5):436–46.

[17] Pagani O, et al. Adjuvant exemestane with ovarian suppression in premenopausal breast cancer. N Engl J Med. 2014;371(2):107–18.

[18] Regan MM, et al. Adjuvant treatment of premenopausal women with endocrine-responsive early breast cancer: design of the TEXT and SOFT trials. Breast. 2013;22(6):1094–100.

[19] Regan MM, et al. Absolute benefit of adjuvant endocrine therapies for premenopausal women with hormone receptor-positive, human epidermal growth factor receptor 2-negative early breast Cancer: TEXT and SOFT trials. J Clin Oncol. 2016;34(19):2221–31.

[20] Zhou Q, et al. Prognostic impact of chemotherapy-induced amenorrhea on premenopausal breast cancer: a meta-analysis of the literature. Menopause. 2015;22(10):1091–7.

[21] Francis PA, et al. Tailoring adjuvant endocrine therapy for premenopausal breast cancer. N Engl J Med. 2018;379(2):122–37.

[22] Tevaarwerk A L, et al. Phase III comparison of tamoxifen versus tamoxifen plus ovarian function suppression in premenopausal women with node-negative, hormone receptor-positive breast cancer (E-3193, INT-0142): a trial of the eastern cooperative oncology group. J Clin Oncol. 2014;32(35):3948–58.

[23] Sparano JA, et al. Adjuvant chemotherapy guided by a 21-gene expression assay in breast Cancer. N Engl J Med. 2018;379(2):111–21.

[24] Francis PA. Adjuvant endocrine therapy for premenopausal women: type and duration. Breast. 2017;34(Suppl 1): S108–11.

[25] Rossi L, Pagani O. The role of gonadotropin-releasing-hormone analogues in the treatment of breast Cancer. J Women's Health (Larchmt). 2018;27(4):466–75.

[26] Pagani O, Regan MM, Francis PA. Are SOFT and TEXT results practice changing and how? Breast. 2016;27:122–5.

[27] Lamerato L, et al. Breast cancer recurrence and related mortality in U.S. pts with early breast cancer. J Clin Oncol. 2005;23(Suppl 16):738.

[28] Le MG, et al. Prognostic factors for death after an isolated local recurrence in patients with early-stage breast carcinoma. Cancer. 2002;94(11):2813–20.

[29] Sorensen SV, et al. Incidence-based cost-of-illness model for metastatic breast cancer in the United States. Int J Technol Assess Health Care. 2012;28(1):12–21.

[30] Gnant M, et al. Zoledronic acid combined with adjuvant endocrine therapy of tamoxifen versus anastrozol plus ovarian function suppression in premenopausal early breast cancer: final analysis of the Austrian breast and colorectal Cancer study group trial 12. Ann Oncol. 2015;26(2):313–20.

[31] Saha P, et al. Treatment efficacy, adherence, and quality of life among women younger than 35 years in the international breast Cancer study group TEXT and SOFT adjuvant endocrine therapy trials. J Clin Oncol. 2017;35(27):3113–22.

[32] Regan MM, et al. Concurrent and sequential initiation of ovarian function suppression with chemotherapy in premenopausal women with endocrine-responsive early breast cancer: an exploratory analysis of TEXT and SOFT. Ann Oncol. 2017;28(9):2225–32.

[33] Lambertini M, et al. Gonadotropin-releasing hormone agonists during chemotherapy for preservation of ovarian function and fertility in premenopausal patients with early breast cancer: a systematic review and meta-analysis of individual patient-level data. J Clin Oncol. 2018;36(19):1981–90.

[34] Pfeiler G, et al. Impact of body mass index on the efficacy of endocrine therapy in premenopausal patients with breast cancer: an analysis of the prospective ABCSG-12 trial. J Clin Oncol. 2011;29(19):2653–9.

[35] Jatoi I, et al. Breast cancer adjuvant therapy: time to consider its time-dependent effects. J Clin Oncol. 2011;29(17):2301–4.

[36] Yu KD, et al. Hazard of breast cancer-specific mortality among women with estrogen receptor-positive breast cancer after five years from diagnosis: implication for extended endocrine therapy. J Clin Endocrinol Metab. 2012;97(12):E2201–9.

[37] Wimmer K, et al. Optimal duration of adjuvant endocrine therapy: how to apply the newest data. Ther Adv Med Oncol. 2017;9(11):679–92.

[38] Davies C, et al. Long-term effects of continuing adjuvant tamoxifen to 10 years versus stopping at 5 years after diagnosis of oestrogen receptor-positive breast cancer: ATLAS, a randomised trial. Lancet. 2013;381(9869):805–16.

[39] Goss PE, et al. Impact of premenopausal status at breast cancer diagnosis in women entered on the placebo-controlled NCIC CTG MA17 trial of extended adjuvant

letrozole. Ann Oncol. 2013;24(2):355–61.

[40] Ruddy KJ, et al. Extended therapy with letrozole and ovarian suppression in premenopausal patients with breast cancer after tamoxifen. Clin Breast Cancer. 2014;14(6):413–6.

[41] Noh WC, et al. Role of adding ovarian function suppression to tamoxifen in young women with hormone-sensitive breast cancer who remain premenopausal or resume menstruation after chemotherapy: the ASTRRA study. J Clin Oncol. 2018;36(Suppl 15):502.

[42] Runowicz CD, et al. American Cancer Society/American Society of Clinical Oncology breast Cancer survivorship care guideline. J Clin Oncol. 2016;34(6):611–35.

[43] Rosenberg SM, et al. Symptoms and symptom attribution among women on endocrine therapy for breast Cancer. Oncologist. 2015;20(6):598–604.

[44] Takeuchi EE, et al. Impact of patient-reported outcomes in oncology: a longitudinal analysis of patient-physician communication. J Clin Oncol. 2011;29(21):2910–7.

[45] Chen J, Ou L, Hollis SJ. A systematic review of the impact of routine collection of patient reported outcome measures on patients, providers and health organisations in an oncologic setting. BMC Health Serv Res. 2013;13:211.

[46] Absolom K, et al. Electronic patient self-reporting of adverse-events: patient information and aDvice (eRAPID): a randomised controlled trial in systemic cancer treatment. BMC Cancer. 2017;17(1):318.

[47] Holch P, et al. Development of an integrated electronic platform for patient self-report and management of adverse events during cancer treatment. Ann Oncol. 2017;28(9):2305–11.

[48] Henry, NL. Endocrine therapy toxicity: management options. Am Soc Clin Oncol Educ Book. 2014:e25–30.

[49] Sverrisdottir A, et al. Bone mineral density among premenopausal women with early breast cancer in a randomized trial of adjuvant endocrine therapy. J Clin Oncol. 2004;22(18):3694–9.

[50] Vehmanen L, et al. Tamoxifen treatment after adjuvant chemotherapy has opposite effects on bone mineral density in premenopausal patients depending on menstrual status. J Clin Oncol. 2006;24(4):675–80.

[51] Rossi L, Pagani O. The modern landscape of endocrine therapy for premenopausal women with breast Cancer.

Breast Care (Basel). 2015;10(5):312–5.

[52] Chien AJ, et al. Association of tamoxifen use and ovarian function in patients with invasive or pre-invasive breast cancer. Breast Cancer Res Treat. 2015;153(1):173–81.

[53] Braems G, et al. Use of tamoxifen before and during pregnancy. Oncologist. 2011;16(11):1547–51.

[54] Christinat A, Di Lascio S, Pagani O. Hormonal therapies in young breast cancer patients: when, what and for how long? J Thorac Dis 2013;5(Suppl 1):S36–46.

[55] Paganini-Hill A, Clark LJ. Preliminary assessment of cognitive function in breast cancer patients treated with tamoxifen. Breast Cancer Res Treat. 2000;64(2):165–76.

[56] Schilder CM, et al. Effects of tamoxifen and exemestane on cognitive functioning of postmenopausal patients with breast cancer: results from the neuropsychological side study of the tamoxifen and exemestane adjuvant multinational trial. J Clin Oncol. 2010;28(8):1294–300.

[57] Nystedt M, et al. Side effects of adjuvant endocrine treatment in premenopausal breast cancer patients: a prospective randomized study. J Clin Oncol. 2003;21(9):1836–44.

[58] Phillips KA, et al. Adjuvant ovarian function suppression and cognitive function in women with breast cancer. Br J Cancer. 2016;114(9):956–64.

[59] Underwood EA, et al. Cognitive sequelae of endocrine therapy in women treated for breast cancer: a meta-analysis. Breast Cancer Res Treat. 2018;168(2):299–310.

[60] Kelly CM, Pritchard KI. CYP2D6 genotype as a marker for benefit of adjuvant tamoxifen in postmenopausal women: lessons learned. J Natl Cancer Inst. 2012;104(6):427–8.

[61] Sacco K, Grech G. Actionable pharmacogenetic markers for prediction and prognosis in breast cancer. EPMA J. 2015;6(1):15.

[62] Ribi K, et al. Adjuvant Tamoxifen plus ovarian function suppression versus Tamoxifen alone in premenopausal women with early breast Cancer: patient-reported outcomes in the suppression of ovarian function trial. J Clin Oncol. 2016;34(14):1601–10.

[63] Hurny C, et al. The Perceived Adjustment to Chronic Illness Scale (PACIS): a global indicator of coping for operable breast cancer patients in clinical trials. Swiss Group for Clinical Cancer Research (SAKK) and the International Breast Cancer Study Group (IBCSG).

Support Care Cancer. 1993;1(4):200–8.

[64] Dowsett M, Folkerd E. Deficits in plasma oestradiol measurement in studies and management of breast cancer. Breast Cancer Res. 2005;7(1):1–4.

[65] Bellet M, et al. Twelve-month estrogen levels in premenopausal women with hormone receptor-positive breast Cancer receiving adjuvant Triptorelin plus Exemestane or Tamoxifen in the suppression of ovarian function trial (SOFT): the SOFT-EST substudy. J Clin Oncol. 2016;34(14):1584–93.

[66] Masuda N, et al. Monthly versus 3-monthly goserelin acetate treatment in pre-menopausal patients with estrogen receptor-positive early breast cancer. Breast Cancer Res Treat. 2011;126(2):443–51.

[67] Bernhard J, et al. Patient-reported outcomes with adjuvant exemestane versus tamoxifen in premenopausal women with early breast cancer undergoing ovarian suppression (TEXT and SOFT): a combined analysis of two phase 3 randomised trials. Lancet Oncol. 2015;16(7):848–58.

[68] Artigalas O, et al. Influence of CYP19A1 polymorphisms on the treatment of breast cancer with aromatase inhibitors: a systematic review and meta-analysis. BMC Med. 2015;13:139.

[69] Johansson H, et al. Impact of CYP19A1 and ESR1 variants on early-onset side effects during combined endocrine therapy in the TEXT trial. Breast Cancer Res. 2016;18(1):110.

[70] Pagani O, et al. Impact of SERM adherence on treatment effect: international breast Cancer study group trials 13-93 and 14-93. Breast Cancer Res Treat. 2013;142(2):455–9.

[71] Hershman DL, et al. Early discontinuation and non-adherence to adjuvant hormonal therapy are associated with increased mortality in women with breast cancer. Breast Cancer Res Treat. 2011;126(2):529–37.

[72] Murphy CC, et al. Adherence to adjuvant hormonal therapy among breast cancer survivors in clinical practice: a systematic review. Breast Cancer Res Treat. 2012;134(2):459–78.

[73] Llarena NC, et al. Impact of fertility concerns on Tamoxifen initiation and persistence. J Natl Cancer Inst. 2015;107(10):djv202.

[74] Cluze C, et al. Adjuvant endocrine therapy with tamoxifen in young women with breast cancer: determinants of interruptions vary over time. Ann Oncol. 2012;23(4):882–90.

[75] Brufsky AM, Dickler MN. Estrogen receptor-positive breast Cancer: exploiting signaling pathways implicated in endocrine resistance. Oncologist. 2018;23:528.

第 12 章 年轻女性晚期乳腺癌系统治疗新进展

Management of Advanced Breast Cancer in Young Women: What's New in Systemic Treatment

Simona Volovat   Joana Mourato Ribeiro   Assia Konsoulova   Shani Paluch–Shimon   Fatima Cardoso   著

一、概述

虽然乳腺癌在年轻女性中发病率不高，小于 40 岁 [1] 的女性发病率不到 5%，但仍然是 20—39 岁 [1] 女性癌症死亡的主要原因。1983 年统计显示，绝经前晚期乳腺癌患者（advanced breast cancer，ABC）的平均生存时间为 35 个月，5 年生存率仅 28%[2]。尽管死亡的绝对值上升，预计到 2030 年 [4] 乳腺癌患者的死亡将增加 43%，但 ABC 的死亡率保持稳定，1975—2014 年的 SEER 报告中显示乳腺癌患者 [3] 的总体 5 年相对生存率为 27%。

近 10 年来，在某些乳腺癌亚型（即 HER2 阳性乳腺癌）晚期乳腺癌中，其治疗手段和疗效都取得了进展。但激素依赖型乳腺癌的预后只有部分改善，而三阴性乳腺癌（TNBC）的预后几乎没有提高，而这两类占所有乳腺癌的 80% 以上 [4]。与 > 45 岁女性相比，≤ 45 岁患者雌激素受体阳性（ER 阳性）的比例略低，在 20—39 岁 [5] 的女性中，ER 阳性比例约为 55%。

目前有关年轻女性 ABC 患者临床研究较少，对这一年龄段乳腺癌的指导建议主要基于回顾性数据，或是从绝经后女性乳腺癌治疗建议中推断出来的。

在 ER 阳性 ABC 患者的治疗中，多个内分泌治疗（ET）方案已证明有效，包括：①选择性雌激素受体调节剂（SERM），如他莫昔芬；②芳香化酶抑制药（AI），如阿那曲唑、曲唑、依西美坦；③卵巢功能抑制 / 去势 ± 他莫昔芬 / AI；④选择性 ER 下调剂（SERD）：氟维司群；⑤孕激素 – 醋酸甲羟孕酮 [6, 7]。最近批准的内分泌制剂联合 CDK 抑制药（CDKi）或 mTOR 抑制药（mTORi）在绝经前和绝经后患者的激素受体阳性 ABC 治疗中发挥了重要作用。

二、ER 阳性 ABC 全身治疗

（一）内分泌治疗

目前绝经前 ER 阳性 ABC 数据尚少，因为在评估内分泌治疗是否靶向药物的临床试验中，该类患者往往被排除，尤其是在临床一线治疗的相关研究中。

除非在有内脏危象、危及生命的疾病或有严重症状的年轻女性 ABC 患者中，内分泌治疗才作为首选。停止化疗后应用（维持 ET）内分泌治疗是可行的，尽管这种方式尚未在随机试验中进行评估。

到目前为止，尽管有研究表明，预测 ET 反应的唯一生物标志物是激素受体的表达及其阳性水平，但目前还没有生物标志物来帮助在不同的 ET 制剂中进行选择，或者确定哪些患者可以从 ET 和靶向制剂的组合中能够获益最多。

最近的 ESO-ESMO ABC 指南建议，ER 阳性 ABC 的年轻女性应用卵巢功能抑制药 / 卵巢切除，然后以与绝经后女性相同的方式进行治疗，即 ET 是否联合靶向治疗 [7, 8]。

1. 卵巢抑制 / 切除

使用促性腺激素释放激素激动剂（GnRHa）下调下丘脑分泌的 GnRH，可有效地对卵巢进行"药物去势"，是手术或放疗去势的替代方法 [9]。GnRHa 对 ABC 患者的疗效首次发表的药物是布舍瑞林 [9] 和戈舍瑞林 [10]。这类化合物还包括亮丙瑞林和曲普瑞林。戈舍瑞林是研究最广泛的 GnRHa，目前没有对不同 GnRHa 进行比较的研究数据。对"药物去势"和"手术去势"进行了比较。在一项随机试验中，ER 阳性和（或）PR 肿瘤患者被分配接受戈舍瑞林（69 例）或外科卵巢切除术（67 例）[11]。两个治疗组的客观有效率 ORR（戈舍瑞林 31% vs. 卵巢切除术 27%）和疾病稳定率相似（戈舍瑞林 28% vs. 卵巢切除术 26%）。戈舍瑞林和卵巢切除术的总生存期和无进展生存期（PFS）相似。外科 OFS 是一个更经济的手段，并可永久的抑制雌激素和避孕，使年轻 ABC 患者绝经更确定，且潜在地避免"flare 综合征"。然而，对于年轻女性来说，它的不可逆特征往往在心理上难以接受。所以，在所有病例中，最好的治疗方式应与患者进行沟通后进行选择 [12, 13]。

在几个 Ⅱ 期研究中，评估了戈舍瑞林单药治疗绝经前和围绝经期晚期乳腺癌，有效率为 14%～70% [14]，激素受体表达的强度能明显预测治疗疗效。在 1982—1988 年 [15]，有 333 名经组织学证实为 Ⅲ～Ⅳ 期乳腺癌患者参与了 29 项 Ⅱ 期研究，研究报告了每月接受戈舍瑞林治疗的患者的预后：中位生存期为 26.5 个月（范围为 0.8～69 个月），ER 阳性的为 33.1 个月，而 ER 阴性 [16] 患者为 15.9 个月；客观缓解率（ORR）为 36%（83/228），ER 阳性患者为 44%，ER 阴性患者为 31%，中位缓解持续时间为 44 周。一般来说，单用 OFS 并不推荐，但在特殊情况下或无法耐受联合内分泌治疗的情况下，可以进行单用 OFS 治疗。

放射引起的去势对于需要绝经的绝经前患者仍然是一种经济有效的选择，尽管它的应用正在减少。一项包含 3317 名患者的 [17] Meta 分析显示，卵巢功能抑制 / 去势与各去势治疗的方法（内科、外科或 RT）相比，在总体存活（OS）方面具有类似的疗效（P=0.37），且无显著不良反应。在这些试验中，大多数患者接受了大照射野的治疗，放射治疗剂量为 1500cGy/5f、1500cGy/4f、1600cGy/4f 和 2000cGy/10f[17]。偶尔会出现长期的局限性，因需要更长时间达到雌二醇降低水平，以及需要长期抑制，导致其在多数指南中不被青睐[7, 18]。

与老年患者相比，患有 ABC 的年轻女性更容易伴有心理社会压力和焦虑[19]。此外，对许多年轻女性来说，特别是在晚期乳腺癌中，卵巢切除术是不可逆的，因此，卵巢切除术推荐在更晚时间应用[20]。

2. 伴或不伴他莫昔芬的卵巢抑制 / 切除

自 20 世纪 70 年代发展以来，他莫昔芬已经成为绝经前 ABC 患者的首选治疗方案，因为它便于服用，而且不需要卵巢功能抑制 / 去势。在过去的几十年里，一些随机试验比较了他莫昔芬和卵巢功能抑制 / 去势作为绝经前女性 ABC 的一线 ET。尽管存在一些局限性（样本量少，激素受体状态不确定），但两种方法的结果相似[21-23]。1997 年，一项对 200 多名可评估患者进行的 4 项研究的 Meta 分析发现，两种治疗方式在 ORR、疾病进展或死亡率方面没有显著差异[24]。

一些研究，包括一项比较 GnRHa ± 他莫昔芬的 Meta 分析，显示了 OFS 和 ET[25] 联合治疗的疗效显著优于其他治疗。所以主要的国际和国内指南[7, 8, 18, 26, 27] 都指出，对于绝经前的绝经期女性，卵巢功能抑制 / 去势的基础上联合 ET 是治疗首选（LoE：1A）。单独使用他莫昔芬也可以考虑，尽管现有数据表明，使用 OFS 可改善疗效。

三项随机试验比较了他莫昔芬 + GnRHa 联合治疗和内分泌单药治疗（除一项试验外其余均为 GnRH 类似物）在 ABC 绝经前女性中的作用[28~30]，对该实验结果的 Meta 分析显示[31]，研究评估了 506 名患者，中位随访时间为 6.8 年，结果显示联合 ET 治疗优于单药治疗。接受联合 ET 治疗的患者有更高的 OS（HR=0.78，P=0.002）和 PFS（HR=0.70，P=0.0003）。客观临床反应率（39% vs. 30%）和反应时间（DoR）（19.4 个月 vs. 11.3 个月）在联合组中也更优[31]。在进行这些试验时，试验不常规收集生活质量和毒性数据。

3. 对卵巢抑制的考量

早在 20 世纪 80 年代，人们就对戈舍瑞林在乳腺癌患者中进行了药效学研究。研究开始使用每日皮下注射制剂[10]，随后使用现在临床实践中推荐的每月持续剂量（3.6mg）。在一项对 118 名绝经前和围绝经期 ABC 患者进行的研究中，也证实了每月使用戈舍瑞林抑制血清中 FSH、LH 和雌二醇浓度的有效性，这些患者的血清雌二醇值均处于绝经后的范围内，即治疗后 2～3 周＜ 30pg/ml[32]。

一种作用时间更长的戈舍瑞林制剂（每 3 个月 10.8mg）的开发更具优势，因为这种制剂可以减少患者门诊就诊量，对患者更方便。然而，对绝经前女性每 3 个月使用一次和每月使用 1 次戈舍瑞林的有效性和安全性等问题已经被提出。为了解决这个问题，一项随机试验比较了这两种给药规则在日本人群中的应用，人群为绝经前雌激素受体阳性早期乳腺癌（n=170）[33]。主要终点为前 24 周雌二醇浓度 – 时间曲线下面积的非劣效性分析（10.8/3.6mg）。分析表明，3 个月戈舍瑞林对雌二醇的抑制效果并不比每月使用一次的效果差。两组之间在安全性和耐受性方面没有观察到明显的差异。另一项研究评估了 6 个月制剂（TAP-144-SR 22.5mg）对 3 个月制剂（TAP-144-SR 11.25mg），比较在绝经前激素受体阳性早期乳腺癌患者中抑制血清雌二醇 E2 的非劣效性。主要终点事件为血清 E2 至绝经期水平（≤ 30pg/ml）抑制率。在这个Ⅲ期试验中，167 名患者被随机分配，共有 150 名患者（每个治疗组 75 名患者）完成了 96 周的研究治疗。6 个月组血清 E2 至绝经期水平(≤ 30pg/ml)的抑制率为 97.6%（95%CI 91.6～99.7），3 个月组为 96.4%（95%CI 89.9～99.3），支持 6 个月给药[34]的非劣效性，但还缺乏长期有效的数据。根据指南建议应每月给药一次[7, 18]，其余方案还需要进一步研究。

4. 芳香化酶抑制药

由于最近比较内分泌治疗是否联合靶向治疗的Ⅲ期研究，允许纳入绝经前患者，因此有关绝经前 ABC 患者 AI 的临床数据逐步增多。然而，最初的数据来自几个评估 AI 与 GnRHa 结合的小型研究[35～37]。这些研究表明，卵巢功能抑制 / 去势联合 AI 治疗疗效更优。这些药物与靶向治疗联合使用的问题将在下文中探讨。

当绝经前患者考虑应用 AI 之始，患者的卵巢抑制是很重要的。在临床实践中，应在 GnRHa 启动后 6～8 周开始口服 ET，以降低卵巢雌激素的分泌，或在激素水平抑制证实后立即进行口服 ET。在 AI 开始后，激素水平必须至少重新检查一次，因为在绝经前女性中 AI 对激素水平具有促进性。在 SOFT-EST 亚研究中，高达 17% 的患者雌激素水平高于阈值，支持卵巢功能监测的指征[34]。该研究中，要求前 6 个月每 3 个月测量一次 LH、FSH 和血清雌激素水平，然后在前 2 年每 6 个月测量一次，之后每年测量一次。鉴于此，应常规监测激素水平[38]。

5. 选择性雌激素受体下调剂（SERD）

氟维司群单药或联合 CDK4/6 抑制药或依维莫司作为一线或多线治疗方案。但 SERD 的疗效是否需要同时联合卵巢功能抑制 / 去势的问题尚未在临床试验中得到解决，因此目前的指南建议在氟维司群中加入 OFS/OA[7, 18, 26]。氟维司群与雌二醇竞争 ER，其临床活性与其血浆浓度有关。由于绝经前女性的雌二醇水平较高，因此有推测认为较高浓度的氟维司群可能对这类患者有较好的临床疗效。

一项Ⅱ期研究[39]比较了高剂量 750mg 的氟维司群和他莫昔芬对 60 名乳腺癌早期绝经前女性的影响。两种药物均能显著降低 Ki-67 和 ER 表达（$P < 0.0001$），而氟维司群对 PR 表达的影响更显著（$P < 0.0001$）。这提示氟维司群对绝经前患者具有抗肿瘤活性。需要进一步的临床试验来证实。另一项包括 26 名患者的研究表明，在使用 TAM 和 AI 联合戈舍瑞林前，使用氟维司群加戈舍瑞林的临床受益率为 58%，中位进展时间为 6 个月，OS 为 32 个月[40]。

FALCON 研究[41]是一项Ⅲ期临床试验，比较了氟维司群 500mg 与阿那曲唑在一线转移情况下的疗效，在氟维司群组包括绝经前的女性。要求纳入绝经后女性的研究表明，氟维司群与 PFS 有统计学显著改善（HR=0.79，95%CI 0.63～0.99，$P=0.0486$）；中位 PFS 为氟维司群 16.6 个月（95%CI 13.8～20.9）vs. 阿那曲唑 13.8 个月（95%CI 11.99～16.59）的中位数差异为 2.8 个月[41]。

6. 其他激素治疗

醋酸甲地孕酮和甲羟孕酮是抑制 ABC 中芳香化酶活性或增加雌激素周转的孕激素类抗癌药物。一些主要针对绝经后女性的研究显示，这些药物的反应率约为 25%，且耐受性可 [42, 43]。最近，一项 II 期临床试验评估了 ER 阳性 ABC 的绝经后女性使用第三代非甾体类药物 AI[44] 耐药后应用甲地孕酮的抗肿瘤活性和毒性。临床获益率（CBR）为 40%（95%CI 25～55%），临床获益的中位持续时间为 10.0 个月（95%CI 8.0～14.2），中位 PFS 为 3.9 个月（95%CI 3.0～4.8），该类药物可以作为多线治疗的可选方案 [7]。

（二）生物、内分泌联合治疗

1. mTOR 抑制药

PI₃K/AKT/mTOR 通路在多种肿瘤中被激活，在治疗耐药中发挥作用。PI₃K/AKT/mTOR 信号通路的激活是乳腺癌中最常见的突变通路 [45]。越来越多的证据表明，mTOR 信号通路与 ER 信号通路密切相互作用，导致 ER 阳性乳腺癌耐药。多种药物靶向这一通路在客观反应和 PFS 方面被证明是有效的 [46]。选择性 mTOR 抑制药依维莫司与内分泌药物联合应用于 ER 阳性 ABC 已被广泛研究。BOLERO-2 试验 [47] 纳入 724 名年龄在 28—93 岁的绝经后患者，随机分为依西美坦和依维莫司联合治疗组、依西美坦单药治疗组。接受依维莫司和依西美坦联合治疗的患者的中位 OS 为 31.0 个月，而接受安慰剂和依西美坦联合治疗的患者为 26.6 个月（HR=0.89，95%CI 0.73～1.10，P=0.14）。中位 PFS 由依西美坦治疗的 3.2 个月延长到依维莫司和依西美坦治疗的 7.8 个月（HR=0.45，P < 0.0001）。依维莫司目前已获批准与依西美坦联合使用。目前正在进行的两项 II 期临床试验（NCT0231305，NCT02344550）包括依维莫司联合 AI 联合 GnRHa 治疗他莫昔芬进展后的绝经前乳腺癌患者和依维莫司联合与氟维司群治疗对 AI 耐药的 ABC 患者（PrE0102）。

在使用依维莫司时，需要对不良事件进行充分的预防、密切的监测和积极的治疗，因为在 BOLERO-2 试验报告中，增加了毒性死亡报告（LoE /GoR：I/B）[47]。

2. CDK4/6 抑制药

在乳腺癌中，我们发现了 CDK-Rb 通路突变，近 50% 的乳腺肿瘤中发现 *CCDN1* 的过表达 [48]。因此，这种肿瘤细胞调控机制已成为治疗的靶点，多种 CDK4/6 抑制药已在临床试验中得到验证。目前，与 AI 或氟维司群联合的 CDK4/6 抑制药被批准作为绝经前和绝经后患者转移性治疗的第一或后治疗线。与绝经后患者相比，这些药物在绝经前晚期患者中的疗效数据更为有限，因为并非所有研究都允许纳入这些患者。主要证据来自 MONALEESA-7 试验 [49]，其中 CDK4/6 抑制药被用作 ABC 的一线或后线治疗。

MONALEESA-7 试验（NCT02278120）是一项 III 期随机临床试验，旨在评价瑞博西尼联合 ET（他莫昔芬或 AI）和戈舍瑞林治疗 ABC 患者的疗效（主要终点 PFS），仅入组了绝经前或围绝经期 ABC 患者。所有患者（n=672）都接受了 OFS 使她们都处于绝经期。在这项研究中，40% 的患者为未接受任何治疗的 IV 期乳腺癌。中位随访 19.2 个月的初步结果显示，加入 Ribociclib 后 DFS 有显著改善（22.8 vs. 13.0 个月；HR=0.55，P=0.83 × 10⁻⁸）。所有亚组的改善是一致的，AI 组和他莫昔芬组之间没有差异。毒性类似于在其他 CDK4/6 抑制药试验，中性粒细胞减少是最常见的不良事件。发热性中性粒细胞减少率在瑞博西尼组较低（2.1%）。QTc 延长是该药物的一个显著不良反应（瑞博西尼组为 6.9%，安慰剂组为 1.2%）。当然，也要考虑其他可能产生相互作用的药物。生活质量的结果显示了在瑞博西尼组疼痛评分的改善和延迟生活质量恶化的时间[49]。

其他在一线使用 CDK4/6 抑制药的试验包括 MONALEESA-2 和 MONARCH-3，这些试验允许纳入绝经后的年轻 ABC 患者。

MONALEESA-2 研究[50] 评估瑞博西尼联合或不联合对来曲唑在绝经后女性转移性乳腺癌患者中的一线治疗疗效。这项研究招募了 668 名年龄在 23—91 岁的患者。中位随访 26.4 个月后，PFS 25.3 个月（95%CI 23.0～30.3）vs. 16.0 个月（95%CI 13.4～18.2），ORR 42.5% vs. 28.7%（$P=9.18 \times 10^{-5}$）；OS（HR=0.746，95%CI 0.517～1.078，$P=0.059$）均倾向于联合用药更优。尽管在第二次中期分析中，OS 数据还不成熟[51]。

另一项在一线的Ⅲ期试验是 MONARCH-3 研究[52]，该研究对 493 名年龄在 38—87 岁的绝经后患者进行了 AI 联合玻玛西尼（abemaciclib）的疗效研究。在中位随访 17.8 个月后，该试验还显示联合用药使 PFS 更加获益（HR=0.543，$P=0.000021$）。

在 PALOMA-3 和 MONARCH-2 中提到了使用 CDK4/6 抑制药作为患有 ABC 的年轻女性的二线或后线治疗方法。PALOMA-3[53] 是首个提供 CDK4/6 抑制药在 ABC 临床疗效数据的Ⅲ期研究，该研究 521 名在前期内分泌治疗中进展的转移性患者随机分配为氟维司群联合帕博西尼组或氟维司群联合安慰剂组。每月接受戈舍瑞林的绝经前和围绝经期女性也有资格参加试验。在这个队列中，21% 的患者处于绝经前期或围绝经期。相比之下，氟维司群联合帕博西尼组中位 PFS 为 11.2 个月，而氟维司群联合安慰剂组 PFS 为 4.6 个月（HR=0.5，95%CI 0.40～0.62，$P<0.00001$）。作为次要终点的总生存在帕博西尼 – 氟维司群组中有 34.9 个月（95%CI 28.8～40.0）、安慰剂 – 氟维司群组 28.0 个月（95%CI 23.6～34.6）（死亡 HR=0.81，95%CI 0.64～1.03，$P=0.09$；绝对差异 6.9 个月）。但不幸的是，两组间差异没有达到统计学意义[54]。然而，根据对内分泌治疗的敏感性进行的预先分析中，帕博西尼 – 氟维司群组的中位 OS 为 39.7 个月（95%CI 34.8～45.7），安慰剂 – 氟维司群组的中位 OS 为 29.7 个月（95%CI 23.8～37.9）（HR=0.72，95%CI 0.55～0.94）。这意味着该患者群体有 10 个月的绝对生存获益[54]。

MONARCH-2[55] 研究评估了玻玛西尼在内分泌治疗后进展的患者中的作用。该研究纳入了 669 名患者，随机分为玻玛西尼联合氟维司群和单药氟维司群。在所有的研究人群中，结果显示联合治疗组 PFS 获益。该研究包括 114 名年龄为 32 岁的年轻的绝经后女性，联合组的中位 PFS 尚未达到，而氟维司群加 GnRHa 的 PFS 为 10.5 个月（HR=0.446，95%CI 0.264～0.754，$P=0.002$），且联合玻玛西林组的 ORR 也较高（60.8% vs. 28.6%，$P=0.006$）[56]。

CDK4/6 抑制药是一种新出现的药物种类，在几个强有力的Ⅲ期随机临床试验中均有一致的阳性和类似的结果。这表现出一种明显的种类效应。毒性和可及性是选择药物的主要考量因素。目前正在进行 ET+CDK4/6 抑制药对比化疗的临床试验。

ESO-ESMO ABC 4 指南建议，腔面 ABC 的绝经前女性接受卵巢功能抑制 / 去势，并与绝经后女性进行同样的治疗。他们同时强烈建议这些患者不应被排除处在 ABC 新治疗策略的临床试验之外 [7]。

（三）PI₃K 抑制药

癌症基因组图谱网络利用二代测序技术对 825 名乳腺癌患者进行了分析，发现乳腺癌患者中最常见的体细胞突变发生在 *PIK3CA* 基因 [45]。PI₃K/AKT/mTOR 通路的上游研究涉及 PI₃K 和 AKT 等靶点，成为一种很有前景的治疗策略。Ⅱ期 FERGI 试验 [57] 入组了 168 名 AI 进展的患者，随机分为 Pictilisib（GDC0941）联合氟维司群组与氟维司群单药组。该研究还评估了 PI₃K 抑制药在有或没有 *PI₃K* 突变的患者中的疗效。该研究包括绝经后的年轻女性。Pictilisib 添加到氟维司群后，PFS 从 5.1 个月增加到 6.6 个月（HR=0.74，*P*=0.096）。在这项研究中，PI₃K 的突变并不能预测治疗获益。

PI₃K 抑制药如 Buparlisib 联合氟维司群在绝经后 ABC 患者的疗效进行了研究 [58, 59]。BELLE-2 随机Ⅲ期试验纳入了 1147 名患者，她们被随机分配到氟维司群加 Buparlisib 或安慰剂组。中位 PFS 在两组间的差异很小（6.9 个月 vs. 5 个月；HR=0.78，95%CI 0.67～0.89，*P*=0.00021），在 *PI₃K* 沉默和野生型亚组分析中也一样。毒性包括肝酶升高（18%～25% vs. 1%～3%）、高血糖（15% vs. 1%）和皮疹（8% vs. 0%）[58]。BELLE-3 临床Ⅲ期试验评估了 Buparlisib 与安慰剂在乳腺癌患者中的疗效。432 名患者被随机分配到 Buparlisib 联合氟维司群（*n*=289）组或安慰剂联合氟维司群组（*n*=143）。两组中位 PFS 不佳，差异极小（3.9 个月 vs. 1.8 个月，HR=0.67，95%CI 0.53～0.84，*P*=0.0003），与 BELLE-2 试验的不良反应相似，联合治疗组有 22% 的患者出现严重不良事件，而单药氟维司群组为 16% [59]。基于这些研究结果，Buparlisib 的开发已经停止。另外有一些重要的针对更特异性的 PI₃K 抑制药的研究正在进行中。

我们必须强调这些药物的潜在毒性的增加，最终可能会限制其使用，例如，在 pan-PI₃K 抑制药的临床试验中观察到的高血糖或皮疹（常见的几种 PI₃K/AKT/mTOR 信号通路抑制药）和其他类似嗜中性白细胞球减少症、胃肠道毒性和情绪障碍。认识到与这些药物相关的毒性，对于制订最佳的患者管理和教育至关重要。

（四）贝伐珠单抗

评估贝伐珠单抗联合内分泌或化疗治疗 ABC 的疗效的研究没有显示 OS 获益。这些研究中包含较年轻的患者联合化疗、绝经后联合 ET。

CALGB 40503 研究 [60] 对 350 名绝经期 ABC 患者比较 ET 联合或不联合贝伐珠单抗，发现 PFS 获益 5 个月（20.2 个月 vs. 15.6 个月，HR=0.75，95%CI 0.59～0.96，*P*=0.016），具有显著的 3 级和 4 级治疗相关毒性。

另一项研究 [61] 纳入了 374 名绝经后 ABC 患者，评估了贝伐珠单抗和 ET（氟维司群或来曲唑）与单纯 ET 的疗效。该研究未能显示联合治疗有 PFS 获益（中位 PFS 为 19.3 个月 vs. 14.4 个月，HR=0.83，95%CI 0.65～1.06，*P*=0.126）。

在一线治疗中，贝伐珠单抗联合紫杉类药物（ECOG 2100 和 AVADO 研究）对 PFS 有一定的获益，但对 OS 没有影响。二线治疗中与卡培他滨（AVF2119g）联用时，PFS 和 OS 均无改善。

ECOG 2100 研究[62, 63] 在 722 名（29—84 岁）接受 ABC 治疗的女性中对比一线每周紫杉醇加或不加贝伐珠单抗，显示总患者 PFS 获益 5.4 个月（11.4 个月 vs. 5.8 个月，HR=0.42，95%CI 0.34～0.52），显著的 3 级和 4 级贝伐珠单抗相关毒性。30% 的患者（220 例）是绝经前女性（27—49 岁）；总体来说，在亚组分析中，她们的 PFS 获益更大，达 7.0 个月（12.5 个月 vs. 5.5 个月，HR=0.50，95%CI 0.38～0.67），但是这些患者中只有 8% 是年轻人（27—40 岁，n=59），她们在 PFS 中的获益没有统计学意义（HR=0.54，95%CI 0.26～1.09）[62]。

AVADO 研究[64] 纳入 736 名 ABC 患者（29—83 岁），研究了两种不同剂量的贝伐珠单抗（7.5mg/kg 和 15mg/kg）与 3 周多西他赛的疗效。年轻患者的比例没有报道。两组贝伐珠单抗均改善 PFS：7.5mg/kg 剂量组 0.9 个月（9.0 个月 vs. 8.1 个月，HR=0.8，95%CI 0.65～1.0，P=0.045）和 15mg/kg（10.0 个月 vs. 8.1 个月，HR=0.67，95%CI 0.54～0.83，$P < 0.001$）。对年龄在 65 岁以下和 65 岁以上的患者进行亚组分析，而没有对绝经状态或 40—45 岁以下的患者进行分析。

AVF2119g 研究[65] 对 462 例 29—78 岁 ABC 患者联合或不联合卡培他滨作为二线治疗药物进行研究。卡培他滨加用贝伐珠单抗并没有改善中位 PFS（4.86 个月 vs. 4.17 个月）和 OR 中位 OS（15.1 个月 vs. 14.5 个月；P=0.63）。其没有根据年龄或绝经状态进行亚组分析，更年轻患者的比例也没有报道。

三、内分泌和生物疗法的最佳排序

内分泌治疗的最佳顺序还不确定。这取决于以前使用过哪些药物（在辅助治疗或晚期治疗中）、疾病负荷、患者的偏好、费用和可及性。可用的选项包括 AI、他莫昔芬、氟维司群、AI/ 氟维司群 + CDK4/6i 和 AI/ 他莫昔芬 / 氟维司群 + 依维莫司。在后线治疗中，也可以使用醋酸甲地孕酮和雌二醇，以及重复使用以前有效的药物。目前，关于不同的内分泌加靶向药物组合之间的比较及与单药化疗的比较仍缺乏证据。目前正在进行试验以回答这些问题。

对于已经在辅助治疗中使用他莫昔芬后病情恶化的绝经前女性，在发生转移的一线治疗中，卵巢功能抑制 / 去势联合 CDK4/6i 联合 AI 的方案是首选方案之一[7]。对于在联合 OFS 治疗中使用他莫昔芬或 AI 辅助 ET 后复发的患者，关于最佳管理的数据有限，然而仍推荐使用 OFS/OFA，与辅助治疗中使用不同的 ET 剂联合使用[7]。

四、全身化疗

医生一般会对年轻女性治疗更加积极，就算 ER 阳性，也是偏爱化疗。但一项系统综述和一些随机试验表明，当 ET 有合理的时机控制疾病时，化疗对患者的生存和生活质量都没有改善[66]。此外，临床试验已经证实，在没有内脏危象或危及生命的疾病的情况下，在一线治疗中，无论脏器是否受累，ET 都提供了相似的疾病控制时间 [7]。基于所有这些原因，化疗只能是作为存在立即危及生命的疾病或症状严重的患者的初始选择。这也适用于绝经前的患者。国际指南重申，仅仅通过年龄来给予化疗或对年轻患者进行过度治疗并不合理 [7, 18]。

如果多种内分泌耐药性或用尽所有可用的内分泌治疗时，化疗是一个有效的选择。与绝经后女性一样，药剂的选择取决于先前使用的药物及疗效。同样，对于临床进展迅速、危及生命的内脏转移或需要快速症状和（或）疾病控制的患者，优先考虑序贯单药治疗和联合治疗方案 [7]。

五、HER2 阳性 ABC

HER2 阳性的年轻 ABC 患者的治疗与绝经后患者没有实质上的区别，抗 HER2 靶向治疗是其主要治疗手段 [7]。由于目前尚无针对特定靶向治疗的有效预测指标。因此，在选择抗 HER2 靶向治疗时应将既往辅助治疗阶段曲妥珠单抗的应用、无治疗间隔和新药的可及性考虑在内。对于治疗效果好的患者，其抗 HER2 治疗持续时间应该个体化，因为没有关于治疗持续时间的前瞻性数据 [7]。目前尚不清楚最佳的用药顺序，但与绝经后的患者应该没有什么不同。如果所有的抗 HER2 药物均可及，国际指南推荐双重阻断（曲妥珠单抗＋帕妥珠单抗）联合化疗作为一线治疗，T–DM1 作为二线或后线治疗。其他的治疗选择还包括化疗联合曲妥珠单抗或联合拉帕替尼＋曲妥珠单抗。对于 HER2 阳性 ER 阳性 ABC，ET+ 抗 HER2 靶向治疗也是一种可行的选择 [7, 26]。

六、三阴性 ABC

三阴性 ABC 是一种独特的乳腺癌亚型，在年轻女性中更为常见，其主要的治疗方法是化疗。TN ABC 还具有疾病进展快和生存期短的特点 [67]。在非 BRCA 相关 TN ABC 的治疗方面进展较少，且全身治疗不依赖于患者的年龄或绝经状态。联合化疗和序贯化疗均为有效方案，但首选序贯单药化疗。

单纯年龄不应成为选择联合化疗方案的原因，而应当考虑临床快速进展、威胁生命的疾病和（或）需要快速控制症状的患者 [7]。TN ABC（无论 BRCA 状态如何）的主要区别在于其对铂类化合物的敏感性，对于既往（新）辅助用药中使用过蒽环类 ± 紫杉类药物患者，成为其重要治疗选择 [7, 27]。卡培他滨和长春瑞滨作为首选或后续治疗选择也是有效的，重要的是其可以避免脱发。对于既往未使用过或在（新）辅助阶段使用紫杉类结束后超过 12 个月进展的患者，再次使用紫杉烷或蒽环类药物是可选择的治疗。此外，还可采用艾立布林和吉西他滨单药治疗可作为后线选择。因此，除了铂类，TN ABC 的治疗可遵循 HER2 阴性 ABC 化疗的建议。

随机Ⅲ期 TNT 试验 [68] 比较了单药卡铂和多西他赛对 376 名女性（48—63 岁）TN ABC（97% 的患者）或已知 BRCA1/2 突变的任何 ER/PR/HER2 ABC 患者的疗效。在疾病进展时允许治疗组间交

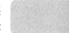
叉。在整体和非 BRCA1/2 突变亚组中，两个治疗组的 ORRS 相似（卡铂 31.4% vs. 多西他赛 35.6%，P=0.44）[69]。

目前，在 TN ABC 领域正在研究免疫治疗药物和联合治疗。Ⅲ期随机临床试验 IMpassion 130 [70] 比较了在 902 例一线白蛋白结合型紫杉醇治疗的患者中加入阿特珠单抗或安慰剂的疗效。中位随访时间 12.9 个月，PFS 从 5.5 个月小幅增加到 7.2 个月（HR=0.80，95%CI 0.69～0.92，P=0.0025）。在肿瘤细胞 PD-L 表达＞ 1% 的亚组中，加用阿特珠单抗将 PFS 从 5.0 个月延长至 7.5 个月，初次分析（仍未成熟）OS 数据似乎显示了惊人的 10 个月获益（15.5 个月 vs. 25.0 个月；HR=0.62，95%CI 0.45～0.86，P=0.0035）。

TN ABC 亚型中不同亚组的特性可能会导致针对每个亚组开发特异性的疗法，如 PI$_3$K/AKT/mTOR 抑制药、免疫检查点抑制药或抗体 - 药物偶联物。抗雄激素药物包括比卡鲁胺[71]、阿比特龙[72] 或恩扎鲁胺[73] 也在研究中，因为有关于雄激素受体（AR）富集的 TN-ABC（luminal-AR 亚型）的数据。尽管有早期疗效信号，但由于数据有限，这些药物不应在临床实践中常规使用。BRCA 相关的 TN ABC 的治疗方法将在下文讨论。

十、节拍全身治疗

临床前和临床研究已经为 ABC 建立了新的治疗策略——节拍化疗。它是指以生物学最优化剂量频繁给药，该剂量远低于最大耐受剂量（MTD），且无长时间的无药间歇。这可以维持较低的血药浓度且没有明显的不良反应[74]。因此节拍化疗不是直接的抗肿瘤作用，而是通过抑制肿瘤血管的生成和刺激抗肿瘤免疫反应，间接作用于肿瘤细胞、间质和微环境[75]。研究最充分的方案是环磷酰胺和甲氨蝶呤、卡培他滨和长春瑞滨的组合，以不同剂量和时间表进行单药治疗。通常首选口服制剂，因其有可能长期使用。数据主要来自Ⅱ期研究，ORR 为 19%～50%，PFS 约为 7 个月[76,77]。目前正在进行有关节律性化学疗法的Ⅲ期试验及早期阶段的Ⅲ期临床试验[78]，目前的指南采用了这种方法，直到疾病进展或出现不可接受的毒性时才推荐使用[7]。

八、遗传性乳腺癌和基因检测

对于 HER2 阴性 ABC 的年轻患者，应尽早考虑进行遗传咨询，因为它可能具有治疗意义。需要检测的基因取决于个人和家族史，考虑到目前只有 BRCA1/2 的胚系突变被证明使用抗多聚 ADP 核糖聚合酶抑制因子（PARPi）具有临床治疗意义。如果未检测出 BRCA1/2 的突变，但怀疑有遗传性癌症综合征，可以考虑进行多基因检测[18]。

PARPi 在胚系 BRCA1/2 突变携带者中的确切作用的评估仍在进行中。在 OlympiAD 和 EMBRACA 的两项临床试验中，分别使用 PARPi、Olaparib 和 Talazoparib 在对铂敏感的 HER2 阴性患者中将 PFS

提高了约 3 个月，并改善了生活质量。

在 OlympiAD Ⅲ 期临床试验[79]中，302 名 HER2 阴性 ABC 和胚系 *BRCA* 突变的患者根据医生的选择，将 Olaparib 单药治疗（三线）与标准单药治疗（卡培他滨、艾立布林或长春瑞滨）进行比较。参与试验的患者在辅助治疗或转移后没有接受过铂类药物治疗。Olaparib 单药治疗可使中位 PFS 延长 2.8 个月（7.0 个月 vs. 4.2 个月；HR=0.58，95%CI 0.43～0.80，$P < 0.001$）。与化疗相比，Olaparib 组的毒性反应和生活质量更佳。在预先确定的最终 OS 数据中，192/302 例死亡（64% 成熟度）。Olaparib 组对比 TPC 组 OS 的 HR 为 0.90（95%CI 0.66～1.23，P=NS，中位 19.3 个月 vs. 17.1 个月）。尽管总体人群中 Olaparib 单药治疗比标准单药化疗的中位 OS 延长 2.2 个月，但这一差异没有统计学意义[80]。

EMBRACA Ⅲ 期临床试验[81]在 431 名 ABC 伴胚系 *BRCA* 突变的患者中，将另一种 PARP 抑制药 Talazoparib 与医生选择的单药化疗（卡培他滨、艾立布林、长春瑞滨或吉西他滨）进行了比较。中位随访时间为 11.2 个月，Talazoparib 组的 PFS 比对照组延长了 3 个月（8.6 个月 vs. 5.6 个月；HR=0.54，95%CI 0.41～0.71，$P < 0.0001$）。中期分析时 OS 为 22.3 个月 vs. 19.5 个月（HR=0.76，P=0.11）[81]，与单药化疗相比，PARPi 组的生活质量也显著提高。

如前所述，Ⅲ 期 TNT 试验[68]比较了单药卡铂与多西他赛在 376 名女性（48—63 岁）TN ABC 或 *BRCA1/2* 突变的任何 ER/PR/HER2 ABC 的疗效。7.5% 的患者有 *BRCA1/2* 相关肿瘤，卡铂诱导的 ORR 明显高于多西他赛（68.0% vs. 33.3%，P=0.03）[69]。因此，国际指南推荐[7]，在 *BRCA1/2* 突变的 TN ABC 中使用卡铂，在其中一些指南中，这一建议甚至比非 *BRCA1/2* 突变的 TN ABC 有更高的证据[27]。

九、ABC 和怀孕注意事项

如果在怀孕期间诊断为 ABC，必须解决几个难题，并且与患者及其家人就晚期疾病的总体预后进行仔细讨论至关重要，这样才能做出有关妊娠的最终决定。只要有适当的全身化疗，终止妊娠可能不会改善孕妇的预后。然而，关于妊娠期 ABC 治疗的文献很少，且仅限于极少数患者[82, 83]。化疗（蒽环类或紫杉类药物）[84, 85]及长春花生物碱和烷基化剂[86, 87]可在妊娠中期和晚期使用，并密切监测妊娠直至分娩。ET 和抗 HER2 药物由于其致畸风险，在妊娠期间禁用。他莫昔芬可引起先天性畸形，最常见的是颌面部或泌尿生殖系统畸形[88]。抗 HER2 药物（曲妥珠单抗或帕妥珠单抗）可导致胎儿长期后遗症或妊娠期羊水过少或羊水过多的发生。由于尽早使用抗 HER2 药物可显著提高生存率，推迟到分娩后使用可能对孕妇预后产生负面影响。由于血管生成对胚胎发生和胎儿发育至关重要[89]，因此，系统性使用抗血管生成药物如贝伐珠单抗也是孕期 ABC 患者的禁忌证。在接受化疗、内分泌治疗或抗 HER2 治疗时，尽管患者闭经，但仍有怀孕的风险。这必须与 ABC 的年轻患者讨论，对于性生活活跃患者，应询问她们是否需要适当的非激素避孕措施[18]。

十、未来的发展方向

为了克服内分泌耐药，新的治疗方案正在进行临床试验。评估联合 ET 和靶向治疗疗效的研究应始终包括绝经前 ABC 患者。我们对 ET 下肿瘤如何演变的理解已经确定了基因表达的变化（*ESR1*、*PIK3CA* 突变状态、HDAC 酶表达及乙酰化水平）和突变谱，它们有可能提高特定患者对内皮素反应的预测能力，并有助于解开耐药机制，从而开发出新的药物。

近 40% 的 BC[45] 中检测到 *PI₃K* 突变。BELLE-2 研究显示，Buparlisib 联合氟维司群对绝经后 ABC 患者及 *PI₃K* 突变的患者均有一定程度的 PFS 改善。然而，据报道，这些药物具有相当大的毒性。*PI₃KCA* 突变状态作为内分泌敏感 / 耐药的生物标志物仍存在争议。应考虑使用新的 PI₃K 抑制药进行进一步研究，以纳入绝经前患者。

ER 基因（*ESR1*）的特定突变，即 ER 配体结合区域的突变，似乎与获得性抗 AI 有关。这种突变在原发性乳腺癌中很少见，但在 10%～40% 的复发 / 转移性疾病中发现，特别是在包括 AI 在内的长期 ET 后 [90, 91]。其中一些突变可能导致对他莫昔芬和氟维司群的相对耐药性，可能需要更高剂量的氟维司群 [92]。一些正在进行的试验正在探索更高剂量的氟维司群（NCT01823835）或试验新的 SERD，即 AZD9496（NCT02248090）。

尽管进行了所有的研究工作，但除了 ER/PR 之外，还没有任何生物标记来选择患者进行基于内分泌的特定治疗，进一步的研究很有必要。特别是年龄本身并不是优先选择化疗而不是 ET 的理由，也不是更激进地治疗年轻 ABC 患者的原因。

除了标准的全身性治疗，节拍抗癌治疗在 ABC 患者中应用越来越广泛。未来的研究将确定最佳的"节拍治疗"药物，并确定每种药物单独或联合使用的生物学最佳剂量及给药时间。节拍治疗与放射治疗和（或）靶向治疗的联合也在研究中。

十一、结论

ET 联合或不联合生物疗法是晚期 ER 阳性 ABC 的首选治疗方案，除非患者症状严重、合并内脏危象、伴随危及生命的疾病需要快速控制病情。

年轻女性有特殊的医学和心理社会问题，需要在多学科背景中加以解决。

绝经前患者不应该被排除在基于内分泌治疗的临床试验中，只要她们通过卵巢功能受抑 / 去势达到绝经后标准即可，并且应采用与绝经后患者相同的治疗方案，定期监测 LH、FSH 和血清雌激素，确保绝经前女性有足够的卵巢功能受抑 / 去势。

对于 HER2 阳性的 ABC，抗 HER2 药物的早期使用、曲妥珠单抗的使用进展及不同抗 HER2 药物的可用性改变了这一 ABC 亚型的控制和演变。对于 HER2 阳性 ABC 的年轻患者没有具体的建议。

对于 TN ABC，化疗是主要的治疗方法，但对于年轻患者也没有具体的建议。联合化疗应保留给威胁生命的疾病或症状严重的患者，而不应首选用于年轻的患者。为了优化 TN ABC 的管理，一些新药也在加紧研究中。

参考文献

[1] Siegel RL, Miller KD, Jemal A. Cancer statistics, 2018. CA Cancer J Clin. 2018;68(1):7–30. https://doi.org/10.3322/caac.21442.

[2] Falkson G, Holcroft C, Gelman RS, Tormey DC, Wolter JM, Cummings FJ. Ten-year follow-up study of premenopausal women with metastatic breast cancer: an Eastern Cooperative Oncology Group Study. J Clin Oncol. 1995;13(6):1453–8.

[3] Howlader N, Noone A, Krapcho M, Miller D, Bishop K, Kosary C, et al. SEER cancer statistics review, 1975–2014. Bethesda, MD: Natl Cancer Institute; 2017.

[4] Cardoso F, Beishon M, Cardoso MJ, Corneliussen-James D, Gralow J, Mertz S, et al. Global status of advanced/metastatic breast cancer (ABC/ mBC): a decade report 2005–2015. Eur J Cancer. 2016;57:S5–6.

[5] Li HC, Wen XF, Hou YF, Shen KW, Wu J, Lu JS, et al. Addition of adjuvant tamoxifen to cyclophosphamide, methotrexate and 5-fluorouracil for premenopausal women with oestrogen receptor-positive breast cancer. Asian J Surg. 2003;26(3):163–8.

[6] NCCN. NCCN Clinical Guidelines Version 1.2018: Genetic/familial high-risk assessment: breast and ovarian. 2018.

[7] Cardoso F, Senkus E, Costa A, Papadopoulos E, Aapro M, André F, Harbeck N, Lopez BA, Barrios CH, Bergh J, Biganzoli L, Boers-Doets CB, Cardoso MJ, Carey LA, Cortés J, Curigliano G, Diéras V, El Saghir NS, Eniu A, Fallowfield L, Francis PA, et al. 4th ESO-ESMO International Consensus Guidelines for Advanced Breast Cancer (ABC 4). Ann Oncol. 2018;29(8):1634–57.

[8] NCCN. NCCN Clinical Practice Guidelines in Oncology (NCCN Guidelines). Breast cancer. Version 1.2018 [Internet]. 2018. https://www.nccn.org/professionals/physician_gls/pdf/breast.pdf

[9] Klijn JGM, De Jong FH. Treatment with a luteinising-hormone-releasing analogue (Buserelin) in premenopausal patients with metastatic breast cancer. Lancet. 1982; 319(8283):1213–6.

[10] Williams MR, Walker KJ, Turkes A, Blamey RW, Nicholson RI. The use of an LH-RH agonist (ICI 118630, Zoladex) in advanced premenopausal breast cancer. Br J Cancer. 1986;53(5):629–36.

[11] Taylor CW, Green S, Dalton WS, Martino S, Rector D, Ingle JN, et al. Multicenter randomized clinical trial of goserelin versus surgical ovariectomy in premenopausal patients with receptor-positive metastatic breast cancer: an intergroup study. J Clin Oncol. 1998;16(3):994–9.

[12] Horton S, Gauvreau CL. Cancer in low- and middle-income countries: an economic overview. In: Disease control priorities, Cancer, vol. 3. 3rd ed. Bethesda, MD: NCBI; 2015.

[13] Prinja S, Nandi A, Horton S, Levin C, Laxminarayan R. Costs, effectiveness, and cost-effectiveness of selected surgical procedures and platforms. In: Disease control priorities, Essential surgery, vol. 1. 3rd ed. Washington, DC: The World Bank; 2015.

[14] Robertson JF, Blamey RW. The use of gonadotrophin-releasing hormone (GnRH) agonists in early and advanced breast cancer in pre- and perimenopausal women. Eur J Cancer. 2003;39(7):861–9. http:// www.ncbi.nlm.nih.gov/entrez/query.fcgi?cmd=Retri eve&db=PubMed&dopt=Citation&list_uids=127063 54%5CnF: %5CDocuments%5CEpapers%5CRobert son

[15] Blamey RW, Jonat W, Kaufmann M, Raffaele Bianco A, Namer M. Goserelin depot in the treatment of premenopausal advanced breast cancer. Eur J Cancer. 1992;28(4–5):810–4.

[16] Blamey RW, Jonat W, Kaufmann M, Bianco ARNM. Survival data relating to the use of goserelin depot in the treatment of premenopausal advanced breast cancer. Eur J Cancer. 1993;29A(10):1498.

[17] Al Asiri M, Tunio MA, Abdulmoniem R. Is radiation-induced ovarian ablation in breast cancer an obsolete procedure? Results of a meta-analysis. Breast Cancer Targets Ther. 2016;8:109–16.

[18] Paluch-Shimon S, Pagani O, Partridge AH, Abulkhair O, Cardoso M-J, Dent RA, et al. ESO-ESMO 3rd international consensus guidelines for breast cancer in

young women (BCY3). Breast. 2017;35:203–17.

[19] Freedman RA, Partridge AH. Management of breast cancer in very young women. The Breast [Internet]. 2013;22:S176–9. http://linkinghub.elsevier.com/retrieve/pii/S0960977613001690

[20] Havrilesky LJ, Moss HA, Chino J, Myers ER, Kauff ND. Mortality reduction and cost-effectiveness of performing hysterectomy at the time of risk-reducing salpingo-oophorectomy for prophylaxis against serous/serous-like uterine cancers in BRCA1 mutation carriers. Gynecol Oncol. 2017;145(3):549–54.

[21] Buchanan RB, Blamey RW, Durrant KR, Howell A, Paterson AG, Preece PE, et al. A randomized comparison of tamoxifen with surgical oophorectomy in premenopausal patients with advanced breast cancer. J Clin Oncol. 1986;4(9):1326–30.

[22] Ingle JN, Krook JE, Green SJ, Kubista TP, Everson LK, Ahmann DL, et al. Randomized trial of bilateral oophorectomy versus tamoxifen in premenopausal women with metastatic breast cancer. J Clin Oncol. 1986;1(2):178–85. http://www.ncbi.nlm.nih.gov/pubmed/3511184

[23] Sawka CA, Pritchard KI, Shelley W, DeBoer G, Paterson AHG, Meakin JW, et al. A randomized crossover trial of tamoxifen versus ovarian ablation for metastatic breast cancer in premenopausal women: a report of the National Cancer Institute of Canada Clinical Trials Group (NCIC CTG) trial MA.1. Breast Cancer Res Treat. 1997;44(3):211–5.

[24] Crump M, Sawka CA, DeBoer G, Buchanan RB, Ingle JN, Forbes J, et al. An individual patient-based meta-analysis of tamoxifen versus ovarian ablation as first line endocrine therapy for premenopausal women with metastatic breast cancer. Breast Cancer Res Treat. 1997;44(3):201–10.

[25] Michaud LB, Jones KL, Buzdar AU. Combination endocrine therapy in the management of breast cancer. Oncologist. 2001;6(1083–7159 SB–IM):538–46.

[26] Rugo HS, Rumble RB, Macrae E, Barton DL, Connolly HK, Dickler MN, et al. Endocrine therapy for hormone receptor-positive metastatic breast cancer: American society of clinical oncology guideline. J Clin Oncol. 2016;34(25):3069–103.

[27] Thill M, Liedtke C. AGO recommendations for the diagnosis and treatment of patients with advanced and metastatic breast cancer: update 2016. Breast Care.

2016;11(3):216–22.

[28] Boccardo F, Rubagotti A, Perrotta A, Amoroso D, Balestrero M, De Matteis A, et al. Ovarian ablation versus goserelin with or without tamoxifen in pre-perimenopausal patients with advanced breast cancer: results of a multicentric Italian study. Ann Oncol. 1994;5(4):337–42.

[29] Jonat W, Kaufmann M, Blamey RW, Howell A, Collins JP, Coates A, et al. A randomised study to compare the effect of the luteinising hormone releasing hormone (LHRH) analogue goserelin with or without tamoxifen in pre- and perimenopausal patients with advanced breast cancer. Eur J Cancer. 1995;31(2):137–42.

[30] Klijn JGM, Beex LVAM, Mauriac L, Van Zijl JA, Veyret C, Wildiers J, et al. Combined treatment with buserelin and tamoxifen in premenopausal metastatic breast cancer: a randomized study. J Natl Cancer Inst. 2000;92(11):903–11. http://www.scopus.com/ inward/record.url?eid=2-s2.0-0034616656&partnerI D=40&md 5=ffdbe2e42f10044c14ed0dafabacd9bb

[31] Klijn JG, Blamey RW, Boccardo F, Tominaga T, Duchateau L, Sylvester R. Combined tamoxifen and luteinizing hormone-releasing hormone (LHRH) agonist versus LHRH agonist alone in premenopausal advanced breast cancer: a meta-analysis of four randomized trials. J Clin Oncol. 2001;19:343–53. http://www.ncbi.nlm.nih.gov/entrez/query.fcg i?cmd=Retrieve&db=PubMed&do pt=Citation&l ist_uids=11208825

[32] Kaufmann M, Jonat W, Kleeberg U, Eiermann W, Jänicke F, Hilfrich J, et al. Goserelin, a depot gonadotrophin-releasing hormone agonist in the treatment of premenopausal patients with metastatic breast cancer. German Zoladex Trial Group. J Clin Oncol. 1989;7(8):1113–9. http://www.ncbi.nlm.nih. gov/pubmed/2526863

[33] Masuda N, Iwata H, Rai Y, Anan K, Takeuchi T, Kohno N, et al. Monthly versus 3-monthly goserelin acetate treatment in pre-menopausal patients with estrogen receptor-positive early breast cancer. Breast Cancer Res Treat. 2011;126(2):443–51.

[34] Bellet M, Gray KP, Francis PA, Láng I, Ciruelos E, Lluch A, et al. Twelve-month estrogen levels in premenopausal women with hormone receptor-positive breast cancer receiving adjuvant triptorelin plus exemestane or tamoxifen in the suppression of ovarian function trial (SOFT): the SOFT-EST substudy. J Clin

Oncol. 2016;34(14):1584–93.

[35] Nishimura R, Anan K, Yamamoto Y, Higaki K, Tanaka M, Shibuta K, et al. Efficacy of goserelin plus anastrozole in premenopausal women with advanced or recurrent breast cancer refractory to an LH-RH analogue with tamoxifen: results of the JMTO BC08-01 phase II trial. Oncol Rep. 2013;29(5):1707–13.

[36] Carlson RW, Theriault R, Schurman CM, Rivera E, Chung CT, Phan SC, et al. Phase II trial of anastrozole plus goserelin in the treatment of hormone receptor-positive, metastatic carcinoma of the breast in premenopausal women. J Clin Oncol. 2010;28(25):3917–21.

[37] Cheung KL, Agrawal A, Folkerd EJ, Dowsett M, JFR R, Winterbottom L. Suppression of ovarian function in combination with an aromatase inhibitor as treatment for advanced breast cancer in pre-menopausal women. Eur J Cancer. 2010;46(16):2936–42. http:// www.ncbi. nlm.nih.gov/pubmed/20832294

[38] Kurebayashi J, Toyama T, Sumino S, Miyajima E, Fujimoto T. Efficacy and safety of leuprorelin acetate 6-month depot, TAP-144-SR (6M), in combination with tamoxifen in postoperative, premenopausal patients with hormone receptor-positive breast cancer: a phase III, randomized, open-label, parallel-group comparative. Breast Cancer. 2017;24(1):161–70.

[39] Young OE, Renshaw L, Macaskill EJ, White S, Faratian D, Thomas JSJ, et al. Effects of fulvestrant 750mg in premenopausal women with oestrogen-receptor- positive primary breast cancer. Eur J Cancer. 2008(44, 3):391–9. http://www.ncbi.nlm.nih.gov/ pubmed/18083023

[40] Bartsch R, Bago-Horvath Z, Berghoff A, Devries C, Pluschnig U, Dubsky P, et al. Ovarian function suppression and fulvestrant as endocrine therapy in premenopausal women with metastatic breast cancer. Eur J Cancer. 2012;48(13):1932–8.

[41] Robertson JFR, Bondarenko IM, Trishkina E, Dvorkin M, Panasci L, Manikhas A, et al. Fulvestrant 500 mg versus anastrozole 1 mg for hormone receptor-positive advanced breast cancer (FALCON): an international, randomised, double-blind, phase 3 trial. Lancet [Internet]. 2016;388(10063):2997–3005. http://linkinghub. elsevier.com/retrieve/pii/ S0140673616323893

[42] Buzdar A, Jonat W, Howell A, Jones SE, Blomqvist C, Vogel CL, et al. Anastrozole, a potent and selective aromatase inhibitor, versus megestrol acetate in postmenopausal women with advanced breast cancer: results of overview analysis of two phase III trials. J Clin Oncol. 1996;14(7):2000–11.

[43] Willemse PH, van der Ploeg E, Sleijfer DT, Tjabbes T, van Veelen H. A randomized comparison of megestrol acetate (MA) and medroxyprogesterone acetate (MPA) in patients with advanced breast cancer. Eur J Cancer. 1990;26(3):337–43.

[44] Bines J, Dienstmann R, Obadia RM, Branco LGP, Quintella DC, Castro TM, et al. Activity of megestrol acetate in postmenopausal women with advanced breast cancer after nonsteroidal aromatase inhibitor failure: a phase II trial. Ann Oncol. 2014;25(4):831–6. http:// www.ncbi.nlm.nih.gov/ pubmed/24615412

[45] Koboldt DC, Fulton RS, McLellan MD, Schmidt H, Kalicki-Veizer J, McMichael JF, et al. Comprehensive molecular portraits of human breast tumours. Nature. 2012;490(7418):61–70.

[46] Dhillon S. Everolimus in combination with exemestane: a review of its use in the treatment of patients with postmenopausal hormone receptor-positive, her2-negative advanced breast cancer. Drugs. 2013;73(5): 475–85.

[47] Baselga J, Campone M, Piccart M, Burris HA, Rugo HS, Sahmoud T, et al. Everolimus in postmenopausal hormone-receptor–positive advanced breast cancer. N Engl J Med. 2012;366(6):520–9. https://doi. org/10.1056/NEJMoa1109653.

[48] Barnes DM, Gillett CE. Cyclin D1 in breast cancer. Breast Cancer Res Treat. 1998;52(1–3):1–15. http:// www.ncbi.nlm.nih.gov/htbin-post/Entrez/query?db= m&form=6&dopt=r&uid=10066068

[49] Tripathy D, Im SA, Colleoni M, Franke F, Bardia A, Harbeck N, et al. Ribociclib plus endocrine therapy for premenopausal women with hormone-receptor-positive, advanced breast cancer (MONALEESA-7): a randomised phase 3 trial. Lancet Oncol. 2018;19(7): 904–15.

[50] Hortobagyi GN, Stemmer SM, Burris HA, Yap Y-S, Sonke GS, Paluch-Shimon S, et al. Ribociclib as first-line therapy for HR-positive, advanced breast Cancer. N Engl J Med. 2016;375(18):1738–48. https://doi. org/10.1056/NEJMoa1609709.

[51] Hortobagyi GN, Stemmer SM, Burris HA, Yap YS, Sonke GS, Paluch-Shimon S, et al. Updated results from

MONALEESA-2, a phase III trial of first-line ribociclib plus letrozole versus placebo plus letro-zole in hormone receptor-positive, HER2-negative advanced breast cancer. Ann Oncol. 2018;29:1541–7.

[52] Goetz MP, Toi M, Campone M, Sohn J, Paluch-Shimon S, Huober J, et al. MONARCH 3: Abemaciclib as initial therapy for advanced breast cancer. J Clin Oncol. 2017;35(32):3638–46. https:// doi.org/10.1200/ JCO.2017.75.6155. http://www.ncbi. nlm.nih.gov/ pubmed/28968163

[53] Cristofanilli M, Turner NC, Bondarenko I, Ro J, Im SA, Masuda N, et al. Fulvestrant plus palbociclib versus fulvestrant plus placebo for treatment of hormone-receptor- positive, HER2-negative metastatic breast cancer that progressed on previous endocrine therapy (PALOMA-3): final analysis of the multicentre, double-blind, phase. Lancet Oncol. 2016;17(4):425–39.

[54] Turner NC, Slamon DJ, Ro J, Bondarenko I, Im S-A, Masuda N, Colleoni M, DeMichele A, Loi S, Verma S, Iwata H, Harbeck N, Loibl S, André F, Theall KP, Huang X, Carla G, Colleoni M. Overall survival with palbociclib and fulvestrant in advanced breast cancer. N Engl J Med. 2018;379(20):1926–36.

[55] Sledge GW, Toi M, Neven P, Sohn J, Inoue K, Pivot X, et al. MONARCH 2: Abemaciclib in combination with fulvestrant in women with HR+/ HER2-advanced breast cancer who had progressed while receiving endocrine therapy. J Clin Oncol. 2017;35(25):2875–84.

[56] Neven P, Rugo HS, Tolaney SM, Iwata H, Toi M, Goetz MP, Kaufman PA, Barriga S, GWS YL. Abstract 1002: Abemaciclib for pre/perimenopausal women with HR+, HER2− advanced breast cancer. J Clin Oncol. 2018;36:1002.

[57] Krop IE, Mayer IA, Ganju V, Dickler M, Johnston S, Morales S, et al. Pictilisib for oestrogen receptor-positive, aromatase inhibitor-resistant, advanced or metastatic breast cancer (FERGI): a randomised, double-blind, placebo-controlled, phase 2 trial. Lancet Oncol. 2016;17(6):811–21.

[58] Baselga J, Im SA, Iwata H, Cortés J, De Laurentiis M, Jiang Z, et al. Buparlisib plus fulvestrant versus placebo plus fulvestrant in postmenopausal, hormone receptor-positive, HER2-negative, advanced breast cancer (BELLE-2): a randomised, double-blind, placebo-controlled, phase 3 trial. Lancet Oncol. 2017;18(7): 904–16.

[59] Di Leo A, Johnston S, Lee KS, Ciruelos E, Lønning PE, Janni W, et al. Buparlisib plus fulvestrant in postmenopausal women with hormone-receptor-positive, HER2-negative, advanced breast cancer progressing on or after mTOR inhibition (BELLE-3): a randomised, double-blind, placebo-controlled, phase 3 trial. Lancet Oncol. 2018;19(1):87–100.

[60] Dickler MN, Barry WT, Cirrincione CT, Ellis MJ, Moynahan ME, Innocenti F, et al. Phase III trial evaluating letrozole as first-line endocrine therapy with or without bevacizumab for the treatment of postmenopausal women with hormone receptor-positive advanced-stage breast cancer: CALGB 40503 (Alliance). J Clin Oncol. 2016;34(22):2602–9.

[61] Martin M, Loibl S, von Minckwitz G, Morales S, Martinez N, Guerrero A, et al. Phase III trial evaluating the addition of bevacizumab to endocrine therapy as first-line treatment for advanced breast cancer: the letrozole/fulvestrant and avastin (LEA) study. J Clin Oncol. 2015;33(9):1045–52. http://www.ncbi.nlm. nih. gov/pubmed/25691671

[62] Gray R, Bhattacharya S, Bowden C, Miller K, Comis RL. Independent review of E2100: a phase III trial of bevacizumab plus paclitaxel versus paclitaxel in women with metastatic breast cancer. J Clin Oncol. 2009;27(30):4966–72. http://jco.ascopubs.org/content/ 27/30/4966.long

[63] Miller K, Wang M, Gralow J, Dickler M, Cobleigh M, Perez E, et al. Paclitaxel plus bevacizumab versus paclitaxel alone for metastatic breast cancer. N Engl J Med. 2007;357(26):2666–76. http://www.pubmedcentral. nih.gov/articlerender.fcgi?artid=3684040&to ol=pmcent rez&rendertype=abstract

[64] Miles DW, Chan A, Dirix LY, Cortés J, Pivot X, Tomczak P, et al. Phase III study of bevacizumab plus docetaxel compared with placebo plus docetaxel for the first-line treatment of human epidermal growth factor receptor 2-negative metastatic breast cancer. J Clin Oncol. 2010;28(20):3239–47. http://www.ncbi. nlm.nih. gov/pubmed/20498403

[65] Miller KD, Chap LI, Holmes FA, Cobleigh MA, Marcom PK, Fehrenbacher L, et al. Randomized phase III trial of capecitabine compared with bevacizumab plus capecitabine in patients with previously treated metastatic breast cancer. J Clin Oncol. 2005;23(4): 792–9.

[66] Wilcken N, Hornbuckle J, Ghersi D. Chemotherapy alone versus endocrine therapy alone for metastatic breast cancer. Cochrane Database Syst Rev. 2003;2: CD002747.

[67] Kim H, Choi DH, Park W, Huh SJ, Nam SJ, Lee JE, et al. Prognostic factors for survivals from first relapse in breast cancer patients: analysis of deceased patients. Radiat Oncol J. 2013;31(4):222–7.

[68] Tutt A, Tovcy H, Cheang MCU, Kernaghan S, Kilburn L, Gazinska P, et al. Carboplatin in BRCA1/2-mutated and triple-negative breast cancer BRCAness subgroups: the TNT trial. Nat Med. 2018;24(5):628–37.

[69] Tutt A, Ellis P, Kilburn L, Gilett C, Pinder S, Abraham J, Barrett S, Barrett-Lee P, Chan S, Cheang M, Dowsett M, Fox L, Gazinska P, Grigoriadis A, Gutin A, Harper-Wynne C, Hatton M, Kernaghan S, Harries M, Bliss J. Abstract S3-01: The TNT trial: A randomized phase III trial of carboplatin (C) compared with docetaxel (D) for patients with metastatic or recurrent locally advanced triple negative or BRCA1/2 breast cancer (CRUK/07/012). Cancer Res. 2015;75(9):Abstract S3-01.

[70] Schmid P, Adams S, Rugo HS, Schneeweiss A, Barrios CH, Iwata H, Dieras V, Hegg R, Im S-A, Wright GS, Henschel V, Molinero L, Chui SY, Funke R, Husain A, Winer EP, Loi S, Emens LA. Abstract LBA1_PR: IMpassion130: Results from a global, randomised, double-blind, phase 3 study of atezolizumab (atezo) + nab-paclitaxel (nab-P) vs placebo + nab-P in treatment-naive, locally advanced or metastatic triple-negative breast cancer (mTNBC). Ann Oncol. 2018;29(Suppl_8):LBA1_PR.

[71] Gucalp A, Tolaney S, Isakoff SJ, Ingle JN, Liu MC, Carey LA, et al. Phase II trial of bicalutamide in patients with androgen receptor-positive, estrogen receptor-negative metastatic breast cancer. Clin Cancer Res. 2013;19(19):5505–12.

[72] Bonnefoi H, Grellety T, Tredan O, Saghatchian M, Dalenc F, Mailliez A, et al. A phase II trial of abiraterone acetate plus prednisone in patients with triple-negative androgen receptor positive locally advanced or metastatic breast cancer (UCBG 12-1). Ann Oncol. 2016;27(5):812–8.

[73] Lyons T, Gucalp A, Arumov A, Patil S, Edelweiss M, Gorsky M, et al. Abstract 531: Safety and tolerability of adjuvant enzalutamide for the treatment of early stage androgen receptor positive (AR+) triple negative breast cancer. J Clin Oncol. 2018;38:Abstract 531.

[74] Kerbel RS, Kamen BA. The anti-angiogenic basis of metronomic chemotherapy. Nat Rev Cancer. 2004;4(6):423–36. http://www.nature.com/ doifinder/ 10.1038/nrc1369

[75] André N, Carré M, Pasquier E. Metronomics: towards personalized chemotherapy? Nat Rev Clin Oncol. 2014;11(7):413–31.

[76] Cazzaniga ME, Dionisio MR, Riva F. Metronomic chemotherapy for advanced breast cancer patients. Cancer Lett. 2017;400:252–8.

[77] Lien K, Georgsdottir S, Sivanathan L, Chan K, Emmenegger U. Low-dose metronomic chemotherapy: a systematic literature analysis. Eur J Cancer. 2013; 49(16):3387–95.

[78] Colleoni M, Gray KP, Gelber S, Láng I, Thürlimann B, Gianni L, et al. Low-dose Oral cyclophosphamide and methotrexate maintenance for hormone receptor-negative early breast cancer: international breast Cancer study group trial 22-00. J Clin Oncol. 2016; 34(28):3400–8.

[79] Robson M, Im S-A, Senkus E, Xu B, Domchek SM, Masuda N, et al. Olaparib for metastatic breast cancer in patients with a Germline BRCA mutation. N Engl J Med. 2017;377(6):523–33. Available from: https://doi. org/10.1056/NEJMoa1706450.

[80] Tung NM, Im S-A, Senkus-Konefka E, Xu B, Domchek SM, Masuda N, Li W, Armstrong AC, Conte PF, Wu W, Goessl CD, MER SR. Abstract 1052: Olaparib versus chemotherapy treatment of physician's choice in patients with a germline BRCA mutation and HER2-negative metastatic breast cancer (OlympiAD): efficacy in patients with visceral metastases. J Clin Oncol. 2018;36(15):1052.

[81] Litton JK, Rugo HS, Ettl J, Hurvitz SA, Gonçalves A, Lee K-H, et al. Talazoparib in patients with advanced breast cancer and a germline BRCA mutation. N Engl J Med. 2018;379(8):753–63.

[82] Cardonick E, Dougherty R, Grana G, Gilmandyar D, Ghaffar S, Usmani A. Breast cancer during pregnancy: maternal and fetal outcomes. Cancer J. 2010;16(1): 76–82. https://doi.org/10.1097/PPO.0b013e3181ce46f9.

[83] Azim HA Jr, Peccatori FA. Treatment of metastatic breast cancer during pregnancy: we need to talk! Breast. 2008;17:426–8.

[84] Loibl S, Schmidt A, Gentilini O, Kaufman B, Kuhl C, Denkert C, et al. Breast cancer diagnosed during pregnancy adapting recent advances in breast cancer care for pregnant patients. JAMA Oncol. 2015;1(8):1145–53.

[85] Peccatori FA, Azim HA, Orecchia R, Hoekstra HJ, Pavlidis N, Kesic V. G. Pentheroudakis on behalf of the EGWG. Cancer, pregnancy and fertility: ESMO Clinical Practice Guidelines for diagnosis, treatment and follow-up. Ann Oncol. 2013;24(6):160–70. https://doi.org/10.1093/annonc/mdt199.

[86] Azim HA, Peccatori FA, Pavlidis N. Treatment of the pregnant mother with cancer: a systematic review on the use of cytotoxic, endocrine, targeted agents and immunotherapy during pregnancy. Part I: solid tumors. Cancer Treat Rev. 2010;36(2):101–9.

[87] Cuvier C, Espie M, Extra JM, Marty M. Vinorelbine in pregnancy. Eur J Cancer Part A. 1997;33(1):168–9.

[88] Braems G, Denys H, De Wever O, Cocquyt V, Van den Broecke R. Use of tamoxifen before and during pregnancy. Oncologist. 2011;16(11):1574–51.

[89] Azim HA, Azim H, Peccatori FA. Treatment of cancer during pregnancy with monoclonal antibodies: a real challenge. Expert Rev Clin Immunol. 2010;6(6):821–6.

[90] Toy W, Shen Y, Won H, Green B, Sakr RA, Will M, et al. ESR1 ligand-binding domain mutations in hormone-resistant breast cancer. Nat Genet. 2013;45(12):1439–45.

[91] Jeselsohn R, Buchwalter G, De Angelis C, Brown M, Schiff R. ESR1 mutations-a mechanism for acquired endocrine resistance in breast cancer. Nat Rev Clin Oncol. 2015;12(10):573–83.

[92] Toy W, Weir H, Razavi P, Lawson M, Goeppert AU, Mazzola AM, et al. Activating ESR1 mutations differentially affect the efficacy of ER antagonists. Cancer Discov. 2017;7(3):277–87.

第 13 章　妊娠期乳腺癌
Breast Cancer During Pregnancy

Sibylle Loibl　Sabine Seiler　著

一、概述

癌症是女性生育期的第二大死亡原因，它使妊娠变得复杂的发生概率是 1 : 2000～1 : 1000 [1]。育龄女性最常见的癌症是乳腺癌、宫颈癌、白血病、淋巴瘤和恶性黑色素瘤。妊娠期乳腺癌虽然很少见，但乳腺癌却是妊娠期最常见的癌症之一。在基于出生人口的研究中，报告的粗发病率为 1.3/100 000～7.9/10 000 [2-5]。在过去几十年里，因为乳腺癌发病率上升的趋势和将生育推迟到生育年龄后期的趋势相关，所以妊娠相关的乳腺癌发病率一直在呈上升趋势 [6-8]。

在整个文献中，与妊娠相关的乳腺癌的定义因研究而异，指的是分娩期间和分娩后几年内诊断的乳腺癌。妊娠相关乳腺癌的最常用的具体定义仅限于在分娩期间或分娩后 1 年内诊断的乳腺癌。

延迟的诊断和不理想的治疗会使预后恶化。一般治疗方案应尽可能与非妊娠的年轻女性患者保持一致。本章总结了当前妊娠期乳腺癌的治疗方法，重点是全身治疗、外科治疗和放射治疗及分期检查，目的是为确定最佳治疗策略提供实用指导。

二、预后

80% 的妊娠相关乳腺癌在首次诊断时被描述为淋巴结阳性。在妊娠期间，激素诱导乳腺组织的生理变化使乳房检查越来越复杂，并可能阻碍对可疑肿块的检测。妊娠期的女性与非妊娠的女性相比，在诊断时会导致更多的局部晚期疾病 [9]。但是，孕妇和非孕妇的组织学特征和乳腺癌亚型相当。妊娠期乳腺癌几乎完全是浸润性导管癌，50% 是激素受体阴性，75% 是未分化的 [10]。关于孕产妇预后的数据在一定程度上是矛盾的，异质性患者队列研究及过时疗法使用的研究使已发表研究的可比性变得复杂。在建议患者时，此信息很重要。一项国际合作研究的结果显示，妊娠期乳腺癌患者的生存率与非妊娠期患者相似 [11]。国际合作研究与 30 项研究的 Meta 分析结果形成对比，这些研究包括 3628 名孕妇和 37100 名非孕妇。在这里，与妊娠相关的乳腺癌与低生存能力独立相关，尤其是那些在产后不久被诊断出的乳腺癌[12]。Callihan 等报道的最新研究发现，产后前 5 年对乳腺癌的诊断提示母亲的预后较差[13]。因此，哺乳期乳腺微环境的生理和（或）生物学变化可能在与乳腺癌相关的妊娠期的病理生物学和预后中具有重要的作用，但其确切作用目前尚不清楚。

三、临床表现和诊断评估

妊娠期间，激素诱导的乳腺腺体组织增生和分化导致乳腺密度、乳腺体积增大，有时还会出现乳头溢液。这些生理变化使妊娠期的临床乳腺检查逐渐复杂化。因此，建议在妊娠开始时由医生进行临床乳房检查。然而，大多数妊娠期乳腺癌是由患者自己发现的。

即使在妊娠期间发现 80% 的乳腺肿块是良性的，但也必须注意的是，妊娠期间延迟治疗乳腺癌 1 个月会使淋巴结受累的风险增加 0.9%～1.8%，而延迟 6 个月风险增加为 5.1%～10.2%[14, 15]。因此，任何临床可疑和持续存在的乳腺或腋窝肿块及乳腺炎症应立即通过诊断影像进行评估，并通过影像引导的核心组织活检进行组织学诊断。必须告知病理医师有关妊娠的信息，以避免对妊娠相关变化的误解。由于妊娠期间的生理增生组织变化，细针活检和抽吸细胞学检查可能会产生假阴性或假阳性结果，一般不建议在妊娠期间进行[16]。

四、影像和分期检查

在妊娠期间，重要的是平衡母亲的临床需要和利益与对孩子产生不利影响的潜在风险。电离辐射暴露发生于常见的成像方式中，可能对胎儿造成重大伤害。通常电离辐射暴露受成像技术、适当的完成度、解剖部位和胎龄的影响。因此，妊娠期乳腺癌患者的影像学检查和分期检查可能会偏离现有指南，应进行个性化检查，以降低胎儿辐射暴露的风险。

确定性效应不会在某些阈值剂量以下发生，而是包括致畸作用，如畸形、智力和生长发育受损，以及由于多细胞损伤而导致的胎儿死亡。对胎儿有害影响的阈值估计约为每年 100mg，不确定性为每年 50～100mg。然而，风险和严重性随着给定的辐射剂量而增加[17]。特别是在器官发育的前 3 个月，超过阈值的暴露可能会导致临床上重要且严重的确定性效应，而毒性风险在妊娠中期和晚期降低。

随机效应会导致单个细胞损伤，并可能产生致癌效应，如儿童癌症和白血病。随机效应的风险随着辐射剂量的增加而增加，并且没有阈值剂量。即使随机效应被认为很小，也应该与患者讨论。对成像方式的辐射剂量的认识可能有助于降低胎儿辐射暴露的风险。在妊娠期间，临床医生应尽可能选择几乎没有电离辐射的成像方式。超声检查可在整个妊娠期安全有效地进行。由于超声无电离辐射，可以区分良恶性病变，并且妊娠期对乳腺癌的检测具有很高的敏感性，所以超声是主要的成像技术，通常被推荐用于进一步评估有明显乳房 / 腋窝肿块的孕妇[16, 18]。此外，它还可用于腹部分期，指导核心活检以及评估新辅助全身治疗期间的反应。

对已确诊为恶性疾病或肿块不清、高度可疑的孕妇，应行双侧乳房 X 线检查，需要注意的是，由于年轻女性的乳房密度累积增加及妊娠引起的生理变化，在妊娠期间进行乳房 X 线检查的评估更具挑战性。因此，这种成像方式的灵敏度降低。Robbins 等报告指出，乳房 X 线摄影的敏感性为 78%～100%，而超声敏感性为 100%[18]。与非妊娠女性一样，妊娠期乳腺癌应进行双侧乳房 X 线检查，以便确定患侧乳房的疾病范围，评估对侧乳房，并评估可疑的微钙化。

在妊娠期间进行乳房 X 线检查是安全的，因为子宫和胎儿的最小电离辐射暴露小于 0.03μGy，所以对胎儿的电离辐射风险极低。适当的铅屏蔽技术可以进一步减少电离辐射暴露[18, 19]。

磁共振成像（MRI）在妊娠前 3 个月的长期安全性及钆类造影剂在整个妊娠期间的安全性尚不清楚。钆可透过胎盘屏障，且被认为可以致畸[20]。

在加拿大的一项回顾性队列研究中，妊娠早期接受磁共振成像检查与未接受磁共振成像检查的孕妇相比，其对胎儿伤害的风险没有增加，而在妊娠期间任何时候进行钆类 MRI 检查都与死产或新生儿死亡、幼年期血液流变学、炎症或浸润性皮肤状况的风险增加有关[21]。另外，缺乏妊娠期乳腺 MRI 敏感性和特异性的前瞻性临床资料。因此，不建议在妊娠期间对乳房进行对比增强 MRI，而非对比增强 MRI 增强检查被认为对孕中期和晚期的胎儿是安全的，可考虑用于分期检查[22]。

分期检查只有在改变治疗方案的情况下，才应在妊娠期间进行。应避免不必要或不太准确的检查。可用于确定疾病且被认为是安全的成像检查有：胸部 X 线片伴腹部屏蔽、肝脏超声。

在妊娠期间，通常不推荐使用骨骼扫描、增强 CT（computed tomography，CT）和正电子发射断层扫描 /CT（positron-emission tomography/CT，PET-CT）。如果需要，可以考虑对可疑区域进行非对比度 MRI 检查。分娩后，应完成分期检查。

理论上，胎盘表面大且血流量明显，是肿瘤细胞的理想环境。然而，到目前为止，全球文献中仅描述了 17 例母亲乳腺癌向胎盘转移[23]。尽管如此，胎盘的组织病理学评估应在分娩后进行[16]。

五、妊娠期乳腺癌治疗的一般概念

根据诊断时的孕周，可以在妊娠期间进行包括外科手术和化疗在内的大多数治疗选择。但是，局部和系统疗法的选择和时间安排必须调整，一方面满足患者的意愿，另一方面确保胎儿和母亲的安全（表 13-1）。因此，治疗计划应由经验丰富的多学科团队讨论，至少应包括一名新生儿医师、围产期医师、产科医师、肿瘤科医师和外科医师。孕妇及其家人应清楚了解产妇预后、治疗策略及这些策略对妊娠和分娩的影响，并应参与有关计划治疗的决策进程。

临床病理肿瘤特征、遗传状态和患者的意愿决定了合适的治疗方法。延迟治疗和不理想的治疗方法会影响预后。因此，有关局部和全身治疗的一般概念应尽可能遵循针对年轻非妊娠患者的标准化方案。一般不建议推迟治疗，终止妊娠似乎不会改善患者的预后[10]。但是，如果晚期乳腺癌和母亲预后不良，如果患者及其家人愿意，可以考虑在妊娠的前 3 个月终止妊娠。

表 13-1　妊娠期乳腺癌的治疗方案

治疗方案	妊娠早期	妊娠中期
放疗	仅在孕早期的特殊情况下 [a]	禁忌证
化疗 [b]	禁忌证	可行的 [c]
内分泌治疗	禁忌证	
靶向治疗	禁忌证	
乳腺手术	可行的	
SNB	可行的	

SNB. 前哨淋巴结活检；a. 慎重考虑可能存在的胎儿风险；b. 使用蒽环类，环磷酰胺和紫杉类药物的标准方案已被广泛接受；c. 分娩前 3～4 周应停止化疗，以防止在分娩过程中 / 后对母婴的血液学毒性

六、手术注意事项

妊娠期乳腺癌患者的手术建议与非妊娠患者的建议相似。一般来说，手术治疗可以在整个妊娠期间安全地进行，对妊娠中期的母婴是最安全的 [24]。下文总结了目前妊娠期乳腺癌手术的要点（表 13-2）。

表 13-2　妊娠期乳腺癌手术要点

分　期	手术注意事项
I	1. 一般而言，手术是可行，但会增加流产的风险 2. 根据孕产妇的预后和孕周，可考虑推迟手术至妊娠中期 3. 保乳手术或乳房切除术、前哨淋巴结活检或腋窝淋巴结清扫术：适应证与非妊娠女性相同 4. 保乳治疗→放疗延迟可能会增加局部复发的风险
II	1. 妊娠中期的 3 个月对母亲和儿童的安全性最高 2. 保乳手术或乳房切除术、前哨淋巴结活检或腋窝淋巴结清扫：适应证与非妊娠女性相同 3. 考虑采用新辅助化疗以提高保乳手术率 4. 在保乳治疗的情况下，必须考虑放疗的延迟
III	1. 术中胎儿缺氧 / 窒息及早产和分娩的风险增加 2. 分娩后考虑手术后再进行辅助化疗 3. 考虑新辅助化疗以提高保乳手术率 4. 保乳手术或乳房切除术，前哨淋巴结活检或腋窝淋巴结清扫：适应证与非妊娠女性相同

如果乳腺癌手术指征是在妊娠早期，则应讨论流产风险的增加，而在妊娠晚期，术中胎儿缺氧 / 窒息及早产和分娩的风险就会增加。

历史上，乳腺切除术是妊娠期乳腺癌患者的标准手术治疗方法 [14]。应该指出的是，乳房切除术不是仅仅基于妊娠就必须进行的。手术计划取决于分期、遗传状况、胎龄和计划的全身治疗。大多数常规手术，如保乳手术、乳腺切除术、前哨淋巴结活检和（或）腋窝淋巴结清扫术，都可以在妊娠期间安全地进行 [25]。但是，应考虑到一般禁止在妊娠期放疗，推迟或推迟放疗直到分娩后才可能增加局部

复发的风险[26]。放疗可在孕早期或孕中期安全进行。对于许多妊娠期乳腺癌患者，化疗是必要的。因此，可以在产后进行放射治疗，而不会造成有害的延误治疗。

乳房重建是乳房切除术后治疗计划的重要组成部分。对于妊娠期乳腺癌患者，必须考虑妊娠期和产后乳房的不可预测的生理变化及手术时间。到目前为止，关于妊娠期乳腺癌患者乳房切除术后立即进行乳房重造的现有数据仅基于一项已发表的经验。Lohsiriwat 等报道了 78 例妊娠期乳腺癌患者在接受乳房切除术后立即使用扩张器进行乳房重建，手术时间短，妊娠结局好，术后无产科或产妇并发症[27]。因此，在妊娠期间可以考虑立即乳房重建，但对侧整形和假体植入并不合适。由于手术时间长、出血风险高及术后可能出现并发症，一般不建议在妊娠期间使用自体组织进行乳房重建。

前哨淋巴结活检（sentinel lymph node biopsy，SNB）是局部淋巴结阴性疾病患者的临床治疗标准。由于放射胶体试剂对淋巴组织造影的辐射暴露、蓝色染料可能的致畸性及母亲对蓝色染料可能的过敏反应，所以妊娠期乳腺癌患者中 SNB 的研究已引起广泛关注。因此，SNB 在妊娠中的作用一直是争议的话题，并且曾普遍建议在妊娠期间反对 SNB。尽管有顾虑，但先前公布的数据描述了妊娠期间进行 SNB 后的母婴的结局，已表明 SNB 在妊娠期间可以安全有效地进行[28-30]。

胎儿辐射暴露尤其取决于放射性胶体注射的剂量和时间点，范围为 $1.14\mu Gy \sim 4.3mGy$，远低于对胎儿伤害的关注阈值[28, 31]。因此，应在手术当天注射尽可能低的放射性胶体剂量。示踪剂通过肾脏排泄，插入膀胱导管可进一步减少胎儿辐射暴露。

异磺酸蓝和亚甲蓝均为丙类妊娠药物，致畸性未知，此外，异磺酸蓝可引起产妇过敏反应。因此，一般不推荐在妊娠期间使用蓝色染料进行淋巴定位[16, 30]。

七、放射治疗

放射治疗在乳腺癌的治疗中起着重要的作用。妊娠被认为是少数几个放疗禁忌证之一，因为放疗对发育中的胎儿的确定性和随机性可能导致畸形、自然流产、神经发育障碍、致癌甚至致死的影响[32]。一般建议尽可能将放射治疗推迟到分娩后，但如前所述，推迟放射治疗可能会增加局部区域复发的风险[26]。在妊娠期进行放射治疗时，应仔细权衡母亲推迟放射治疗的风险和对胎儿的不利影响。胎儿接受的辐射剂量取决于胎龄和子宫与放射野之间的距离，并可通过适当的屏蔽技术进一步降低。在妊娠的前几个月，子宫被保护在骨盆内，胎儿接受的辐射剂量是照射乳房剂量的 0.1%～0.3%，这被认为是胎儿的低风险[33]。迄今为止，有关孕期放射治疗的可用数据仅基于病例报告，低胎儿剂量已被证明可导致健康婴儿的分娩。因此，如果临床上严格要求的话，可以考虑在妊娠早期或中期进行放射治疗。

八、全身治疗

（一）化疗

当妊娠期乳腺癌患者需要化疗时，必须考虑诊断时的胎龄。由于器官的形成、发生重大胎儿畸形和流产的风险，通常在妊娠的前 3 个月禁止化疗。妊娠前 3 个月结束后，新辅助治疗和辅助治疗方案的化疗被广泛接受 [16]。

大多数有关化疗致畸风险的现有资料是基于病例报告和回顾性系列研究。胎儿畸形的发生率已被证明是 3%～5%，与美国普通人群的发生率（3%）及德国注册研究（6.9%）和国际癌症、不孕和妊娠网络注册研究（4%）的发生率相当 [34-36]。

此外，德国的研究结果表明，尽管在妊娠期间接受全身治疗的儿童的并发症较多，但并发症在早产后的儿童中更为常见，与妊娠期间接受全身治疗无关 [10]。

总的来说，对于年轻的、非妊娠的患者，系统的治疗方案应该尽可能地遵循标准化的方案。延迟和不理想的治疗方法会恶化预后。为了保证胎儿的安全，必须对全身治疗的选择进行修改。表 13-3 总结了目前妊娠期化疗的要点。

表 13-3　妊娠期化疗要点

1. 一般妊娠早期是化疗的禁忌证
2. 化疗方案应尽可能遵循针对年轻非妊娠患者的标准化公开方案。既不减少也不增加剂量或治疗间隔
3. 蒽环类和紫杉类化疗方案可安全地在妊娠中晚期开始。抗 HER2 治疗是禁忌证，应推迟到分娩后
4. 保持剂量强度
5. 为了避免剂量不足，每次化疗剂量应根据实际体表面积（超重女性除外）
6. 分娩前 3～4 周应停止化疗，以防止分娩期间 / 之后对母婴的血液毒性

由于潜在的胎儿毒性，在妊娠期间应避免使用靶向药物，如曲妥珠单抗和帕妥珠单抗 [37]。乳腺癌在妊娠中期和晚期使用标准化疗（如蒽环类药物、环磷酰胺、紫杉类）已被广泛接受，因此在妊娠期间可以使用标准联合治疗，如表阿霉素联合环磷酰胺，然后每周使用紫杉醇（或相反顺序）[38]。应避免使用无蒽环类或不含紫杉醇类药物或氟尿嘧啶，因为它们被认为不是年轻非妊娠女性的标准药物。卡铂用于非妊娠女性三阴性 /BRCA 突变乳腺癌的新辅助治疗已被证明增加了 PCR/ 病理完全缓解 [39-41]。铂类药物很容易通过胎盘屏障，然而关于长期生存结果的数据仍然有限 [42]。De Haan 等报道了铂类化疗可能与小胎妊娠有关，但这是基于少数以非乳腺癌为主的患者 [35]。因此，必须仔细权衡对胎儿的风险和对母亲的好处。由于总毒性较低，首选的铂类药物为卡铂 [37]。

在非妊娠高危患者中，与每 3 周常规治疗方案相比，剂量密集或强化剂量密集辅助化疗提高了生存率 [43, 44]。虽然在妊娠期间，剂量密集化疗似乎是一种选择，但强化剂量密集化疗与更多的血液毒性相关，有关粒细胞集落刺激因子的使用数据仍然有限[45]。然而，在对高危原发性乳腺癌患者进行仔细的风险 – 效益分析后，可以考虑剂量密集化疗方案。

妊娠相关的产妇生理变化，如肝代谢、肾清除率和血容量的变化必须考虑在内，因为这可能影响孕妇的最佳药物剂量。尤其是在妊娠晚期，参与紫杉类和蒽环类药物代谢的主要酶活性的增加，可能减少产妇的药物暴露。比较妊娠和非妊娠患者的紫杉类和蒽环类药物的药代动力学，尤其是紫杉醇，可以显著降低孕妇的血清水平[46]。然而，目前尚不清楚是否应该在妊娠期间增加化疗剂量。一般来说，不建议增加剂量，但应在每个周期之前根据当前体重和体表面积重新评估剂量。

不幸的是，关于接受化疗的孕妇的支持性治疗的数据非常有限，而且妊娠期的最佳支持性治疗尚未确定。支持治疗对于大多数化疗方案是必要的，并应在任何时候使用，以确保母亲和胎儿的最佳安全性[37]。

（二）靶向治疗

根据已发表的病例研究，在子宫内暴露曲妥珠单抗已被证明与羊水过少和脱水、肾功能不全、骨骼异常、肺发育不全和胎儿死亡有关[47, 48]。因此，抗 HER2 治疗在妊娠早期是禁忌的。然而，如果胎儿意外接触曲妥珠单抗，应密切监测胎儿和羊水。

在妊娠期使用帕妥珠单抗、贝伐单抗、伊维莫司、帕博西尼和骨修饰剂疗法的研究尚未开展，并且是绝对禁忌证。

（三）内分泌治疗

内分泌治疗是激素受体阳性肿瘤的重要治疗手段。内分泌药物，如选择性雌激素受体调节药他莫昔芬、芳香化酶抑制药和卵巢抑制药，可干扰激素环境，在妊娠和哺乳期禁用。他莫昔芬是绝经前女性内分泌治疗的主要药物，在妊娠期有可能引起胎儿损害，并与包括颅面畸形、性器官不明确、胎儿死亡及阴道出血和流产等缺陷相关[49-51]。

九、转移性乳腺癌的治疗

在妊娠的乳腺癌患者中，只有少数人患有第Ⅳ期疾病[10, 35]。肿瘤治疗的一般观念应尽可能地与非妊娠晚期患者的概念相一致。然而，由于药物对胎儿的潜在不良反应，在姑息治疗中使用全身疗法是一个具有挑战性的情况，这可能需要限制内分泌和靶向治疗。

对于治疗指标较好、转移性疾病负担较低的女性，应考虑保孕处理。因此，使用单一药物化疗来控制疾病和症状被认为是妊娠早期至分娩后的最佳全身抗癌治疗。曲妥珠单抗和内分泌治疗一般不建议在妊娠早期使用。但是，在晚期疾病的紧急情况下，可以采取个体化决定[48, 50]。对于那些必须使用曲妥珠单抗的女性，需要考虑羊水过少和脱水的风险。因此，需要密切监测羊水水平、胎儿生长和肾功能。

对于治疗指标差、预后差的妊娠患者，可在妊娠早期讨论终止妊娠，避免限制或延误治疗。

十、产科注意事项

在妊娠期治疗乳腺癌患者时，时机是非常重要的。因此，复杂的治疗策略应该建立在一个多学科的环境中，包括一名新生儿专家、一名围产期专家和一名产科医生。妊娠期乳腺癌的治疗时机非常重要。早产儿的发病率和死亡率较高。早产会增加神经发育障碍的风险，并与出生时的胎龄和不良结果直接相关 [52]。因此应尽可能避免早产，然而妊娠期癌症患者早产的发生率很高。一位德国登记处的研究人员报告了 50% 的早产率，平均胎龄为 36～37 周 [10]。最新的队列研究报告称，活产少于 37 周的总发生率为 43% [35]。此外，产前化疗被证明与胎膜早破（3% vs. 0%）和早产（6% vs. 2%）的风险增加有关 [10]。

关于新生儿和子宫内暴露于全身治疗的长期后果，现有证据仍然是基于小数目和短的随访期，并侧重于非常接近分娩时间的形态学观察。关于儿童长期毒性的数据收集尚不完整，如治疗对一般发育和心脏发育及神经、智力和行为功能的延迟影响，并且由于缺乏精心设计的基于人群的研究而受到阻碍。然而，对在子宫内接受化疗的儿童进行的几项队列研究显示，与一般人群标准相比，未出现神经发育、听觉、心脏或一般健康发育损害，也未出现先天性畸形的增加。但早产与认知功能受损相关，与癌症治疗无关 [53-56]。宫内生长可能受到影响，需要密切监测。尽管一些研究发现体重和身高与妊娠期健康状况相符，但其他研究报告称，宫内生长受限的发生率增加了 [10, 53]。

除了标准的产前护理外，应在治疗开始前和至少每 3 周对胎儿生长和羊水进行定期超声评估，并结合多普勒测量以便跟踪妊娠过程和胎儿的发育。分娩计划应尽可能接近期限。不管治疗如何，产科的要求和患者的愿望决定了分娩的方式。为了恢复母婴的骨髓，降低围产期血液毒性的风险，化疗应在妊娠期 35～37 周停止 [37]。根据分娩方式，可在出生后 2～3 周重新开始全身治疗。

十一、母乳喂养

根据现有数据，如果在开始母乳喂养前 4 周终止了全身治疗，则无须断奶。但是，如果需要进一步的全身治疗，则应建议母亲在分娩后断奶 [57]。值得注意的是，推迟进一步全身治疗以允许哺乳的决定应基于个人风险。辐射对哺乳期的影响还没有研究，应该避免。

十二、结论

妊娠期乳腺癌的治疗对孕妇、家庭及治疗团队来说都是一个巨大的挑战。妊娠期乳腺癌可以严格按照非妊娠女性的标准治疗。但是，局部和全身治疗的选择和时机必须修改，以确保对胎儿和母亲的安全，并应由经验丰富的多学科团队进行讨论。当然，孕妇和家属应清楚地了解产妇的预后、治疗策略及对妊娠和分娩的影响，并应参与有关计划治疗的决策进程。

需要进一步研究为所有妊娠期乳腺癌确诊患者提供最佳的个体化治疗方案，以优化母婴结局。由于在妊娠期乳腺癌患者中没有可行的随机研究，登记研究需要得到支持，国际合作需要继续和扩大。

参考文献

[1] Pavlidis NA. Coexistence of pregnancy and malignancy. Oncologist. 2002;7(4):279–87.

[2] Stensheim H, Moller B, van Dijk T, et al. Cause-specific survival for women diagnosed with cancer during pregnancy or lactation: a registry-based cohort study. J Clin Oncol. 2009;27(1):45–51.

[3] Lee YY, Robets CL, Dobbins T, et al. Incidence and outcomes of pregnancy-associated cancer in Australia, 1994–2008: a population-based linkage study. BJOG. 2012;119(13):1572–82.

[4] Haas JF. Pregnancy in association with newly diagnosed cancer: a population-based epidemiologic assessment. Int J Cancer. 1984;34(2):229–35.

[5] Abenhaim HA, Azoulay L, Holcroft CA, et al. Incidence, risk factors, and obstetrical outcomes of women with breast cancer in pregnancy. Breast J. 2012;18(6):564–8.

[6] Sobotka T. United Nations Department of economic and social affairs. Pathways to low fertility: European perspectives. Expert Paper No 2013/08.

[7] Andersson TM, Johansson AL, Hsieh CC, et al. Increasing incidence of pregnancy-associated breast cancer in Sweden. Obstet Gynecol. 2009;114(3):568–72.

[8] Koch-Institut R. (Hrsg) und die Gesellschaft der epidemiologischen Krebsregister in Deutschland e.V. (Hrsg). Krebs in Deutschland 2011/2012.10. Ausgabe. Berlin, 2015.

[9] Amant F, Loibl S, Neven P, et al. Breast cancer in pregnancy. Lancet. 2012;379(9815):570–9.

[10] Loibl S, Han SN, von Minckwitz G, Bontenbal M, et al. Treatment of breast cancer during pregnancy: an observational study. Lancet Oncol. 2012;13(9):887–96.

[11] Amant F, von Minckwitz G, Han SN, et al. Prognosis of women with primary breast cancer diagnosed during pregnancy: results from an international collaborative study. J Clin Oncol. 2013;31(20):2532–9.

[12] Azim HA Jr, Santoro L, Russell-Edu W, et al. Prognosis of pregnancy-associated breast cancer: a meta-analysis of 30 studies. Cancer Treat Rev. 2012;38:834–42.

[13] Callihan EB, Gao D, Jindal S, et al. Postpartum diagnosis demonstrates a high risk for metastasis and merits an expanded definition of pregnancy-associated breast cancer. Breast Cancer Res Treat. 2013;138(2):549–59.

[14] Woo JC, Yu T, Hurd TC. Breast cancer in pregnancy: a literature review. Arch Surg. 2003;138(1):91–8.

[15] Nettleton J, Long J, Kuban D, et al. Breast cancer during pregnancy: quantifying the risk of treatment delay. Obstet Gynecol. 1996;87:414–8.

[16] Amant F, Deckers S, Van Calsteren K, et al. Breast cancer in pregnancy: recommendations of an international consensus meeting. Eur J Cancer. 2010;46(18):3158–68.

[17] American College of Radiology. ACR–SPR practice parameter for imaging pregnant or potentially pregnant adolescents and women with ionizing radiation. In: Resolution, vol.39. Reston, VA: ACR; 2014. https://www.acr.org/Search-Results#q=pregnant%20 patients. Accessed 12 Mar 2018.

[18] Robbins J, Jeffries D, Roubidoux M, Helvie M. Accuracy of diagnostic mammography and breast ultrasound during pregnancy and lactation. AJR Am J Roentgenol. 2011;196(3):716–22.

[19] Vashi R, Hooley R, Butler R, et al. Breast imaging of the pregnant and lactating patient: imaging modalities and pregnancy associated breast cancer. AJR Am J Roentgenol. 2013;200(2):321–8.

[20] Nguyen CP, Goodman LH. Fetal risk in diagnostic radiology. Semin Ultrasound CT MR. 2012;33(1):4–10.

[21] Ray JG, Vermeulen MJ, Bharatha A, et al. Association between MRI exposure during pregnancy and fetal and childhood outcomes. JAMA. 2016;316(9):952–61.

[22] Patenaude Y, Pugash D, Lim K, et al. Diagnostic imaging committee; Society of Obstetricians and

Gynaecologists of Canada. The use of magnetic resonance imaging in the obstetric patient. J Obstet Gynaecol Can. 2014;36(4):349–63.

[23] Pavlidis N, Pentheroudakis G. Metastatic involvement of placenta and foetus in pregnant women with cancer. Recent Results Cancer Res. 2008;178:183–94.

[24] Berry DL, Theriault RL, Holmes FA, et al. Management of breast cancer during pregnancy using a standardized protocol. J Clin Oncol. 1999;17(3):855–61.

[25] Toesca A, Gentilini O, Peccatori F, et al. Locoregional treatment of breast cancer during pregnancy. Gynecol Surg. 2014;11(4):279–84.

[26] Huang J, Barbera L, Brouwers M, et al. Does delay in starting treatment affect the outcomes of radiotherapy? A systematic review. J Clin Oncol. 2003;21(3):555–63.

[27] Lohsiriwat V, Peccatori FA, Martella S, et al. Immediate breast reconstruction with expander in pregnant breast cancer patients. Breast. 2013;22(5):657–60.

[28] Gentilini O, Cremonesi M, Toesca A, et al. Sentinel lymph node biopsy in pregnant patients with breast cancer. Eur J Nucl Med Mol Imaging. 2010;37(1):78–83.2.

[29] Khera SY, Kiluk JV, Hasson DM, et al. Pregnancy-associated breast cancer patients can safely undergo lymphatic mapping. Breast J. 2008;14:250–4. 3

[30] Gropper AB, Calvillo KZ, Dominici L, et al. Sentinel lymph node biopsy in pregnant women with breast cancer. Ann Surg Oncol. 2014;21:2506–11.

[31] Pandit-Taskar N, Dauer LT, Montgomery L, St Germain J, Zanzonico PB, Divgi CR. Organ and fetal absorbed dose estimates from 99mTc-sulfur colloid lymphoscintigraphy and sentinel node localization in breast cancer patients. J Nucl Med. 2006;47:1202–8.

[32] Otake M, Schull WJ, Lee S. Threshold for radiation-related severe mental retardation in prenatally exposed A-bomb survivors: a re-analysis. Int J Radiat Biol. 1996;70(6):755–63.

[33] Kal HB, Struikmans H. Radiotherapy during pregnancy: fact and fiction. Lancet Oncol. 2005;6(5):328–33.

[34] National Toxicology Program. NTP monograph: developmental effects and pregnancy outcomes associated with cancer chemotherapy use during pregnancy. NTP Monogr. 2013;2:i–214.

[35] de Haan J, Verheecke M, Van Calsteren K, et al. International Network on Cancer and Infertility Pregnancy (INCIP). Oncological management and obstetric and neonatal outcomes for women diagnosed with cancer during pregnancy: a 20-year international cohort study of 1170 patients. Lancet Oncol. 2018;19(3):337–46.

[36] Queisser-Luft A, Stolz G, Wiesel A, et al. Malformations in newborn: results based on 30,940 infants and fetuses from the Mainz congenital birth defect monitoring system (1990–1998). Arch Gynecol Obstet. 2002;266:163–7.

[37] Loibl S, Schmidt A, Gentilini O, et al. Breast cancer diagnosed during pregnancy: adapting recent advances in breast cancer care for pregnant patients. JAMA Oncol. 2015;1(8):1145–53.

[38] Bines J, Earl H, Buzaid AC, Saad ED. Anthracyclines and taxanes in the neo/adjuvant treatment of breast cancer: does the sequence matter? Ann Oncol. 2014;25(6):1079–85.

[39] von Minckwitz G, Schneeweiss A, Loibl S, et al. Neoadjuvant carboplatin in patients with triple-negative and HER2-positive early breast cancer (GeparSixto; GBG 66): a randomised phase 2 trial. Lancet Oncol. 2014;15(7):747–56.

[40] Loibl S, O'Shaughnessy J, Untch M, et al. Addition of the PARP inhibitor veliparib plus carboplatin or carboplatin alone to standard neoadjuvant chemotherapy in triple-negative breast cancer (BrighTNess): a randomised, phase 3 trial. Lancet Oncol. 2018;19(4):497–509. https://doi.org/10.1016/ S1470-2045(18)30111-6.

[41] Sikov WM, Berry DA, Perou CM, et al. Impact of the addition of carboplatin and/or bevacizumab to neoadjuvant once-per-week paclitaxel followed by dose-dense doxorubicin and cyclophosphamide on pathologic complete response rates in stage II to III triple-negative breast cancer: CALGB 40603 (Alliance). J Clin Oncol. 2015;33(1):13–21.

[42] Köhler C, Oppelt P, Favero G, et al. How much platinum passes the placental barrier? Analysis of platinum applications in 21 patients with cervical cancer during pregnancy. Am J Obstet Gynecol. 2015;213(2):206.e1–5.

[43] Gray R, Bradley R, Braybrooke J, et al. Increasing the dose density of adjuvant chemotherapy by shortening intervals between courses or by sequential drug administration significantly reduces both disease recurrence and breast cancer mortality: An EBCTCG meta-analysis of 21,000 women in 16 randomised trials

163

[abstract]. San Antonio Breast Cancer Symposium 2017. Cancer Res. 2018;78(4 Suppl):GS1-01.

[44] Moebus V, Jackisch C, Lueck HJ, et al. Intense dose-dense sequential chemotherapy with epirubicin, paclitaxel, and cyclophosphamide compared with conventionally scheduled chemotherapy in high-risk primary breast cancer: mature results of an AGO phase III study. J Clin Oncol. 2010;28(17):2874–80.

[45] Cardonick E, Gilmandyar D, Somer RA. Maternal and neonatal outcomes of dose-dense chemotherapy for breast cancer in pregnancy. Obstet Gynecol. 2012;120(6):1267–72.

[46] van Hasselt JG, van Calsteren K, Heyns L, et al. Optimizing anticancer drug treatment in pregnant cancer patients: pharmacokinetic analysis of gestationinduced changes for doxorubicin, epirubicin, docetaxel and paclitaxel. Ann Oncol. 2014;25(10):2059–65.

[47] Gottschalk I, Berg C, Harbeck N, et al. Fetal renal insufficiency following trastuzumab treatment for breast cancer in pregnancy: case report and review of the current literature. Breast Care (Basel). 2011;6:475–8.

[48] Zagouri F, Sergentanis TN, Chrysikos D, et al. Trastuzumab administration during pregnancy: a systematic review and meta-analysis. Breast Cancer Res Treat. 2013;137(2):349–57.

[49] Barthelmes L, Davidson LA, Gaffney C, Gateley CA. Tamoxifen and pregnancy. Breast. 2004;13(6):446–51.

[50] Isaacs RJ, Hunter W, Clark K. Tamoxifen as systemic treatment of advanced breast cancer during pregnancy—case report and literature review. Gynecol Oncol. 2001;80:405–8.

[51] Tewari K, Bonebrake RG, Asrat T, et al. Ambiguous genitalia in infant exposed to tamoxifen in utero. Lancet. 1997;350:183.

[52] Wang ML, Dorer DJ, Fleming MP, Catlin EA. Clinical outcomes of near-term infants. Pediatrics. 2004;114(2):372–6.

[53] Avilés A, Neri N. Hematological malignancies and pregnancy: a final report of 84 children who received chemotherapy in utero. Clin Lymphoma. 2001;2(3):173–7.

[54] Nulman I, Laslo D, Fried S, et al. Neurodevelopment of children exposed in utero to treatment of maternal malignancy. Br J Cancer. 2001;85(11):1611–8.

[55] Amant F, Vandenbroucke T, Verheecke M, et al. Pediatric outcome after maternal Cancer diagnosed during pregnancy. International network on Cancer, infertility, and pregnancy (INCIP). N Engl J Med. 2015;373(19):1824–34.

[56] Cardonick E, Dougherty R, Grana G, et al. Breast cancer during pregnancy: maternal and fetal outcomes. Cancer J. 2010;16:76–82.

[57] Pistilli B, Bellettini G, Giovannetti E, et al. Chemotherapy, targeted agents, antiemetics and growth-factors in human milk: how should we counsel cancer patients about breastfeeding? Cancer Treat Rev. 2013;39(3):207–11.

第 14 章　乳腺癌后的性健康和身体形象
Sexual Health and Body Image After Breast Cancer

Clara Hungr　Sharon Bober　著

一、概述

乳腺癌目前是世界上最常见的女性恶性肿瘤，罹患乳腺癌的女性中很多是 50 岁以下的年轻绝经前女性 [1]。虽然在过去的 10 年中，新的发病率保持相对稳定 [2]，但筛查和治疗的改进导致死亡率稳步下降，高达 90% 的新诊断女性成为长期幸存者 [3]。然而，生存率的显著提高也带来了对治疗相关不良反应的认识，这些不良反应的特点是生理和心理障碍两方面的。

由于年轻的、绝经前的乳腺癌患者与她们年长的队列相比的生物学差异，年轻女性更容易面临更具侵袭性的癌症，需要更强的治疗 [4, 5]。这些治疗通常包括乳房的全部或部分手术切除、化疗和放疗，对于雌激素受体（ER）阳性的癌症患者使用抗雌激素治疗 [6]。这种强化治疗也会带来许多挑战，这是这个年龄段特有的。特别是年轻女性报告在性功能方面有更大的困难，包括妇科问题，以及身体形象方面的困难增加和亲密关系的破坏 [7, 8]。不幸的是，性功能和身体形象的改变常常不能作为标准临床护理的一部分来处理 [9, 10]。本章以描述年轻女性性心理发展的具体挑战的简要概述开始，接着回顾乳腺癌治疗对年轻女性身体形象和性行为的影响 [11]。我们还将讨论文化背景是如何与这些经历交织在一起的。最后，对年轻幸存者有关问题进行概述，并为解决常见问题提供建议。

二、成年早期的发展阶段

为了更好地了解乳腺癌幸存者在身体形象和性功能方面所面临的独特经历，了解与这一阶段女性群体面临的挑战是很重要的。这一阶段介于性成熟期和中年期之间，对于女性来说这是一个充满挑战和机遇的阶段 [12]。长期以来，发展心理学家一直把青年期描述为建立自我心理和人际关系的形成期。这是个体发展自己的观点以及她们在人际关系和更大的社会角色的重要时期 [13, 14]。对于一个年轻的女人来说，这几年通常代表着探索女性气质和性、发展和维持亲密关系及考虑生育和做母亲的时间 [15]。除了建立对自己在社会中的角色的信心，这个发展阶段也可能是一段非常脆弱的时期。当年轻女性尝试表达自己的性和女性气质时，人们对美丽的青春和社会规范的意识就会提高，这并不奇怪。人们已经注意到，对于幸存者来说，这种对规范标准的认识肯定会放大这段生命期身体变化对心理的影响[16]。

三、自我形象 / 身体形象

考虑到年轻女性的青春期通常是性心理和身份发展的基础时期，因此乳腺癌诊断、治疗所引起的并发症及由此产生的后遗症可能具有广泛和长期的影响。自我形象是一个多层面的构念，可以理解为"我"的具体化观，包括对身体的感性、对自我的心理感性及作为社会互动的共同构念的自我。这个"我"，一种对身体在特定情况下如何运作和反应的期待就产生了。当这种对自我熟悉的定义被戏剧性的变化打断时——比如一个年轻女性被诊断患有癌症，那么她希望有一个健康的、功能健全的身体－体验，延伸而来的自我感觉就会停止[17]。对年轻幸存者的自我形象的破坏并不罕见，社会如何定义乳腺癌幸存者，而乳腺癌女性患者又如何定义自己[18]，这是一段不和谐的经历特征。

身体形象可以被定义为一个人如何感知和评价自己身体的外观和身体机能。这包括一个人对自己的身体是否是功能性的、完整的、健康的和有吸引力的态度[19]。身体感知是非常主观的，由女性对"健康"和"魅力"的想法、感知和感受组成[20]。乳腺癌治疗会导致一系列的生理变化，这些变化不仅会导致女性质疑自己身体的完整性，还会让她们意识到如何适应和接受这些变化。乳腺癌治疗的第二个身体形象问题可能源于外部可见的变化，如手术导致的乳房组织丢失和瘢痕，化疗导致的脱发和体重变化，以及辐射导致的皮肤损伤和变色。尽管可见的变化是明显的身体形象的痛苦之源，但看不到变化如失去乳头、乳晕和周围皮肤感觉的丧失，女性可能失去的女性气质、性感和吸引力的内在变化，都有可能显著地破坏身体形象[21, 22]。此外，身体形象的破坏还与其他心理困扰相关，包括焦虑、抑郁、疲劳及对癌症复发的恐惧等。

尤其是年轻女性患者，在接受乳腺癌治疗后，比年长女性更容易出现对身体形象的担忧[23]。关于身体形象研究表明，尽管对一个人身体的满意度在不同年龄之间基本是保持一致的，但年轻女性对自己身体的自尊心受到的影响更大[24, 25]。也就是说，无论年龄大小，女性对身体的变化可能都不满意，但对年轻女性来说，这些变化可能对她们当前对自我价值的评估产生更大的影响。一种解释是，随着女性年龄的增长，衰老过程会有一个有机的加速，而这一过程的内在特征是身体预期的变化。然而，对于一个更年轻的女人来说，戏剧性的对"理想的身体"的改变是意想不到的，因为它们偏离了"自然"轨迹。它们会对整体自尊产生更大的负面影响。从发展的角度来看，青年期的一个核心特征是建立自信，从而自己和他人建立一种强有力的关系。当年轻的乳腺癌幸存者处在这个敏感的发育－精神时期，面临着显著痛苦的身体变化时，通常会有一种明显的身体机能和心理上的失落感[26]。

更广泛地说，一个人的身体永久的、令人难过的变化可以作为一个身体脆弱的提醒。癌症代表着健康身体的瓦解，一个通常感觉是可老化的、在形状和功能上可预测的身体，在遭受了癌症后[17]会感到丧气、失去隐私性和失控。与这一观点相一致的研究表明，身体症状加重的患者更关注身体形

象 [22, 27]。通过这种方式，一个人的诊断和治疗的经历是对身体形象而言、可以作为一种反射性的提醒，但是对一个生病的身体，力量和安全不能预测。这种怀疑会损害完整身体形象的主观体验。

根据癌症对乳腺组织的影响程度，女性面临不同程度的外科干预，有些女性接受全乳房切除手术，有些女性适合进行保乳手术 [28, 29]。尽管乳房切除术和乳房肿瘤切除术的生存率相当，但最近的研究表明，越来越多的女性选择预防性乳房切除术以降低继发癌的风险 [30]。这些病例包括预防性单侧乳房切除代替肿瘤切除，以及对侧非癌性乳房切除 [31-34]。虽然大多数患单侧乳腺癌的女性每年在对侧乳房发生第二癌的风险较低（约 0.5%）[35]，但预防性对侧乳房切除术的频率是显著的，并得到了更多的关注。关于身体形象，有研究表明，预防性手术的显著增加可能不仅是因为女性对预防继发性癌症的风险认知，还因为她们对美容效果的担忧。例如，女性可能会选择预防性切除另一个乳房，以达到术后胸部更加对称的目的 [36]。

不同的手术干预对年轻女性身体形象的影响是不一致的。证据表明，接受保留更多乳房组织手术（如乳房肿瘤切除术）的女性，其身体形象要比接受切除更多组织手术（如乳房切除术）的女性好 [37, 38]。同样，研究表明，在进行预防性乳房切除术后不进行乳房再造的女性，在术后外观、女性气质和性关系幸福方面会经历明显更多的痛苦 [36, 39]。总的来说，这些结果似乎表明，乳房的丧失会对身体形象产生负面影响，而对一些女性来说，预防措施可以抵消这种负面影响。

然而，文献也显示，一些女性的幸福感与手术的程度没有什么区别，并不是所有接受重建的女性都表现出身体形象的改善。并非所有女性对手术结果的反应都是一样的，这一事实突出了额外心理因素对身体形象体验的重要性。到目前为止，文献中一个有趣的发现是，不考虑手术之外因素的前提下，女性在手术决策中发挥的积极作用越多，她们对手术的后果就越满意 [40, 41]。更具体地说，已经观察到，积极参与治疗决策促进了女性将身体变化融入自我意识的能力，减弱身体变化是强加在她身上的痛苦的感觉 [42, 43]。虽然这些发现强调了让女性积极参与治疗决策的重要性，但应该认识到，患者如果有许多相似的选择，你会发现选择治疗决策的压力很大。因此，共享决策经常被认为是更好的选择 [42]。

此外，认识到女性如何理解乳房意义的复杂性也很重要。解释这种变化的一个框架是 Langellier 和 Sullivan 讨论的四个独立但紧密相关的乳房概念：①药物化乳房代表乳房受癌症影响的部分；②功能性乳房代表乳房的物理功能，特别是与婴儿哺乳有关；③性别化乳房是乳房代表女性气质、身体吸引力和美丽；④性感的乳房代表了乳房的视觉和触觉体验 [44]。有人认为，是否决定摘除或重建乳房，部分取决于女性如何认同这些不同的概念。例如，在完全切除病变组织（"药物化乳房"）的同时，对健康、女性化和"性感化的乳房"会有一种失落感。接受乳房再造术的女性可能对恢复"性别化"乳房的外观感到高兴，但乳房组织再造术（"性感化的乳房"）[45] 所伴随的感觉完全丧失往往令人极为失望。

此外，尽管身体形象是许多年轻幸存者所关心的问题，但也有其他年轻女性在不严重破坏身体形象的情况下适应治疗。有证据表明，在确诊癌症前具备更好身体形象的女性能更好地应对因乳腺癌治疗 [19] 而引起的身体变化。身体形象的困扰可以通过某些保护性因素得到缓解，例如拥有积极的自我评价和自信的基础。这与对乳腺癌幸存者心理困扰的观察相似，癌症诊断前较低的焦虑和抑郁预示较低的整体乳腺癌幸存者心理水平[46]。积极的社会支持是另一个在文献中被确认的保护因素。例如，处于支持性、沟通性关系中的女性更容易接受治疗后的身体变化尤其是伴侣的支持被视为对抗情绪困扰的强大缓冲，可以预测较低水平的抑郁和焦虑[48, 49]，以及预测在治疗后更好的自尊和身体满意度[47]。这些发现对于帮助女性发展补偿性应对技能，从而在身体形象和自我认同方面建立更积极基础的重要性具有重要的临床意义。

四、性功能

除了对自我形象和身体形象的影响，大多数年轻的乳腺癌幸存者还与治疗相关的性功能障碍做斗争[50]。典型的乳腺癌治疗包括手术、化疗、放射治疗和（或）内分泌治疗，所有这些都可能对年轻女性的性健康产生负面影响[51, 52]。特别是对于年轻的乳腺癌患者和幸存者，阻断、抑制或永久消耗激素功能的治疗可以对性功能产生深远的影响[53]。不幸的是，临床医生并没有一致地发现年轻的乳腺癌幸存者中的性问题令人苦恼，甚至可能完全被忽略了[9, 46]。

无论是化学治疗还是激素抑制疗法，都会对外阴和阴道健康产生直接的负面影响。生殖器组织中雌激素的急剧减少会导致网膜变薄，皱纹减少，血流减少，阴道水分减少。pH也会升高，生殖器组织会变得苍白脆弱。此外，还可能出现与胶原蛋白、透明质化和弹性蛋白丢失相关的组织弹性渐进性丧失改变。这种复杂的症状称为外阴阴道萎缩，通常伴有一系列泌尿生殖系统症状[54]。雌性激素不足也经常伴随着性欲和性唤起及性高潮功能的下降。化疗导致30%～96%的年轻绝经前女性卵巢早衰[55]，40岁以上女性和暴露于烷基化剂如环磷酰胺的女性的风险最高[56]。对于年轻的乳腺癌幸存者来说，与自然绝经的[57]女性相比，化疗导致的卵巢衰竭可能导致更显著和极端的综合征。

最近，在年轻的乳腺癌幸存者中，抑制卵巢功能的治疗频率和持续时间稳步增加[53, 58]。近期，美国临床肿瘤学会修订了临床实践指南，现在建议对绝经前雌激素受体阳性的乳腺癌幸存者在积极治疗后至少5年进行更广泛的卵巢功能抑制治疗[59]。最近的证据表明，内分泌治疗相关的性功能障碍在年轻幸存者中非常显著[60]，性功能障碍的发生率为65%～90%，比一般人群中同龄女性性功能障碍发生率高10倍（9%～22%）[61, 62]。在多项卵巢抑制治疗的试验中，一直观察到这些负面的性相关不良反应，并且认为这些不良反应"对年轻女性非常严重"[63, 64]。值得注意的是，令人痛苦的性和泌尿－生理不良反应是年轻女性过早停止卵巢抑制治疗的主要原因[65]。在迄今为止对绝经前乳腺癌幸存者进行的一项最大的卵巢抑制临床试验中，近22%的女性因为这些原因而过早停止了OS治疗[66]。

不幸的是，年轻女性经常没有准备好处理性功能损害和更年期症状[57]。此外，外阴阴道萎缩、性觉醒和欲望的丧失及性满足的缺失也不能随着时间的推移而自行解决[67]。例如，接受卵巢抑制治疗的女性报告在频繁性活动中快感显著下降，治疗结束后1年[68]和2年后[69]的不适增加。在最近的一项研究中，对停止卵巢抑制后5年的女性进行研究，发现她们仍然有高频率的严重性问题[70]。最近的证据表明，卵巢抑制的性相关不良反应实际上可能会随着时间的推移而恶化[58, 60]。除了雌激素抑制对身体的不良反应之外，对荷尔蒙分泌紊乱的女性而言，亲密感降低和伴侣功能减弱会使她们感到痛苦 [51, 71-73]。性功能的丧失和对亲密关系的满意度也与乳腺癌幸存者较差的生活质量有关 [74]。虽然乳腺癌患者普遍担心治疗相关的性问题对亲密关系的影响 [75]，但也有证据表明，亲密伴侣的情感支持可以缓解部分此类担忧 [76]。虽然关于与没有伴侣的幸存者的性体验和亲密关系的数据有限，但已经表明，与有伴侣的女性相比，没有伴侣的乳腺癌幸存者更重视身体外观，并将其作为自我价值的反映 [77]。这一观察无疑引起了那些没有伴侣的同居者的担忧，例如对约会的各种担忧，包括寻找一个可以接受的伴侣、是否性感及是否被拒绝等问题 [78]。

五、文化因素

在考虑如何解决这些关于身体形象和性的问题之前，重要的是要承认，对身体形象的感知和性体验总是在社会文化背景下产生影响，并可能因此而有所不同。上面的章节主要参考了西方高加索人对身体、血统和性的理想。总的来说，有证据表明，不同种族的女性在接受乳腺癌治疗都有类似的身体形象和性功能问题 [46, 79, 80]。然而，研究也揭示了广泛的种族群体之间的一些明显差异。这种差异的部分原因可能是早期不同种族之间检测和获得优质医疗保健的差异，以及与晚期接受诊断和需要更积极治疗相关的因素，从而导致更令人痛苦的不良反应 [81]。不同的文化对女性性别的不同看法及对亲密关系和性的不同看法也可以部分解释这种差异。文化信仰不仅在不同文化群体之间存在差异，群体内部也存在差异，例如少数民族的成员可能或多或少地适应了多数人口，其中一些人持有较强的传统价值观或宗教信仰。例如，问卷调查研究表明，与开放交流和对身体和性功能的意识问题在新移民和非英语单语个体中比在受过更多教育和（或）受过良好教育的女性中更为常见 [82]。为了强调社会文化背景对年轻女性乳腺癌治疗后形象和性行为的影响，我们将根据非裔美国女性、有拉丁 / 西班牙血统的女性和性少数族裔女性三个群体的研究简要给出例子。对于提供者来说，了解文化规范和价值观是很有必要的，以便促进具有文化敏感性的交流。下面的例子是为了说明文化问题的复杂性，同时了解对性健康的干预。

（一）非裔美国人

虽然非裔美国女性其他种族的乳腺癌发病率低，但死亡率较高 [81]。这一统计数据表明，在该病的晚期诊断有倾向，这需要更积极的治疗。这类治疗可能导致更严重的不良反应，包括性功能和身体形象 [83, 84]。尽管研究表明，对性满意度和身体形象的担忧在非裔美国女性中普遍存在，有些人可能不愿向医疗提供者提出这些敏感的问题 [83]。正如对非裔美国人社区的调查所报道的那样，这种倾向可能反映了长期以来人们对医生和医疗系统的不信任 [85-88]。一些女性可能担心她们的身体和性习惯的敏感信息会在临床环境中被误解或失效。非裔美国女性也报告了对非裔美国人高度性欲的刻板印象的担忧 [85]，这再次抑制了对性问题的公开讨论，这是可以理解的。此外，在非裔美国人社区中，癌症是一种耻辱，这可能阻止公开讨论和寻求支持。相反，先前的研究表明，同伴支持的咨询小组成功地提供了关于性的教育和支持 [85, 89]。

（二）西班牙人 / 拉丁人

西班牙 / 拉丁裔人口乳腺癌发病率较低，但与白种人和亚裔美国人的死亡率相似 [81]。研究还表明，西班牙裔 / 拉丁裔女性比其他文化更可能报告性功能问题治疗后的差异 [79]。传统的西班牙 / 拉丁裔强调贞洁和女性的性纯洁，同时重视曲线优美的身体，胸部象征着女性和生育能力 [90, 91]。另一方面，它已经被提出，作为年轻一代的西班牙裔或拉丁女性采用身体服从流行文化的理想，包括"瘦" [90, 92]，重要的是要认识到，不同的西班牙裔或拉美裔可能存在不同的身体形象，这取决于在多大程度上她们采用或不采用传统文化观点 [91]。随着乳房的丧失，女性可能会感到女性力量的丧失，同时吸引伴侣的能力也会减弱，从而感觉自己丧失魅力 [93, 94]。定性访谈发现，更传统的西班牙裔 / 拉丁裔居民担心她们的男性伴侣对自己失去乳房和性欲的反应。然而，这些担忧可以通过良好的沟通和感知到的伴侣支持来缓解 [95, 96]。

（三）性少数族裔女性

尽管对治疗后乳腺癌幸存者生活质量的研究发现，少数民族人群和异性恋女性之间没有什么差异 [97]，有证据表明，女同性恋和双性恋乳腺癌幸存者经历了一系列未得到满足的支持治疗需求，包括需要注意与治疗有关的性健康 [98]。与异性恋女性一样，少数群体的女性也报告了激素阻断疗法对性功能的显著负面影响 [98]。性少数族裔女性与异性恋女性之间潜在差异的一个方面是体质意象。此前有报道称，女同性恋在身体形象方面的问题更少，而且在患乳腺癌前后对自己的身体感觉更舒服 [99]。在最近的一项对性少数族裔女性的研究中，25% 的女性拒绝了乳房重建 [98]。现在越来越多的人注意到，关于乳房重建的需要，存在着各种性别歧视者和异性恋者的假设，这可能会让性少数族裔女性感到特别痛苦，她们可能不像异性恋女性那样热衷于乳房重建 [100]。其中一个暗示是，医生必须被教育如何讨论女性在乳房切除术后的各种选择，以使女性感到乳房重建是必要的。

六、临床指南

查询和评估

大多数年轻的幸存者没有得到足够的支持来应对这些变化，挣扎于性功能的一些令人苦恼的方面。我们相信，所有的年轻女性被诊断和治疗乳腺癌患者应该获得关于性健康和幸福的基本和直接的信息和支持，这也是标准临床护理的一部分。对于临床医生来说，5A 的框架是一个有用的指南，它涉及护理的询问、建议、评估、协助和安排五个基本方面 [101]。首先，临床医生必须询问（Ask）所有年轻乳腺癌幸存者关于她们的性健康。在初步调查后，临床医生必须表明他们的意图，如有需要，提供建议（Advise）。与提供建议相反，建议是给临床医生的提示，以确认乳腺癌后是否存在性问题，并确认是否可以提供帮助。接下来，临床医生需要充分评估（Assess）需要提供什么样的帮助来帮助（Assist）患者 / 幸存者。援助的范围可以从提供教育材料到转诊积极治疗。最后，护理人员必须确保安排（Arrange）对年轻女性进行跟踪，这样护理需求才不会丢失。我们强烈建议那些见过年轻乳腺癌幸存者的临床医生应该或发展一个专家转诊网络，以解决潜在的共同问题。我们建议有泌尿科、妇科、内分泌科的转诊网络。

　　重要的是要承认，除非他们有直接的策略这样做，医生不太可能询问。关于询问，一个例子是提问这样的问题："许多乳腺癌患者和患者在治疗后对性健康或身体形象有一些挑战，你是否对这些变化感到不安或烦恼？"另一种选择是使用一个简短的核对表，以查询关注的领域（图 14-1）。最近，一个在癌症后从事女性性功能障碍领域工作的多学科专家小组，即女性性健康与癌症科学网络的成员，修改了简易性症状清单[102]，这是一种用于初级保健机构的一般清单[41]。简要性症状检查表［简要性症状检查表 – 癌症（BSSC–C）］主要用于女性癌症幸存者[103]。这个简短的清单以一个关于整体性满意度的问题开始。如果女性赞同并对目前的功能感到满意，就不用再问问题了。如果女性不满意，提供一个简短的清单的问题。

女性性症状检查表

请回答以下有关你整体性功能的问题：

　1. 你对你的性功能满意吗？　　□ 是　　　　□ 否
　　　如果不是，请继续

　2. 你是否经历过以下的性问题或担忧？
　　□ 对性很少或没有兴趣
　　□ 感觉减退（或失去感觉）
　　□ 阴道润滑度降低（干燥）
　　□ 难以达到高潮
　　□ 做爱时的疼痛
　　□ 阴道或外阴疼痛或不适（性交时除外）
　　□ 对做爱感到焦虑
　　□ 其他问题或顾虑：＿＿＿＿＿＿＿＿

　小贴士：一些患者会回答说，她们完全没有这种问题或担心，因为她们完全停止了性生活。医生应该安抚患者，让她知道自己并不孤单，再问她是否能回忆起是什么问题或担忧让她停止了性生活。

　3. 你想要更多的信息、资源或和某人谈论这些问题吗？
　　□ 是　　　　□ 否

▲ 图 14-1　性症状清单

关于援助，我们强烈要求临床医生熟悉一些"简单策略"，这些策略在处理年轻的乳腺癌幸存者的相关性功能障碍方面非常有效 [103, 104]。正如本章前面提到的，年轻乳腺癌幸存者主要与阴道干燥和治疗相关并发症做斗争。这种情况可能会非常痛苦，因为它会导致一系列的症状，包括擦伤、灼烧、疼痛和出血。毫无疑问，患有这些症状的女性也会发现性活动即使不是不可能的，也会非常不舒服，与此同时，性欲可能会减少，即便这是可以理解的。我们建议临床医生告知年轻女性，乳腺癌术后需要尽可能保持阴道健康，包括恢复阴道的水分、弹性和血流。具体来说，为年轻的乳腺癌幸存者工作的临床医生应该熟悉一线治疗，包括能够解释阴道润滑剂和润肤霜之间的区别。而阴道润滑剂提供局部润滑，可以帮助防止刺激和潜在地避免在性活动中黏膜撕裂，阴道湿润剂的配方是水合物。润肤霜的使用是为了整体的阴道舒适，而不仅仅是根据需要。证据表明，阴道保湿剂的好处取决于每周持续使用5 次 [104]。这种方案对接受卵巢辅助治疗的年轻幸存者特别重要。同样，其他需要注意的策略包括使用阴道扩张器帮助女性恢复组织弹性和橡胶板物理治疗，这种方式对患有外阴阴道萎缩症状的年轻女性非常有价值，并且可以通过旨在改善骨盆底肌肉强度、张力和阴道弹性的锻炼获得极大的益处 [105]。

七、结论

由于大多数年轻的乳腺癌幸存者都在某种程度上与治疗相关的性功能和身体形象的改变做斗争，因此，临床医生必须做好准备，将询问这些问题作为常规临床护理的一部分。总的来说，我们强烈建议在任何其他系统检查的同时，对身体形象和性健康进行调查了解。与女性可能被问及疼痛、恶心或疲劳的方式相比，我们提供的清单为如何询问并开始对话这些通常被完全忽略的常见、令人烦恼的问题提供了一个直接的模型。调查是重要的第一步，它为支持差异的女性提供有效的干预措施打开了大门，它也证实了经常被忽视的现实的一个重要方面。女性在患癌后的感受范围很广，这不仅仅是关于极端的感觉、性功能或身体形象是"完整的"或"不完整的"。为此，在临床环境中提出这些问题也允许讨论女性对自己情况的个人调整。

因为身体形象和性功能的问题确实是心理、身体和人际因素的结合点，所以临床医生除了有其他提供者（如妇科医生或盆底物理治疗师）作为辅助提供者之外，还可以确定她们可以参考的个别咨询师、社会工作者和（或）夫妇治疗师，这是有帮助的。最后，鉴于这些精神和社会文化背景下的问题，医生必须意识到年轻女性很可能正处于一个发现和探索性行为、亲密行为和关系的过程中，并且保持着一种文化敏感性的态度。虽然性健康方面的干预研究得到了更多的关注，但对中低收入人群和接受以社区护理为基础的年轻女性的策略有效性进行评估，仍有巨大的未满足的需求。此外，需要进一步的研究，以获得更深入的了解文化差异并去适应各种文化背景下的当前干预。由于生活质量是癌症存活的一个重要目标，我们有必要尽最大努力帮助年轻女性修复和恢复身体形象和性功能，因为她们在被诊断为乳腺癌后，想要过上充实而满意的生活。

参考文献

[1] Nichols HB, Schoemaker MJ, Wright LB, McGowan C, Brook MN, McClain KM, et al. The premenopausal breast cancer collaboration: a pooling project of studies participating in the National Cancer Institute Cohort Consortium. Cancer Epidemiol Biomark Prev. 2017;26(9):1360–9.

[2] Bloom JR, Stewart SL, Chang S, Banks PJ. Then and now: quality of life of young breast cancer survivors. Psychooncology. 2004;13(3):147–60.

[3] Howlader N, Noone AM, Krapcho M, Miller D, Bishop K, Altekruse SF, et al. SEER Cancer statistics review, 1975–2013. Bethesda, MD: National Cancer Institute; 2016.

[4] Anders CK, Fan C, Parker JS, Carey LA, Blackwell KL, Klauber-DeMore N, et al. Breast carcinomas arising at a young age: unique biology or a surrogate for aggressive intrinsic subtypes? J Clin Oncol. 2011;29(1):e18–20.

[5] Shannon C, Smith IE. Breast cancer in adolescents and young women. Eur J Cancer. 2003;39(18):2632–42.

[6] Anderson WF, Chatterjee N, Ershler WB, Brawley OW. Estrogen receptor breast cancer phenotypes in the surveillance, epidemiology, and end results database. Breast Cancer Res Treat. 2002; 76(1):27–36.

[7] Thewes B, Butow P, Girgis A, Pendlebury S. The psychosocial needs of breast cancer survivors; a qualitative study of the shared and unique needs of younger versus older survivors. Psychooncology. 2004;13(3):177–89.

[8] Avis NE, Crawford S, Manuel J. Quality of life among younger women with breast cancer. J Clin Oncol. 2005;23(15):3322–30.

[9] Katz A. The sounds of silence: sexuality information for cancer patients. J Clin Oncol. 2005;23(1):238–41.

[10] Flynn KE, Reese JB, Jeffery DD, Abernethy AP, Lin L, Shelby RA, et al. Patient experiences with communication about sex during and after treatment for cancer. Psychooncology. 2012;21(6):594–601.

[11] Bober SL, Varela VS. Sexuality in adult cancer survivors: challenges and intervention. J Clin Oncol. 2012;30(30):3712–9.

[12] Dunn J, Steginga SK. Young women's experience of breast cancer: defining young and identifying concerns. Psychooncology. 2000;9(2):137–46.

[13] Erikson EH. Identity: youth and crisis. Oxford: Norton & Co; 1968.

[14] Levinson DJ. The seasons of a man's life. New York, NY: Random House Digital, Inc.; 1978.

[15] Arnett JJ. Emerging adulthood: a theory of development from the late teens through the twenties. Am Psychol. 2000;55(5):469–80.

[16] Schover LR. Sexuality and body image in younger women with breast cancer. J Natl Cancer Inst Monogr. 1994;16:177–82.

[17] Waskul DD, van der Riet P. The abject embodiment of cancer patients: dignity, selfhood, and the grotesque body. Symb Interact. 2002;25:487–513.

[18] Kasper AS. A feminist, qualitative methodology: a study of women with breast cancer. Qual Sociol. 1994;17: 263–81.

[19] Han J, Grothuesmann D, Neises M, Hille U, Hillemanns P. Quality of life and satisfaction after breast cancer operation. Arch Gynecol Obstet. 2010;282(1):75–82.

[20] White CA. Body image dimensions and cancer: a heuristic cognitive behavioural model. Psychooncology. 2000;9(3):183–92.

[21] Liu J, Peh CX, Mahendran R. Body image and emotional distress in newly diagnosed cancer patients: the mediating role of dysfunctional attitudes and rumination. Body Image. 2016;20:58–64.

[22] Przezdziecki A, Sherman KA, Baillie A, Taylor A, Foley E, Stalgis-Bilinski K. My changed body: breast cancer, body image, distress and self-compassion. Psychooncology. 2013;22(8):1872–9.

[23] Bakht S, Najafi S. Body image and sexual dysfunctions: comparison between breast cancer patients and healthy women. Procedia Soc Behav Sci. 2010;5:1493–7.

[24] Tiggemann M. Body image across the adult life span: stability and change. Body Image. 2004;1(1):29–41.

[25] Miller CT, Downey KT. A meta-analysis of heavyweight and self-esteem. Personal Soc Psychol Rev. 1999;3(1): 68–84.

[26] Paterson CL, Lengacher CA, Donovan KA, Kip KE, Tofthagen CS. Body image in younger breast cancer survivors: a systematic review. Cancer Nurs. 2016;39(1):E39–58.

[27] Miller SJ, Schnur JB, Weinberger-Litman SL, Montgomery GH. The relationship between body image, age, and distress in women facing breast cancer surgery.

Palliat Support Care. 2014;12(5):363–7.

[28] Fisher B, Anderson S, Bryant J, Margolese RG, Deutsch M, Fisher ER, et al. Twenty-year follow-up of a randomized trial comparing total mastectomy, lumpectomy, and lumpectomy plus irradiation for the treatment of invasive breast cancer. N Engl J Med. 2002;347(16):1233–41.

[29] Veronesi U, Cascinelli N, Mariani L, Greco M, Saccozzi R, Luini A, et al. Twenty-year follow-up of a randomized study comparing breast-conserving surgery with radical mastectomy for early breast cancer. N Engl J Med. 2002;347(16):1227–32.

[30] Morrow M, Jagsi R, Alderman AK, Griggs JJ, Hawley ST, Hamilton AS, et al. Surgeon recommendations and receipt of mastectomy for treatment of breast cancer. JAMA. 2009;302(14):1551–6.

[31] Gomez SL, Lichtensztajn D, Kurian AW, Telli ML, Chang ET, Keegan TH, et al. Increasing mastectomy rates for early-stage breast cancer? Population-based trends from California. J Clin Oncol. 2010;28(10):e155–7. author reply e8

[32] Mahmood U, Hanlon AL, Koshy M, Buras R, Chumsri S, Tkaczuk KH, et al. Increasing national mastectomy rates for the treatment of early stage breast cancer. Ann Surg Oncol. 2013;20(5):1436–43.

[33] Katipamula R, Degnim AC, Hoskin T, Boughey JC, Loprinzi C, Grant CS, et al. Trends in mastectomy rates at the Mayo Clinic Rochester: effect of surgical year and preoperative magnetic resonance imaging. J Clin Oncol. 2009;27(25):4082–8.

[34] Tuttle TM, Habermann EB, Grund EH, Morris TJ, Virnig BA. Increasing use of contralateral prophylactic mastectomy for breast cancer patients: a trend toward more aggressive surgical treatment. J Clin Oncol. 2007;25(33):5203–9.

[35] Herrinton LJ, Barlow WE, Yu O, Geiger AM, Elmore JG, Barton MB, et al. Efficacy of prophylactic mastectomy in women with unilateral breast cancer: a cancer research network project. J Clin Oncol. 2005;23(19):4275–86.

[36] Anderson C, Islam JY, Elizabeth Hodgson M, Sabatino SA, Rodriguez JL, Lee CN, et al. Long-term satisfaction and body image after contralateral prophylactic mastectomy. Ann Surg Oncol. 2017;29:e18–20.

[37] Yurek D, Farrar W, Andersen BL. Breast cancer surgery: comparing surgical groups and determining individual differences in postoperative sexuality and body change stress. J Consult Clin Psychol. 2000;68(4):697–709.

[38] Engel J, Kerr J, Schlesinger-Raab A, Sauer H, Holzel D. Quality of life following breast-conserving therapy or mastectomy: results of a 5-year prospective study. Breast J. 2004;10(3):223–31.

[39] Frost MH, Schaid DJ, Sellers TA, Slezak JM, Arnold PG, Woods JE, et al. Long-term satisfaction and psychological and social function following bilateral prophylactic mastectomy. JAMA. 2000;284(3):319–24.

[40] Pinto AC. Sexuality and breast cancer: prime time for young patients. J Thorac Dis. 2013;5(Suppl 1):S81–6.

[41] Kedde H, van de Wiel HB, Weijmar Schultz WC, Wijsen C. Sexual dysfunction in young women with breast cancer. Support Care Cancer. 2013;21(1):271–80.

[42] Rumsey N, Harcourt D. Body image and disfigurement: issues and interventions. Body Image. 2004;1(1):83–97.

[43] Lansdown R, Rumsey N, Bradbury E, Carr T, Partridge J. Visibly different: coping with disfigurement. London: Hodder Arnold; 1997.

[44] Langellier KM, Sullivan CF. Breast talk in breast cancer narratives. Qual Health Res. 1998;8(1):76–94.

[45] Kwait RM, Pesek S, Onstad M, Edmonson D, Clark MA, Raker C, et al. Influential forces in breast cancer surgical decision making and the impact on body image and sexual function. Ann Surg Oncol. 2016;23(10):3403–11.

[46] Fobair P, Stewart SL, Chang S, D'Onofrio C, Banks PJ, Bloom JR. Body image and sexual problems in young women with breast cancer. Psychooncology. 2006;15(7):579–94.

[47] Helgeson VS, Cohen S. Social support and adjustment to cancer: reconciling descriptive, correlational, and intervention research. Health Psychol. 1996;15(2):135–48.

[48] Manne S. Couples coping with cancer: research issues and recent findings. J Clin Psychol Med Settings. 1994;1(4):317–30.

[49] Peters-Golden H. Breast cancer: varied perceptions of social support in the illness experience. Soc Sci Med. 1982;16(4):483–91.

[50] Sadovsky R, Basson R, Krychman M, Morales AM, Schover L, Wang R, et al. Cancer and sexual problems. J Sex Med. 2010;7(1 Pt 2):349–73.

[51] Katz A. Breast cancer and women's sexuality. Am J Nurs. 2011;111(4):63–7.

[52] Bredart A, Dolbeault S, Savignoni A, Besancenet C, This P, Giami A, et al. Prevalence and associated factors of sexual problems after early-stage breast cancer treatment: results of a French exploratory survey. Psychooncology. 2011;20(8):841–50.

[53] Jain S, Santa-Maria CA, Gradishar WJ. The role of ovarian suppression in premenopausal women with hormone receptor-positive early-stage breast cancer. Oncology. 2015;29(7):473–8.

[54] Baumgart J, Nilsson K, Stavreus-Evers A, Kask K, Villman K, Lindman H, et al. Urogenital disorders in women with adjuvant endocrine therapy after early breast cancer. Am J Obstet Gynecol. 2011;204(1):26. e1–7.

[55] Rosenberg SM, Partridge AH. Premature menopause in young breast cancer: effects on quality of life and treatment interventions. J Thorac Dis. 2013;5(Suppl 1):S55–61.

[56] Anchan RM, Ginsburg ES. Fertility concerns and preservation in younger women with breast cancer. Crit Rev Oncol Hematol. 2010;74(3):175–92.

[57] Shuster LT, Rhodes DJ, Gostout BS, Grossardt BR, Rocca WA. Premature menopause or early menopause: long-term health consequences. Maturitas. 2010;65(2):161–6.

[58] Burstein HJ, Lacchetti C, Anderson H, Buchholz TA, Davidson NE, Gelmon KE, et al. Adjuvant endocrine therapy for women with hormone receptor-positive breast Cancer: American Society of Clinical Oncology clinical practice guideline update. J OncolPract. 2015;12:390–3.

[59] Paluch-Shimon S, Pagani O, Partridge AH, Abulkhair O, Cardoso MJ, Dent RA, et al. ESO-ESMO 3rd international consensus guidelines for breast cancer in young women (BCY3). Breast. 2017;35:203–17.

[60] Ribi K, Luo W, Bernhard J, Francis PA, Burstein HJ, Ciruelos E, et al. Adjuvant Tamoxifen plus ovarian function suppression versus Tamoxifen alone in premenopausal women with early breast Cancer: patient-reported outcomes in the suppression of ovarian function trial. J Clin Oncol. 2016;34:1601–10.

[61] Lewis RW, Fugl-Meyer KS, Corona G, Hayes RD, Laumann EO, Moreira ED Jr, et al. Definitions/ epidemiology/ risk factors for sexual dysfunction. J Sex Med. 2010;7(4 Pt 2):1598–607.

[62] Laumann EO, Paik A, Rosen RC. Sexual dysfunction in the United States: prevalence and predictors. JAMA. 1999;281(6):537–44.

[63] Goldfarb S. Endocrine therapy and its effect on sexual function. Am Soc Clin Oncol Educ Book. 2015;2015:e575–81.

[64] Layeequr Rahman R, Baker T, Crawford S, Kauffman R. SOFT trial can be very hard on young women. Breast. 2015;24(6):767–8.

[65] Francis PA, Pagani O, Fleming GF, Walley BA, Colleoni M, Lang I, et al. Tailoring adjuvant endocrine therapy for premenopausal breast cancer. N Engl J Med. 2018;379(2):122–37.

[66] Francis PA, Regan MM, Fleming GF, Lang I, Ciruelos E, Bellet M, et al. Adjuvant ovarian suppression in premenopausal breast cancer. N Engl J Med. 2015;372(5):436–46.

[67] Frechette D, Paquet L, Verma S, Clemons M, Wheatley-Price P, Gertler SZ, et al. The impact of endocrine therapy on sexual dysfunction in postmenopausal women with early stage breast cancer: encouraging results from a prospective study. Breast Cancer Res Treat. 2013;141(1):111–7.

[68] Finch A, Metcalfe KA, Chiang JK, Elit L, McLaughlin J, Springate C, et al. The impact of prophylactic salpingo-oophorectomy on menopausal symptoms and sexual function in women who carry a BRCA mutation. Gynecol Oncol. 2011;121(1):163–8.

[69] Tucker PE, Bulsara MK, Salfinger SG, Tan JJ-S, Green H, Cohen PA. Prevalence of sexual dysfunction after risk-reducing salpingo-oophorectomy. Gynecol Oncol. 2015;140(1):95–100.

[70] Pezaro C, James P, McKinley J, Shanahan M, Young MA, Mitchell G. The consequences of risk reducing salpingo-oophorectomy: the case for a coordinated approach to long-term follow up post surgical menopause. Familial Cancer. 2012;11(3):403–10.

[71] Dizon DS. Quality of life after breast cancer: survivorship and sexuality. Breast J. 2009;15(5):500–4.

[72] Emilee G, Ussher JM, Perz J. Sexuality after breast cancer: a review. Maturitas. 2010;66(4):397–407.

[73] Elmir R, Jackson D, Beale B, Schmied V. Against all odds: Australian women's experiences of recovery from breast cancer. J Clin Nurs. 2010;19(17–18):2531–8.

[74] Reese JB, Shelby RA, Keefe FJ, Porter LS, Abernethy AP. Sexual concerns in cancer patients: a comparison of GI and breast cancer patients. Support Care Cancer. 2010;18(9):1179–89.

[75] Fobair P, Spiegel D. Concerns about sexuality after breast cancer. Cancer J. 2009;15(1):19–26.

[76] Fang SY, Lin YC, Chen TC, Lin CY. Impact of marital coping on the relationship between body image and sexuality among breast cancer survivors. Support Care Cancer. 2015;23(9):2551–9.

[77] Shaw LK, Sherman KA, Fitness J, Elder E. Factors associated with romantic relationship formation difficulties in women with breast cancer. Psychooncology. 2018;27(4):1270–6.

[78] Kurowecki D, Fergus KD. Wearing my heart on my chest: dating, new relationships, and the reconfiguration of self-esteem after breast cancer. Psychooncology. 2014;23(1):52–64.

[79] Christie KM, Meyerowitz BE, Maly RC. Depression and sexual adjustment following breast cancer in low-income Hispanic and non-Hispanic White women. Psychooncology. 2010;19(10):1069–77.

[80] Giedzinska AS, Meyerowitz BE, Ganz PA, Rowland JH. Health-related quality of life in a multiethnic sample of breast cancer survivors. Ann Behav Med. 2004;28(1):39–51.

[81] Siegel RL, Miller KD, Jemal A. Cancer statistics, 2016. CA Cancer J Clin. 2016;66(1):7–30.

[82] Ashing-Giwa KT, Padilla G, Tejero J, Kraemer J, Wright K, Coscarelli A, et al. Understanding the breast cancer experience of women: a qualitative study of African American, Asian American, Latina and Caucasian cancer survivors. Psychooncology. 2004;13(6):408–28.

[83] Taylor KL, Lamdan RM, Siegel JE, Shelby R, Hrywna M, Moran-Klimi K. Treatment regimen, sexual attractiveness concerns and psychological adjustment among African American breast cancer patients. Psychooncology. 2002;11(6):505–17.

[84] Wilmoth MC, Sanders LD. Accept me for myself: African American women's issues after breast cancer. Oncol Nurs Forum. 2001;28(5):875–9.

[85] Lewis PE, Sheng M, Rhodes MM, Jackson KE, Schover LR. Psychosocial concerns of young African American breast cancer survivors. J Psychosoc Oncol. 2012;30(2):168–84.

[86] Hoffman-Goetz L. Cancer experiences of African-American women as portrayed in popular mass magazines. Psychooncology. 1999;8(1):36–45.

[87] Masi CM, Gehlert S. Perceptions of breast cancer treatment among African-American women and men:

implications for interventions. J Gen Intern Med. 2009;24(3):408–14.

[88] Germino BB, Mishel MH, Alexander GR, Jenerette C, Blyler D, Baker C, et al. Engaging African American breast cancer survivors in an intervention trial: culture, responsiveness and community. J Cancer Surviv. 2011;5(1):82–91.

[89] Schover LR, Rhodes MM, Baum G, Adams JH, Jenkins R, Lewis P, et al. Sisters peer counseling in reproductive issues after treatment (SPIRIT): a peer counseling program to improve reproductive health among African American breast cancer survivors. Cancer. 2011;117(21):4983–92.

[90] Viladrich A, Yeh MC, Bruning N, Weiss R. "Do real women have curves?" paradoxical body images among Latinas in New York City. J Immigr Minor Health. 2009;11(1):20–8.

[91] Gil RM, Vazquez CI. The Maria paradox: how Latinas can merge old world traditions with new world self-esteem. New York: Open Road Media; 2014.

[92] Pompper D, Koenig J. Cross-cultural-generational perceptions of ideal body image: Hispanic women and magazine standards. J Mass Commun Quarterly. 2004;81(1):89–107.

[93] Buki LP, Reich M, Lehardy EN. "Our organs have a purpose": body image acceptance in Latina breast cancer survivors. Psychooncology. 2016;25(11):1337–42.

[94] Ashing-Giwa KT, Padilla GV, Bohorquez DE, Tejero JS, Garcia M. Understanding the breast cancer experience of Latina women. J Psychosoc Oncol. 2006;24(3): 19–52.

[95] Martinez-Ramos GP, Biggs MJG, Lozano Y. Quality of life of Latina breast cancer survivors: from silence to empowerment. Adv Soc Work. 2013;14:82–101.

[96] Lopez-Class M, Perret-Gentil M, Kreling B, Caicedo L, Mandelblatt J, Graves KD. Quality of life among immigrant Latina breast cancer survivors: realities of culture and enhancing cancer care. J Cancer Educ. 2011;26(4):724–33.

[97] Boehmer U, Glickman M, Winter M, Clark MA. Breast cancer survivors of different sexual orientations: which factors explain survivors' quality of life and adjustment? Ann Oncol. 2013;24(6):1622–30.

[98] Brown MT, McElroy JA. Unmet support needs of sexual and gender minority breast cancer survivors. Support Care Cancer. 2018;26(4):1189–96.

[99] Fobair P, O'Hanlan K, Koopman C, Classen C, Dimiceli S, Drooker N, et al. Comparison of lesbian and heterosexual women's response to newly diagnosed breast cancer. Psychooncology. 2001;10(1):40–51.

[100] Rubin LR, Tanenbaum M. "Does that make me a woman?": breast Cancer, mastectomy, and breast reconstruction decisions among sexual minority women. Psychol Women Q. 2011;35(3):401–14.

[101] Park ER, Norris RL, Bober SL. Sexual health communication during cancer care: barriers and recommendations. Cancer J. 2009;15(1):74–7.

[102] Goldfarb SB, Abramsohn E, Andersen BL, Baron SR, Carter J, Dickler M, et al. A national network to advance the field of cancer and female sexuality. J Sex Med. 2013;10(2):319–25.

[103] Bober S, Reese JB, Barbera L, Bradford A, Carpenter KM, Goldfarb S, et al. How to ask and what to do: a guide for clinical inquiry and intervention regarding female sexual health after cancer. Curr Opin Support Palliat Care. 2016;10:44–54.

[104] Carter J, Goldfrank D, Schover LR. Simple strategies for vaginal health promotion in cancer survivors. J Sex Med. 2011;8(2):549–59.

[105] Coady D, Kennedy V. Sexual health in women affected by cancer: focus on sexual pain. Obstet Gynecol. 2016;128(4):775–91.

第 15 章 乳腺癌后的生育保护与妊娠
Fertility Preservation and Pregnancy After Breast Cancer

Matteo Lambertini　　Fedro A. Peccatori　　著

一、概述

年轻的乳腺癌患者，由于她们在特定年龄阶段的生理及生活质量需求，往往需要更具个体化的抗癌治疗方案[1]。其中妊娠和生育保护是年轻乳腺癌患者优先关注的领域[1]。目前在早期乳腺癌治疗方面的重大进展，显著提高了年轻患者的生存率。然而抗癌疗法会为绝经前女性带来额外的长期不良反应，如卵巢功能不全（premature ovarian insufficiency，POI）和随后的生育能力受损[2]。一项大型前瞻性研究显示，在乳腺癌诊疗过程中，大约 50% 新确诊的年轻乳腺癌的女性患者担心抗癌治疗引起的 POI 和不孕不育[3]。这些担忧不仅对患者造成重大的心理社会困扰，并且对于患者的治疗决心和抗肿瘤治疗的依从性产生不良影响[3]。

重大的国际指南强调了对确诊癌症的生育年龄患者开展生育咨询的重要性，首先让患者了解治疗引起的原发性卵巢功能不全和不孕症的风险性，然后向有生育需求的患者提供保留生育能力的不同选择建议[4,5]。如今，肿瘤生育咨询应该被认为是所有新诊断的年轻癌症患者的标准护理[6,7]。目前现有一些服务和资源能够帮助肿瘤学家在遵循指南的前提下解决并改善这些问题[8-12]。然而，尽管已经制订了具体的方案来协助临床医生与年轻患者讨论有关生育和妊娠的问题[13]，但是在普及方面仍然存在一些障碍，并不是所有的患者都得到了充分的信息，因此限制了其获得保留生育能力的机会，降低了未来怀孕的可能性[14,15]。因此，除去其他个人问题可能会干扰患者成为母亲的愿望，在治疗结束后怀孕的患者比例仍然很低，在乳腺癌幸存者中尤为明显[16]。

本章的目的是强调抗癌治疗引起的原发性卵巢功能不全和年轻女性乳腺癌不孕症的风险，同时回顾分析年轻女性乳腺癌患者保护生育能力不同方案的现有数据，并讨论乳腺癌幸存者妊娠的安全性问题。

二、抗癌治疗与性腺功能

原发性卵巢功能不完全综合征和不孕症的发生发展可能是育龄患者接受抗癌治疗的附加后果[2]。值得注意的是，大多数关于这种不良反应风险的研究是分别以闭经和月经恢复作为原发性卵巢功能不完全和保留卵巢功能的观察指标[17]。然而，月经恢复并不意味着卵巢功能完整和具备生育潜力，尽管月经周期恢复，但先前接受过化疗的女性可能在月经周期恢复后发生卵巢储备功能下降[18]。乳腺癌最常用的治疗方案包括环磷酰胺、蒽环类药物和紫杉烷类药物，其中这些药物诱导的闭经现象 40%～60% 与原发性卵巢功能不完全综合征发病风险相关，因此用闭经来评估化疗对卵巢功能的影响[2, 19]。

然而，闭经风险可能因化疗方案的类型和剂量、患者治疗时的年龄及是否需要辅助内分泌治疗而有所不同，这些因素是影响年轻乳腺癌患者发生治疗诱导 POI 可能性的主要因素[2]。这三个因素的影响已经在国家外科辅助乳腺和肠道工程（the National Surgical Adjuvant Breast and Bowel Project，NSABP）B-30 试验内进行的闭经子研究中清楚地显示出来，该研究比较了三种不同的辅助化疗方案［阿霉素（A）和环磷酰胺（C）序贯多西紫杉醇（T；AC → T）、AT 和 TAC］[20]。根据患者治疗时的年龄不同，发现闭经率有很大差异，闭经率从 40 岁以下患者的 61% 到 50 岁以上女性的 100% 不等。治疗组间闭经率也有显著性差异，其中 AT 组为 37.9%，TAC 组为 57.7%，AC → T 组为 69.8%。最后，他莫昔芬内分泌治疗的加入增加了治疗引起闭经的风险[20]。

虽然化疗致卵巢损伤的机制尚未完全阐明，但直接诱导卵母细胞和卵泡凋亡，卵巢血管损伤似乎是抗癌药毒性作用的两个主要决定因素[21, 22]。

三、生育保护策略

胚胎和卵母细胞冷冻保存 / 卵巢组织冷冻保存，以及在化疗期间使用促性腺激素释放激素类似物（gonadotropin-releasing hormone analogs，GnRHa）暂时抑制卵巢功能是乳腺癌患者可用的有效生育保护策略。在肿瘤生育咨询期间，应该清楚每个程序的具体利弊，包括获得服务的机会、可报销的费用和自付费用（表 15-1）。

（一）胚胎和卵母细胞的冷冻保存

根据主要的国际指南，胚胎和卵母细胞冷冻保存是所有女性癌症患者保存生育能力的标准策略[1, 4, 5, 23]。在没有癌症的不孕女性中，胚胎和卵母细胞冷冻保存在后续怀孕方面显示了最可靠的结果。妊娠成功很大程度上取决于手术时患者的年龄，其中 34 岁以下女性的和 40 岁以上女性的活产率分别为 22.7% 和低于 10%[24]。

然而重要的是，对于需要促性腺毒性治疗的癌症患者来说，胚胎和卵母细胞冷冻并不能在化疗期间保护性腺功能。因此，必须在开始细胞毒性治疗之前采取胚胎和卵母细胞冷冻措施。对于最近接触

表 15-1　乳腺癌患者可采用的生育保护策略及其主要特点

策　略	优　点	缺　点	主要结果
胚胎和卵母细胞的冷冻保存	• 非肿瘤性不孕女性的有效治疗技术 • 需要进行小手术 • 可获得性良好	• 关于癌症患者疗效和安全性的数据有限 • 没有针对治疗引起的 POI 的保护措施 • 需要控制性卵巢刺激 • 抗癌治疗开始的可能延迟 • 需要具有专门保存生育能力的机构或设施	• 妊娠率 51.5%（33 例乳腺癌患者系列） • 对患者的生存没有明显的负面影响（复发的 HR=0.77, 95%CI 0.28～2.13, P=0.61）
卵巢组织冷冻保存	• 同时保留生育能力和卵巢功能 • 不需要控制性卵巢刺激 • 开始抗癌治疗的延迟率最低或没有延迟	• 关于癌症患者疗效和安全性的数据有限 • 需要两个手术程序 • 需要一家专门从事保持生育能力的机构，并且在这项技术上有足够的专业 • 通过移植重新引入恶性细胞的风险	• 估计活出生率为 25% • 预期卵巢功能在 3～6 个月内恢复（可能持续寿命） • 全球出生的 80 多名婴儿
GnRHa 对卵巢的暂时性抑制	• 关于保留卵巢功能的数据结论一致 • 不需要控制性卵巢刺激 • 抗癌治疗不会延迟 • 不需要外科手术 • 可用性强	• 关于保护生育能力的数据有限 • 不能作为对保护生育能力感兴趣的患者的唯一策略 • 没有卵巢功能长期保存的数据（绝经年龄）	• POI 风险显著降低（OR=0.36, 95%CI 0.23～0.57, P<0.001） • 获得后续怀孕的患者数量较多（33 名女性 vs. 19 名女性；OR=1.83, 95%CI 1.02～3.28, P=0.041）

POI. 早产卵巢功能不全；GnRHa. 促性腺激素释放激素类似物；HR. 危险比；CI. 置信区间；OR. 比数比

过此类治疗的女性，取回的卵母细胞可能会出现形态 / 遗传异常，因此胚胎和卵母细胞冷冻在这种情况下是禁忌的 [25]。

胚胎和卵母细胞冷冻保存需要进行持续 10～16 天的受控卵巢刺激（COS），随后可能延迟治疗的开始和过敏性上雌二醇水平的暴露。胚胎和卵母细胞的冷冻需要持续进行 10～16 天的受控卵巢刺激（controlled ovarian stimulation，COS），随后可能会延迟患者治疗的开始并且使患者处于高水平的雌二醇状态 [26]。为了避免对癌细胞增殖可能产生的不利影响，科学家已经针对服用来曲唑 [27, 28] 或他莫昔芬 [29-31] 的乳腺癌患者制订了 COS 的具体方案。

来曲唑相关的 COS 方案是由 Oktay 和他的同事开发的 [27, 28]。尽管有关来曲唑相关 COS 表现的报道结论不一 [32, 33]，但是在这项技术成功的最大队列的 33 名乳腺癌患者研究中，显示出与在相同年龄的一般不孕症人群中预期的相似的活产率（45%）[31]。年轻乳腺癌患者胚胎和卵母细胞冷冻保存安全性的最大的前瞻性队列研究包括 120 名接受来曲唑相关 COS 以保留生育能力的患者和 217 名未接受任何生育保护的配对患者 [34]。平均随访约 5 年后，两组之间没有观察到存活率差异，胚胎冷冻保存后复发 HR 为 0.77（95%CI 0.28～2.13，P=0.61）[34]。

在乳腺癌患者中，他莫昔芬相关 COS 可以替代来曲唑相关 COS [26]。使用他莫昔芬相关 COS 的结果似乎与未使用他莫昔芬的 COS 相似[30]。然而，这种 COS 也存在一些安全问题，主要与他莫昔芬及其活性代谢物 Endoxifen 达到稳定状态的延迟（大约 2 个月）有关[35]。

传统上，为了优化卵母细胞的采集，COS 是在卵泡期开始时启动的。最近开发的研究方案对这一观点提出了挑战，该方案允许 COS 的"随机启动"，包括卵泡晚期和黄体期启动，但不影响临床结果[36]。这一策略使得 COS 启动后立即开始化疗，并有可能在特定情况下进行双重刺激，从而增加获得的卵母细胞数量[37]。

当出于时间限制或乳腺癌复发风险的安全考虑，COS 不可行时，可以考虑在月经周期的任何阶段收集未成熟卵母细胞，然后进行体外成熟（in vitro maturation，IVM）[38, 39]。尽管 IVM 似乎不如标准体外受精（in vitro fertilization，IVF）程序有效，但在某些病例中，IVM 可能是保留生育能力的一个不错选择[40]。

（二）卵巢组织冷冻保存

在接受抗癌治疗的患者中，卵巢组织冷冻保存是一种有效的，但目前仍处于实验阶段的保护生育能力的策略[1, 4, 5, 23]。通过腹腔镜从整个卵巢或卵巢活检中收集卵巢组织，然后将小片段冷冻保存，以便在抗癌治疗结束后可能进行的自体移植，以恢复卵巢功能和生育能力。当卵巢组织在性腺激素治疗开始之前进行冷冻时，未成熟的卵母细胞也可以在体外收集，并在 IVM 后超低温保存。

与胚胎和卵母细胞冷冻相比，主要的优点是不仅可以保留生育能力，还可以保留卵巢功能，而且不需要在手术前进行 COS。因此，当计划进行新辅助化疗并且必须立即开始治疗时，可以考虑进行卵巢组织冷冻保存。卵巢组织的冷冻保存需要两种手术程序，虽然尚未证实用于乳腺癌患者，但在移植组织时存在重新引入恶性细胞的潜在风险[41]。尽管被认为仍处于实验阶段，但卵巢组织冷冻保存仍可以被推荐给那些计划接受高促性腺毒性治疗但不能延迟抗癌治疗的乳腺癌患者，或那些之前曾接受过化疗的患者，或对 COS 有禁忌证的女性。虽然组织的采集可以在当地进行，但随后的样本冷冻和储存最好在少数具有适当专业知识的转诊中心进行，以优化冷冻方法和癌细胞检测技术[42]。

就手术的成功而言，几乎所有病例的卵巢功能都有望在 3～6 个月内恢复，移植组织的功能可能会持续较长时间[43, 44]。虽然缺乏治疗结束后接受移植患者数量的准确数据，但使用这一策略的妊娠率（即受孕女性数量与移植女性数量的比率）约为 25%[45]，这些年来似乎在增加[46]。目前全球超过 80 名婴儿在卵巢组织移植后出生[47, 48]。值得注意的是，这项技术的成功很大程度上取决于患者在手术时的年龄和卵巢储备。因此，不应该向 35 岁以上或卵巢储备基线减少的女性建议使用该技术[42]。

（三）GnRHa 对卵巢的暂时性抑制

由于 GnRHa 具有普遍适用性、在手术前不需要控制性卵巢刺激，也不需要推迟抗癌治疗的开始的优势，因此在化疗期间给予 GnRHa 对卵巢进行药理保护是保留性腺功能和生育能力的一个有吸引力的选择[49]。在过去的几年里，尽管有许多关于这一主题的随机试验和 Meta 分析，但是关于这一策略的有效性和临床应用一直存在着激烈的争论[50-53]。最近报道的治疗后卵巢功能恢复和怀孕的长期结果的数据支持了在乳腺癌患者化疗期间使用 GnRHa 暂时抑制卵巢的疗效[54]。

具体地说，关于这一议题的三个最大的随机试验（PROMISE-GIM6、POEMS-SWOG S0230 和盎格鲁 - 凯尔特人组选项试验）在降低发生治疗诱发 POI 的风险方面显示了类似和一致的结果[55-57]。对 12 项随机试验的 Meta 分析证实，同时给予 GnRHa 和化疗与降低治疗引起的 POI 风险（OR=0.36，95%CI 0.23～0.57，$P < 0.001$）和增加治疗结束后妊娠率（OR=1.83，95%CI 1.02～3.28，$P=0.041$）有关[58]。在这些结果发表后，一些指南已经将化疗期间使用 GnRHa 进行暂时抑制卵巢作为保护乳腺癌患者的卵巢功能和潜在的生育能力的一种标准策略[1, 59, 60]。

值得注意的是，对于保留生育能力感兴趣的患者，这一策略不应被认为是冷冻保存选择的替代方案[1, 59, 60]。化疗期间使用 GnRHa 的暂时性卵巢抑制不仅可用于冷冻保存程序后或无法进行这些策略的患者，还可以使对保留卵巢功能感兴趣的患者获益，特别是对于那些不需要长期抑制卵巢的患者，因为提前绝经的延迟对患者的健康有很大影响。[59]。

四、乳腺癌后妊娠

大约一半新诊断为乳腺癌的年轻女性希望在治疗后能够再次怀孕[61]。然而，正如文献报道的那样，乳腺癌幸存者在接受治疗后至少一次足月妊娠的比例仍然很低，在 5% 到 15% 之间[55, 62]。女性癌症幸存者的怀孕率低于普通人群中年龄匹配的人群（HR=0.61，95%CI 0.58～0.64）[16]。值得注意的是，在癌症幸存者中，与普通人群相比，患有乳腺癌的年轻女性是妊娠率最低的女性，治疗后怀孕的机会降低了 67%（HR=0.33，95%CI 0.27～0.39）[16]。这一观察结果反映了使用抗肿瘤促性腺毒素治疗后对患者卵巢储备功能的医源性损害，以及患者和医务人员对妊娠可能影响乳腺癌演变为激素驱动肿瘤的负面影响的潜在担忧。

最近的调查显示，相当大比例的肿瘤学家认为乳腺癌后怀孕可能会对患者的预后造成负面影响[14, 15]，其中 49% 的人支持怀孕期间雌激素水平升高可能刺激隐藏的肿瘤细胞生长的观点[14]。然而，到目前为止关于这一结论的现有数据表明，乳腺癌幸存者的妊娠对患者的生存没有负面影响，与肿瘤的激素受体状态无关。最近一项最新的 Meta 分析（纳入包括 1829 名孕妇和 21 907 名非怀孕对照的 19 项研究）表明，乳腺癌诊断后妊娠对预后没有负面影响[63]。相反，乳腺癌后妊娠患者死亡风险显著降低（HR=0.63，95%CI 0.51～0.79）[63]。尽管这些结果可能部分被激素受体阳性疾病女性的选择偏差和缺乏特定信息所混淆，但一项整合了这些混杂因素的大型多中心回顾性队列研究证实了乳腺癌幸存者妊娠的安全性，即使是内分泌敏感型肿瘤的患者也是如此[64]。在这项研究中，包括 333 名妊娠患者和 874 名匹配的非妊娠对照，在整个研究人群中，两组的无病生存率(disease-free survival, DFS)没有差异（HR=0.84，95%CI 0.66～1.06，$P=0.14$），在雌激素受体阳性（HR=0.91，95%CI 0.67～1.24，$P=0.55$）和雌激素受体阴性（HR=0.75，95%CI 0.51～1.08，$P=0.12$）肿瘤亚组中也是如此。根据雌激素受体状态不存在交互作用（P=0.11）[64]，妊娠组表现出较好的 OS（HR=0.72，95%CI 0.54～0.97，P=0.03）。这项研究的最新长期结果，在超过 10 年的随访中，证实了乳腺癌幸存者妊娠的安全性，并且与激素受体状态无关[65]。根据这些发现，目前的建议是在经过适当的治疗和随访后，不应阻止癌症幸存者（包括内分泌敏感型乳腺癌患者）妊娠[2, 42]。

最后，该领域的另一个争议的问题是，结束抗癌治疗和准备妊娠的时间理想间隔。专家建议，应根据患者的年龄和卵巢储备、个人复发风险、之前的治疗方案和完成时间，对时机进行"个性化"选择[5]。此外，对于激素受体阳性的乳腺癌患者，需要长达 5～10 年的辅助内分泌治疗可能会进一步阻碍未来妊娠的机会[55]。针对这一部分人群，国际乳腺癌研究小组（the International Breast Cancer Study Group，IBCSG）与国际乳腺组织（the Breast International Group，BIG）和北美乳腺癌组织（the North American Breast Cancer Groups，NABCG）合作进行的一项国际前瞻性研究目前正在进行中，以评估暂时中断内分泌治疗以允许这些患者妊娠的安全性（POSITIVE-IBCSG 48-14 NCT02308085 研究）[66]。

值得注意的是，在国家法律法规允许的情况下，卵子捐赠、代孕和收养是乳腺癌患者的其他潜在选择[67]。

五、结论

在过去的几年里，年轻乳腺癌患者的生育能力保护和后续妊娠的概率问题受到越来越多的关注。

对于担心因治疗而导致不孕的患者，应尽快转到生育诊所进行胚胎和卵母细胞的冷冻保存（或选择卵巢组织冷冻保存），然后在化疗期间使用 GnRHa（图 15-1）。对于关心治疗引起的 POI 风险而对保留生育能力不感兴趣的患者，化疗期间可以使用 GnRHa 暂时抑制卵巢功能（图 15-1）。

在接受足够的抗癌治疗后，希望妊娠的年轻乳腺癌幸存者应该被告知妊娠是安全的，不应该再被劝阻。对于需要接受 5～10 年辅助内分泌治疗的激素受体阳性的乳腺癌患者，POSITIVE 研究的结果可以就需要接受 5～10 年辅助内分泌治疗的激素受体阳性的乳腺癌患者，暂时中断内分泌治疗以允许妊娠的安全性提供可靠参考和咨询。

尽管关于生育保留策略的安全性和有效性及治疗后妊娠的可行性的数据越来越多，但仍需要进一步研究来改善对年轻乳腺癌患者的生殖咨询。在这一背景下，目前正在进行一些预期的努力，包括在美国和欧洲的 HOHO 研究[3]、意大利的 PREFER 研究[68, 69]、加拿大的 PYNK 计划[70] 及墨西哥的 Joveny Fuerte 计划[71] 等。此外，考虑到目前大多数乳腺癌患者都是在诊断时接受基因检测的候选人，因此解决遗传性乳腺肿瘤女性面临的具体问题的生殖研究应该被视为研究的优先资助项目[72, 73]。

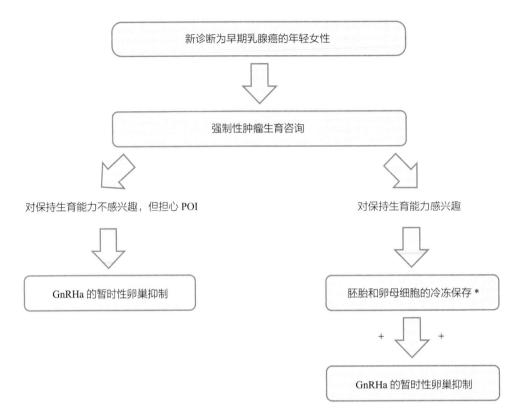

▲ 图 15-1　新诊断乳腺癌患者的肿瘤生育咨询
* 在某些情况下，也可以提供卵巢组织的冷冻保存；POI. 早产卵巢功能不全；GnRHa. 促性腺激素释放激素类似物

参考文献

[1] Paluch-Shimon S, Pagani O, Partridge AH, Abulkhair O, Cardoso M-J, Dent RA, et al. ESO-ESMO 3rd international consensus guidelines for breast cancer in young women (BCY3). Breast. 2017;35:203–17.

[2] Lambertini M, Goldrat O, Clatot F, Demeestere I, Awada A. Controversies about fertility and pregnancy issues in young breast cancer patients: current state of the art. Curr Opin Oncol. 2017;29(4):243–52.

[3] Ruddy KJ, Gelber SI, Tamimi RM, Ginsburg ES, Schapira L, Come SE, et al. Prospective study of fertility concerns and preservation strategies in young women with breast cancer. J Clin Oncol. 2014;32(11):1151–6.

[4] Loren AW, Mangu PB, Beck LN, Brennan L, Magdalinski AJ, Partridge AH, et al. Fertility preservation for patients with cancer: American Society of Clinical Oncology clinical practice guideline update. J Clin Oncol. 2013;31(19):2500–10.

[5] Peccatori FA, Azim HA Jr, Orecchia R, Hoekstra HJ, Pavlidis N, Kesic V, et al. Cancer, pregnancy and fertility: ESMO clinical practice guidelines for diagnosis, treatment and follow-up. Ann Oncol. 2013;24(Suppl 6):vi160–70.

[6] Lambertini M, Anserini P, Levaggi A, Poggio F, Del Mastro L. Fertility counseling of young breast cancer patients. J Thorac Dis. 2013;5(Suppl 1):S68–80.

[7] Woodruff TK, Smith K, Gradishar W. Oncologists' role in patient fertility care: a call to action. JAMA Oncol. 2016;2(2):171–2.

[8] Quinn GP, Vadaparampil ST, Gwede CK, Reinecke JD, Mason TM, Silva C. Developing a referral system for fertility preservation among patients with newly diagnosed cancer. J Natl Compr Cancer Netw. 2011;9(11):1219–25.

[9] Kelvin JF, Reinecke J. Institutional approaches to implementing fertility preservation for cancer patients. Adv Exp Med Biol. 2012;732:165–73.

[10] Reinecke JD, Kelvin JF, Arvey SR, Quinn GP, Levine J, Beck LN, et al. Implementing a systematic approach to meeting patients' cancer and fertility needs: a review of the fertile Hope centers of excellence program. J Oncol Pract. 2012;8(5):303–8.

[11] Partridge AH, Ruddy KJ, Kennedy J, Winer EP. Model program to improve care for a unique cancer population: young women with breast cancer. J Oncol Pract. 2012;8(5):e105–10.

[12] Clayman ML, Harper MM, Quinn GP, Reinecke J, Shah S. Oncofertility resources at NCI-designated comprehensive cancer centers. J Natl Compr Cancer Netw. 2013;11(12):1504–9.

[13] Kelvin JF, Thom B, Benedict C, Carter J, Corcoran S, Dickler MN, et al. Cancer and fertility program improves patient satisfaction with information received. J Clin Oncol. 2016;34(15):1780–6.

[14] Biglia N, Torrisi R, D'Alonzo M, Codacci Pisanelli G, Rota S, Peccatori FA. Attitudes on fertility issues in breast cancer patients: an Italian survey. Gynecol Endocrinol. 2015;31(6):458–64.

[15] Lambertini M, Di Maio M, Pagani O, Curigliano G, Poggio F, Del Mastro L, et al. The BCY3/BCC 2017 survey on physicians' knowledge, attitudes and practice towards fertility and pregnancy-related issues in young breast cancer patients. Breast. 2018;42:41–9.

[16] Stensheim H, Cvancarova M, Møller B, Fosså SD. Pregnancy after adolescent and adult cancer: a population-based matched cohort study. Int J Cancer. 2011;129(5):1225–36.

[17] Lee SJ, Schover LR, Partridge AH, Patrizio P, Wallace WH, Hagerty K, et al. American Society of Clinical Oncology recommendations on fertility preservation in cancer patients. J Clin Oncol. 2006;24(18):2917–31.

[18] Reh A, Oktem O, Oktay K. Impact of breast cancer chemotherapy on ovarian reserve: a prospective observational analysis by menstrual history and ovarian reserve markers. Fertil Steril. 2008;90(5):1635–9.

[19] Lambertini M, Ceppi M, Cognetti F, Cavazzini G, De Laurentiis M, De Placido S, et al. Dose-dense adjuvant chemotherapy in premenopausal breast cancer patients: a pooled analysis of the MIG1 and GIM2 phase III studies. Eur J Cancer. 2017;71:34–42.

[20] Ganz PA, Land SR, Geyer CE Jr, Cecchini RS, Costantino JP, Pajon ER, et al. Menstrual history and quality-of-life outcomes in women with node-positive breast cancer treated with adjuvant therapy on the NSABP B-30 trial. J Clin Oncol. 2011;29(9):1110–6.

[21] Bedoschi G, Navarro PA, Oktay K. Chemotherapy-induced damage to ovary: mechanisms and clinical impact. Future Oncol. 2016;12(20):2333–44.

[22] Codacci-Pisanelli G, Del Pup L, Del Grande M, Peccatori FA. Mechanisms of chemotherapy-induced ovarian damage in breast cancer patients. Crit Rev Oncol Hematol. 2017;113:90–6.

[23] Practice Committee of the American Society for Reproductive Medicine. Fertility preservation in patients undergoing gonadotoxic therapy or gonadectomy: a committee opinion. Fertil Steril. 2013;100(5):1214–23.

[24] European IVF-Monitoring Consortium (EIM) for the European Society of Human Reproduction and Embryology (ESHRE), Calhaz-Jorge C, de Geyter C, Kupka MS, de Mouzon J, Erb K, et al. Assisted reproductive technology in Europe, 2012: results generated from European registers by ESHRE. Hum Reprod. 2016;31(8):1638–52.

[25] Meirow D, Schiff E. Appraisal of chemotherapy effects on reproductive outcome according to animal studies and clinical data. J Natl Cancer Inst Monogr. 2005;2005(34):21–5.

[26] Lambertini M, Pescio MC, Viglietti G, Goldrat O, Del Mastro L, Anserini P, Demeestere I. Methods of controlled ovarian stimulation for embryo/oocyte cryopreservation in breast cancer patients. Expert Rev Qual Life Cancer Care. 2017;2(1):47–59.

[27] Oktay K, Hourvitz A, Sahin G, Oktem O, Safro B, Cil A, et al. Letrozole reduces estrogen and gonadotropin exposure in women with breast cancer undergoing ovarian stimulation before chemotherapy. J Clin Endocrinol Metab. 2006;91(10):3885–90.

[28] Azim AA, Costantini-Ferrando M, Oktay K. Safety of fertility preservation by ovarian stimulation with letrozole and gonadotropins in patients with breast cancer: a prospective controlled study. J Clin Oncol. 2008;26(16):2630–5.

[29] Oktay K, Buyuk E, Davis O, Yermakova I, Veeck L, Rosenwaks Z. Fertility preservation in breast cancer patients: IVF and embryo cryopreservation after ovarian stimulation with tamoxifen. Hum Reprod. 2003;18(1):90–5.

[30] Meirow D, Raanani H, Maman E, Paluch-Shimon S, Shapira M, Cohen Y, et al. Tamoxifen co-administration

during controlled ovarian hyperstimulation for in vitro fertilization in breast cancer patients increases the safety of fertility-preservation treatment strategies. Fertil Steril. 2014;102(2):488–495.e3.

[31] Oktay K, Turan V, Bedoschi G, Pacheco FS, Moy F. Fertility preservation success subsequent to concurrent aromatase inhibitor treatment and ovarian stimulation in women with breast Cancer. J Clin Oncol. 2015;33(22):2424–9.

[32] Revelli A, Porcu E, Levi Setti PE, Delle Piane L, Merlo DF, Anserini P. Is letrozole needed for controlled ovarian stimulation in patients with estrogen receptor-positive breast cancer? Gynecol Endocrinol. 2013;29(11):993–6.

[33] Pereira N, Hancock K, Cordeiro CN, Lekovich JP, Schattman GL, Rosenwaks Z. Comparison of ovarian stimulation response in patients with breast cancer undergoing ovarian stimulation with letrozole and gonadotropins to patients undergoing ovarian stimulation with gonadotropins alone for elective cryopreservation of oocytes†. Gynecol Endocrinol. 2016;32(10):823–6.

[34] Kim J, Turan V, Oktay K. Long-term safety of Letrozole and gonadotropin stimulation for fertility preservation in women with breast Cancer. J Clin Endocrinol Metab. 2016;101(4):1364–71.

[35] Balkenende EME, Dahhan T, Linn SC, Jager NGL, Beijnen JH, Goddijn M. A prospective case series of women with estrogen receptor-positive breast cancer: levels of tamoxifen metabolites in controlled ovarian stimulation with high-dose tamoxifen. Hum Reprod. 2013;28(4):953–9.

[36] Cakmak H, Katz A, Cedars MI, Rosen MP. Effective method for emergency fertility preservation: random-start controlled ovarian stimulation. Fertil Steril. 2013;100(6):1673–80.

[37] Kuang Y, Chen Q, Hong Q, Lyu Q, Ai A, Fu Y, et al. Double stimulations during the follicular and luteal phases of poor responders in IVF/ICSI programmes (Shanghai protocol). Reprod Biomed Online. 2014; 29(6):684–91.

[38] Shalom-Paz E, Almog B, Shehata F, Huang J, Holzer H, Chian R-C, et al. Fertility preservation for breast-cancer patients using IVM followed by oocyte or embryo vitrification. Reprod Biomed Online. 2010;21(4): 566–71.

[39] Chian R-C, Uzelac PS, Nargund G. In vitro maturation of human immature oocytes for fertility preservation.

Fertil Steril. 2013;99(5):1173–81.

[40] Walls ML, Hunter T, Ryan JP, Keelan JA, Nathan E, Hart RJ. In vitro maturation as an alternative to standard in vitro fertilization for patients diagnosed with polycystic ovaries: a comparative analysis of fresh, frozen and cumulative cycle outcomes. Hum Reprod. 2015;30(1):88–96.

[41] Rosendahl M, Greve T, Andersen CY. The safety of transplanting cryopreserved ovarian tissue in cancer patients: a review of the literature. J Assist Reprod Genet. 2013;30(1):11–24.

[42] Lambertini M, Del Mastro L, Pescio MC, Andersen CY, Azim HA, Peccatori FA, et al. Cancer and fertility preservation: international recommendations from an expert meeting. BMC Med. 2016;14(1):1.

[43] Kim SS, Lee WS, Chung MK, Lee HC, Lee HH, Hill D. Long-term ovarian function and fertility after heterotopic autotransplantation of cryobanked human ovarian tissue: 8-year experience in cancer patients. Fertil Steril. 2009;91(6):2349–54.

[44] Andersen CY, Silber SJ, Bergholdt SH, Berghold SH, Jorgensen JS, Ernst E. Long-term duration of function of ovarian tissue transplants: case reports. Reprod Biomed Online. 2012;25(2):128–32.

[45] Donnez J, Dolmans M-M, Pellicer A, Diaz-Garcia C, Ernst E, Macklon KT, et al. Fertility preservation for age-related fertility decline. Lancet. 2015;385(9967):506–7.

[46] Andersen CY. Success and challenges in fertility preservation after ovarian tissue grafting. Lancet. 2015;385(9981):1947–8.

[47] Van der Ven H, Liebenthron J, Beckmann M, Toth B, Korell M, Krüssel J, et al. Ninety-five orthotopic transplantations in 74 women of ovarian tissue after cytotoxic treatment in a fertility preservation network: tissue activity, pregnancy and delivery rates. Hum Reprod. 2016;31(9):2031–41.

[48] Jensen AK, Macklon KT, Fedder J, Ernst E, Humaidan P, Andersen CY. 86 successful births and 9 ongoing pregnancies worldwide in women transplanted with frozen-thawed ovarian tissue: focus on birth and perinatal outcome in 40 of these children. J Assist Reprod Genet. 2017;34(3):325–36.

[49] Lambertini M, Ginsburg ES, Partridge AH. Update on fertility preservation in young women undergoing breast cancer and ovarian cancer therapy. Curr Opin Obstet

Gynecol. 2015;27(1):98–107.

[50] Turner NH, Partridge A, Sanna G, Di Leo A, Biganzoli L. Utility of gonadotropin-releasing hormone agonists for fertility preservation in young breast cancer patients: the benefit remains uncertain. Ann Oncol. 2013;24(9):2224–35.

[51] Del Mastro L, Lambertini M. Temporary ovarian suppression with gonadotropin-releasing hormone agonist during chemotherapy for fertility preservation: toward the end of the debate? Oncologist. 2015;20(11):1233–5.

[52] Lambertini M, Peccatori FA, Moore HCF, Del Mastro L. Reply to the letter to the editor "can ovarian suppression with gonadotropin releasing hormone analogs (GnRHa) preserve fertility in cancer patients?" by Rodriguez-Wallberg et al. Ann Oncol. 2016;27(3):548–9.

[53] Lambertini M, Falcone T, Unger JM, Phillips K-A, Del Mastro L, Moore HCF. Debated role of ovarian protection with gonadotropin-releasing hormone agonists during chemotherapy for preservation of ovarian function and fertility in women with Cancer. J Clin Oncol. 2017;35(7):804–5.

[54] Lambertini M, Poggio F, Vaglica M, Blondeaux E, Del Mastro L. News on the medical treatment of young women with early-stage HER2-negative breast cancer. Expert Opin Pharmacother. 2016;17(12):1643–55.

[55] Lambertini M, Boni L, Michelotti A, Gamucci T, Scotto T, Gori S, et al. Ovarian suppression with Triptorelin during adjuvant breast Cancer chemotherapy and long-term ovarian function, pregnancies, and disease-free survival: a randomized clinical trial. JAMA. 2015;314(24):2632–40.

[56] Leonard RCF, Adamson DJA, Bertelli G, Mansi J, Yellowlees A, Dunlop J, et al. GnRH agonist for protection against ovarian toxicity during chemotherapy for early breast cancer: the Anglo Celtic group OPTION trial. Ann Oncol. 2017;28(8):1811–6.

[57] Moore HCF, Unger JM, Phillips K-A, Boyle F, Hitre E, Moseley A, et al. Final analysis of the prevention of early menopause study (POEMS)/SWOG intergroup S0230. J Natl Cancer Inst. 2019;111(2):210–3. Epub ahead of print

[58] Lambertini M, Ceppi M, Poggio F, Peccatori FA, Azim HA, Ugolini D, et al. Ovarian suppression using luteinizing hormone-releasing hormone agonists during chemotherapy to preserve ovarian function and fertility of breast cancer patients: a meta-analysis of randomized studies. Ann Oncol. 2015;26(12):2408–19.

[59] Lambertini M, Cinquini M, Moschetti I, Peccatori FA, Anserini P, Valenzano Menada M, et al. Temporary ovarian suppression during chemotherapy to preserve ovarian function and fertility in breast cancer patients: a GRADE approach for evidence evaluation and recommendations by the Italian Association of Medical Oncology. Eur J Cancer. 2017;71:25–33.

[60] Oktay K, Harvey BE, Partridge AH, Quinn GP, Reinecke J, Taylor HS, et al. Fertility preservation in patients with Cancer: ASCO clinical practice guideline update. J Clin Oncol Off J Am Soc Clin Oncol. 2018;36(19):1994–2001.

[61] Letourneau JM, Smith JF, Ebbel EE, Craig A, Katz PP, Cedars MI, et al. Racial, socioeconomic, and demographic disparities in access to fertility preservation in young women diagnosed with cancer. Cancer. 2012;118(18):4579–88.

[62] Moore HCF, Unger JM, Phillips K-A, Boyle F, Hitre E, Porter D, et al. Goserelin for ovarian protection during breast-cancer adjuvant chemotherapy. N Engl J Med. 2015;372(10):923–32.

[63] Hartman EK, Eslick GD. The prognosis of women diagnosed with breast cancer before, during and after pregnancy: a meta-analysis. Breast Cancer Res Treat. 2016;160(2):347–60.

[64] Azim HA Jr, Kroman N, Paesmans M, Gelber S, Rotmensz N, Ameye L, et al. Prognostic impact of pregnancy after breast cancer according to estrogen receptor status: a multicenter retrospective study. J Clin Oncol. 2013;31(1):73–9.

[65] Lambertini M, Kroman N, Ameye L, Cordoba O, Pinto A, Benedetti G, et al. Long-term safety of pregnancy following breast cancer according to estrogen receptor status. J Natl Cancer Inst. 2018;110(4):426–9.

[66] Pagani O, Ruggeri M, Manunta S, Saunders C, Peccatori F, Cardoso F, et al. Pregnancy after breast cancer: are young patients willing to participate in clinical studies? Breast. 2015;24(3):201–7.

[67] Luke B, Brown MB, Missmer SA, Spector LG, Leach RE, Williams M, et al. Assisted reproductive technology use and outcomes among women with a history of cancer. Hum Reprod. 2016;31(1):183–9.

[68] Lambertini M, Anserini P, Fontana V, Poggio F, Iacono G, Abate A, et al. The PREgnancy and FERtility

(PREFER) study: an Italian multicenter prospective cohort study on fertility preservation and pregnancy issues in young breast cancer patients. BMC Cancer. 2017;17(1):346.

[69] Lambertini M, Fontana V, Massarotti C, Poggio F, Dellepiane C, Iacono G, et al. Prospective study to optimize care and improve knowledge on ovarian function and/or fertility preservation in young breast cancer patients: results of the pilot phase of the PREgnancy and FERtility (PREFER) study. Breast. 2018;41:51–6.

[70] Cohen L, Hamer J, Helwig C, Fergus K, Kiss A, Mandel R, et al. Formal evaluation of PYNK: breast cancer program for young women-the patient perspective. Curr

Oncol. 2016;23(2):e102–8.

[71] Villarreal-Garza C, Platas A, Martinez-Cannon BA, Bargalló-Rocha E, Aguilar-González CN, Ortega-Leonard V, et al. Information needs and internet use of breast cancer survivors in Mexico. Breast J. 2017;23(3):373–5.

[72] Lambertini M, Goldrat O, Toss A, Azim HA, Peccatori FA, Ignatiadis M, et al. Fertility and pregnancy issues in BRCA-mutated breast cancer patients. Cancer Treat Rev. 2017;59:61–70.

[73] Peccatori FA, Mangili G, Bergamini A, Filippi F, Martinelli F, Ferrari F, et al. Fertility preservation in women harboring deleterious BRCA mutations: ready for prime time? Hum Reprod. 2018; 33(2):181–7.

第 16 章 生活方式的改变与预防：年轻女性的独特问题

Lifestyle Changes and Prevention: Unique Issues for Young Women

Nathalie Levasseur   Rinat Yerushalmi   Karen A. Gelmon   著

一、概述

虽然经典的预防研究是根据病因学因素进行的，但很明显，一些独特的问题对预防年轻女性乳腺癌构成了挑战，这些问题超出了传统的概念。越来越多的预防和治疗干预研究主要集中在老年女性身上，由于缺乏适用的风险分层模型，往往不强调年轻个体的风险增加。一级预防遇到了一些挑战，包括接触到更年轻的目标人群，因为预防战略往往不针对年轻女性。在全球范围内初级医疗的可获得性也是在变化的，并已成为一个相关的问题。此外，存在一些针对年轻群体的相互竞争的常规健康倡议，这些倡议往往在预防性医疗预约期间优先考虑。同样，年轻女性的二级预防还包括其他一些关键因素，这些因素与那些通常年龄较大且绝经后的未进行乳腺癌预防人群所采用的因素不同。这些观点提出了一个重要的问题：年轻女性是否应该采用不同的生物学、药理学、外科手术和生活方式预防策略？

年轻女性乳腺癌最值得注意的方面之一无疑是生物学和遗传因素的重要性。这一直是许多常规预防策略的重点，如基因检测和筛查指南，包括对那些被确定为高风险的人及早采用筛查成像。然而，随着癌症遗传学研究的发展，用于预防的药理和外科策略也在不断完善，以整合新发现并将其转化为临床实践。不幸的是，很少有研究招募 40 岁以下的女性，因此该结果仅适用于年龄较小的人群。具体的生物学因素，如乳房密度、产次和母乳喂养，也与这个年龄段更为相关，并与特定的考虑因素相关。最后，一些环境和生活方式因素，如吸烟、饮酒、辐射、饮食、运动和轮班工作，都增加了癌症的相对风险，特别是在发育期，因此在讨论有效预防措施时应予以考虑这些因素。

在识别与罹患乳腺癌的较高风险相关的生活方式因素和环境因素方面已取得显著进展。最终，尽早采用乳腺癌预防策略至关重要，但是，认识和理解年轻女性的特殊性挑战是实现有效变革的第一步。此外，寻找激发社会变革和实现个人内部可持续变革的方法仍然是未满足需求的领域。因此，本章着重于预防和改变年轻女性生活方式的独特问题。

二、风险预测模型

在过去的几十年中，已经开发出许多模型，以在预定的时间段内，根据各种风险因素，以统计学方式估计患乳腺癌的可能性。反过来，这些结果应允许对乳腺癌筛查进行修改，并就降低风险的选择（如药物预防、手术预防或生活方式改变）提供咨询，以帮助被确定为比普通人群更高风险的个体。但是，众所周知，这些模型与广泛的校准性能和区分精度相关[1, 2]。盖尔（Gail）模型是最有效的风险评估工具之一，它可以根据乳腺检测示范项目（Breast Detection Demonstration Project，BCDDP）的数据，确定无侵袭性或原位乳腺癌史的女性的 5 年和终身乳腺癌风险[3-5]。该模型包括初潮年龄、初产年龄、既往乳房良性病变活检次数及患有乳腺癌的一级亲属的数目。然后将其重新校准为来自美国国家癌症研究所（National Cancer Institute，NCI）、美国流行病监测与最终治疗结果（Surveillance Epidemiology and End Results，SEER）数据库的数据。但是，诸如 Gail 模型尚未在具有已知突变（如 *BRCA1*、*BRCA2* 和其他与乳腺癌相关的遗传综合征）的患者中，或者在家族史超过一级亲属的患者中得到验证。此外，该模型可能低估了具有非典型导管增生和家族史患者的风险。最重要的是，与 BCDDP 和 SEER 数据所用数据一样，该模型与许多其他模型均非旨在估计 35 岁以下女性的风险，因为该模型招募了 35—74 岁、中位年龄为 50 岁的女性。

在 Gail 模型的基础上，除了初产年龄、受影响的一级亲属（母亲或姐妹）的数量、既往进行良性乳腺活检的数量和体重外，其他模型（如 Chen 模型）还将乳腺密度纳入其算法中。这是基于独立进行的多变量模型与乳腺癌风险的显著相关性[6]。结果表明，年龄在 50 岁以下的女性中，与这些特征相关的乳腺癌风险较高，尽管对筛查年轻女性来说，诊断成像的敏感性和特异性有限，但也预示着与 Gail 模型相比，乳腺密度较高的女性患乳腺癌的风险更高。

该模型是根据 1744 名高加索女性开发的，并将其应用于其他种族背景的个体。为了解决其中的一些问题，Barlow 模型是用于来自接受 X 线筛查的 100 万女性的前瞻性数据设计的，并为绝经前和绝经后女性分别提供了 Logistic 回归风险模型[7]。在绝经前女性中，发现年龄、乳腺密度、乳腺癌家族病史和既往乳腺癌手术史与乳腺癌风险密切相关，尽管这些因素都不是新预防策略的目标，目前尚不清楚降低乳腺密度是否可降低患乳腺癌的风险。

此外，遗传学在年轻女性中显然更重要，这导致了诸如 BOADICEA（乳腺癌和卵巢疾病发病率分析和携带者估计算法）模型的开发，以评估检测出个体癌症易感基因突变的可能性[8-10]。该模型的最新版本基于 2785 个家庭，并且是第一个多基因乳腺癌风险模型。但是，该模型与其他模型类似，包括 BRCAPRO、IBIS 和扩展 Claus 模型（extended Claus models，eCLAUS），也具有广泛的诊断准确性[11-14]。

最终，预测模型在 40 岁以下的女性中的使用尚未得到很好的建立，并且预测年轻患者携带有害突变的可能性的模型的准确性受到限制。因此，有关筛查和预防措施的决定仍然非常复杂，应考虑到所有患者的特征，以提出个性化建议。

三、生物预防策略

（一）遗传学指导的预防

生物学因素，如生殖系和体细胞突变，对于发展年轻女性乳腺癌的有效预防策略具有重要意义。传统检测只包括基于个人或家族史的高危个体的 *BRCA* 基因检测，但现在的检测由多基因检测组成，包括与 BRCA1 和（或）BRCA2 功能相关的基因，例如 *CHEK2* 和 *PALB2*，以及其他已知的遗传性癌症综合征，如 *p53*（Li–Fraumeni 综合征）、*PTEN*（Cowden 综合征）、*STK11*（Peutz–Jeghers 综合征）和 *Cdh1*[15, 16]。然而，随着癌症遗传学研究的发展，人们越来越认识到，许多与基因突变相关的癌症并不总是与个人的家族史相关[17-19]。值得注意的是，最近的研究发现，在非选择性三阴性乳腺癌家族史的患者中，多达 14% 的患者发现了 *BRCA1* 或 *BRCA2* 突变，在年轻女性中发病率更高[20]。此外，随着新的遗传性癌症多基因检测的使用，在没有 *BRCA1* 或 *BRCA2* 突变的高危患者中，高达 10% 的人被发现含有其他一些与乳腺癌易感性相关的基因突变[21]。

但是，北美指南目前的专家意见仍然将遗传咨询保留给有 *BRCA* 突变家族史的个体、有两个或两个以上原发性乳腺癌的亲属、两个或更多患有乳腺癌且至少有一个在 50 岁之前确诊的家庭成员、患有卵巢癌的亲属、45 岁之前患有乳腺癌的近亲、男性乳腺癌家族史或具有德系犹太血统的个体[22]。

同样，欧洲的指南也有一定的局限性，其建议对三个或三个以上患有乳腺癌和卵巢癌的亲属进行测试，其中包括至少一个年龄在 50 岁以下的亲属、两个年龄在 40 岁以下的乳腺癌亲属、一个男性乳腺癌的亲属或 60 岁之前患有乳腺癌的 Ashkenazi 犹太人的个体[16, 23]。某些国家 / 地区使用的测试标准基于根据之前讨论的预测模型（包括 BOADICEA 和 BRCAPRO 模型[16]）发现突变的概率为 10%～20%。

在与识别真正的高危个体相关的困难的背景下，推荐适用于独特的且明显异质性的年轻女性队列的药理学和外科预防方法变得越来越困难。也有人担心多基因小组检测的局限性，包括具有不同外显水平的多个基因、未知的风险水平和意义不明的许多变异的多个基因，这使得在临床实践中对检测结果的解释变得复杂[21, 22]。最后，因为缺乏支持证据，目前全球还没有多基因检测的标准小组，即如果及早识别突变，预防措施就可以有效。此外，增加对肿瘤基因组学的检测可能会导致基于肿瘤发现的胚系检测的新建议。

对于符合高风险标准（即 *BRCA* 基因突变携带者）的患者的乳腺检查和筛查影像，目前建议是从 25 岁开始每年进行乳腺磁共振成像筛查，从 30 岁开始筛查乳房 X 线片，从 25 岁或家族中最年轻的乳腺癌诊断前 10 年开始由有经验的临床医生进行 2 年一次的临床乳房检查，以及进行每月可选的乳房自检，这些检查可以与其他筛查方法结合使用[24-27]。

（二）乳腺癌生物学种族差异

与乳腺癌发病率相关的其他公认的生物学因素也与种族背景有关。虽然有人推测，乳腺癌的结局与不同种族之间限制获得癌症治疗的社会和经济因素的差异直接相关，但也有数据表明，乳腺癌的生物学差异与种族背景有关[28]。显然发病率在高加索背景或欧洲血统的女性中最高，每年每10万名女性中有128名，而对于非洲裔美国人，每10万名女性中有123名[29, 30]。但是，非洲女性的乳腺癌更常与不良特征相关联，例如在确诊时不论其年龄大小，其组织学分级较高且激素受体状态为阴性，这可能导致该特定人群的死亡率增加[31-34]。与高加索裔女性相比，非洲裔美国女性更有可能在50岁之前被诊断，这种差异在35岁以下的女性中最为明显，其可能性是高加索裔女性的1.4～2倍[35]。

此外，SEER数据库中的数据报告显示，尽管高加索裔美国女性的发病率最高，但非洲裔美国女性的死亡率最高（30.6/10万），而高加索裔女性的死亡率为21.7/10万[36-38]。来自英国和澳大利亚的最新确证研究也报告说，在同一种族人群中，就诊时处于晚期阶段，而经筛查发现的癌症的可能性较低[39]。同样，一项人口病例对照研究显示，与绝经后非洲女性和非非洲女性相比，绝经前非洲女性基底样乳腺癌亚型的患病率较高，而管腔A亚型的患病率较低[40, 41]。一些人推测这可能与非洲背景女性的产次增加和母乳喂养率较低有关，但这仍然只是假说[42]。无论如何，母乳喂养可能被证明是非洲裔美国女性的重要预防策略。虽然预后更差的确切机制是重要的，但重要的是要认识到生物学上存在差异，因此应设计预防策略以识别高风险个体，这些个体通常表现为具有侵袭性的疾病晚期的高级别基底型肿瘤。

（三）乳腺密度和恶性潜能

除了公认的与有害种系突变和种族背景有关的乳腺癌风险外，还有许多其他重要的生物学特征被认为与乳腺癌的风险有关。与乳腺癌相关性最强的因素之一是乳腺密度，乳腺癌的发生与乳腺密度的增加成正比，是预测乳腺癌发生的有力指标[43]。虽然确切的机制仍然是推测的，这种风险可能归因于筛查乳腺X线检查中小肿瘤的可见度降低，尽管也假设与致密乳房组织的恶性潜能有独立的关系[43]。此外，较高的局部复发率与较高的乳腺密度相关[44-46]。然而，尽管存在较高的复发风险，但以乳腺密度作为整体生存预测指标的数据仍然存在矛盾，一些研究表明，在英国和美国人群中，检测到更大的肿瘤，但对总存活率没有影响[47, 48]，而一项包括15 000多名年龄在45—59岁的瑞典女性的更大规模的研究显示与乳腺癌死亡率显著相关［RR=1.91（1.26～2.91）］[49]。

这些差异可能归因于方法上的不同，因为英国和美国的研究使用了乳腺成像报告和数据系统（BI-RADS）分类，而瑞典的研究则使用了一个不同的系统，即Tabar分类系统。因此，这些研究支持更短的筛查间隔，以检测乳腺癌的复发或新的原发性疾病，尽管这些筛查都不是为年轻女性设计的，但再次将其适用性限制在年轻患者群体中。有趣的是，在一项针对1112对患者进行的病例对照研究中，年龄小于56岁的女性在进行阴性筛查测试后不到12个月内发现了所有乳腺癌的25%和癌症的50%是归因于乳腺密度超过 50% [50]。在筛查程序中，更小的年龄和更高的乳腺密度也与较高的间歇性乳腺癌发病率相关 [51]。

此外，可以考虑在乳腺组织致密的女性中使用替代成像技术，包括提高现有诊断方法（包括乳房 X 线拍摄）准确性的新方法，最近的研究表明，与传统方法相比，预测准确率超过 80%，传统方法的准确率在 55%～65% [52]。在没有磁共振成像时，超声也被认为是乳房 X 线检查的辅助手段。但是，应根据个人风险评估量身定制补充筛查方式 [53]。

尽管有这些信息，仍不清楚乳腺密度的短暂变化是否与降低乳腺癌风险相关。众所周知，许多不可改变的危险因素与乳腺密度有关，包括遗传、年龄和绝经状态，但人们也认识到，其他生活方式因素，如生产次数、激素治疗、饮食、酒精摄入、体重和运动也与乳腺密度有关 [54-61]。因此，这些都是有趣的研究领域，因为它们可以影响乳腺密度，而且可以假设，这些参数的变化可能会导致治疗收益。

（四）生殖因素和乳腺癌风险

与乳腺癌发展有关的其他生物学因素与激素和生殖因素直接相关，包括月经初潮年龄、绝经年龄、初产年龄、怀孕总数及接触内源性和外源性激素。

关于月经初潮年龄和绝经年龄，人们认为，累积接触雌激素与乳腺癌风险增加有关。虽然传统上认为总暴露量是最重要的，但最近的研究表明，与月经初潮早期相关的早期生活暴露具有最大的风险，这表明时机可能比累积暴露于雌激素更为关键 [62, 63]。值得注意的是，据报道，在月经初潮时，月经初潮每年轻 1 岁乳腺癌风险就会增加 5% [64]，如果月经初潮发生在 13 岁以后 [63]，乳腺癌风险会显著降低。

此外，在过去的 20 年里，产次与乳腺癌风险之间的联系一直是一个不断发展的话题。具体地说，低产次或晚产被认为与乳腺癌的累积风险较高有关，主要增加激素受体阳性乳腺癌的发生风险 [65]。然而，关于产次是否直接影响乳腺癌亚型仍然存在争议，一些研究表明乳腺癌亚型与初产年龄 / 足月妊娠次数之间存在关联 [66]，而其他研究没有显示这一点 [67]。在对 12 000 多名瑞典女性进行的病例对照研究中发现，增加产次与每多生一个孩子患乳腺癌的风险降低 10% 相关，风险与第一个孩子的年龄成比例增加 [68]。事实上，人们认为在 24 岁之前生孩子会使女性达到更年期年龄时患乳腺癌的风险降低大约一半 [69]，但 35 岁以后生育实际上可能会带来更高的风险 [67]。同样，在一项对携带 BRCA1 或 BRCA2 基因突变的女性进行的回顾性队列研究中，在足月怀孕和多胞胎的女性中观察到乳腺癌的风险在统计上显著降低，而延迟分娩与乳腺癌风险的增加相关 [70]。有趣的是，虽然产次给予 BRCA 基因突变携带者一些保护，但没有观察到与母乳喂养的联系，这与其他已发表的研究相矛盾。

（五）母乳喂养及其预防作用

虽然一些历史研究表明，母乳喂养可以降低女性乳腺癌发病的风险，但母乳喂养的保护作用一直存在广泛的争论。也就是说，对 14 000 多名女性进行的基于多中心人群的病例对照研究表明，即使在对产次、首次分娩年龄和风险因素进行调整后，母乳喂养也与绝经前女性患乳腺癌的风险降低相关 [71]。

前瞻性医疗健康研究还表明，与从未母乳喂养的女性相比，母乳喂养 4 个月或更长时间的女性患基底细胞样乳腺癌的风险降低了 40%。最近的一项 Meta 分析也证实了这一点 [72]。在携带 *BRCA* 基因突变的女性中进行的类似研究同样发现，母乳喂养降低了患乳腺癌的风险 [73]。其他与母乳喂养相关的观察包括非母乳喂养的女性患浸润性三阴性乳腺癌的风险可能更高，这与其他风险因素无关 [42, 74, 75]，母乳喂养时间较长与患三阴性乳腺癌概率较低相关 [66, 67]。

（六）外源性激素暴露与预防

众所周知，暴露于激素替代疗法和外源性雌激素与罹患乳腺癌的高风险相关。重要的是，尽管确切的机制仍然是推测的，人们还认为年轻个体的乳腺比年长个体更易受影响 [62]。口服避孕药的影响也受到了质疑，其使用也与乳腺癌的高发病率 [76, 77] 及可能的三阴性乳腺癌的高发病率 [78] 有关。对于年龄在 35 岁以下的年轻女性来说尤其如此，而且似乎与雌二醇的高浓度和低浓度都有关联，尽管服用含有较高水平孕激素的药片风险最大 [79]。其他针对 35 岁或 35 岁以上女性的研究没有发现同样的风险 [80]。然而，两项大型病例对照研究没有显示对死亡率的影响 [81]，而其他研究表明，停药 4～10 年后风险回到基线水平 [77, 79]。

综上所述，有许多生物学因素与年轻女性患乳腺癌的风险直接相关，许多年轻女性表现出更具侵袭性的肿瘤生物学特征，即更多的三阴性、三阳性和 HER2 阳性肿瘤 [34]。遗传因素对于识别高危患者、指导筛查、预防性药理学和外科手术方法仍然很重要。然而，其他因素，如乳腺密度、产次和母乳喂养是潜在的可操作变量，可以进一步用于年轻女性未来的风险降低策略。

四、药理预防策略

药物预防仍然被认为是乳腺癌风险较高的女性中讨论最广泛的策略之一，通过使用选择性雌激素受体调节剂（selective estrogen receptor modulators，SERM），如他莫昔芬或雷洛昔芬，可以减少雌激素受体阳性的乳腺浸润性癌和原位癌 [82-86]。然而，Meta 分析数据显示乳腺癌特异性存活率或总体存活率没有差别，尽管没有一项试验是针对这些终点的 [87]。另一个重要的考虑因素是，使用 SERM 与血栓栓塞性疾病和子宫内膜癌的风险高度相关，尽管这些事件很少发生，而且通常不会显著影响生活质量。不同试验的资格标准各不相同，但几乎只招募 35 岁或 35 岁以上的女性 [84]。根据美国国家癌症研究所基于 Gail 模型的乳腺癌风险评估工具，考虑到 40 岁以下女性的数据匮乏，目前的指南建议仅在 35 岁以上的女性中使用药物预防 [88]，特别是那些年龄在 35—50 岁、具有 5 年预测乳腺癌风险 ≥ 1.66% 的女性，或者针对患有 LCIS 的女性。这限制了数据对 35 岁以下的女性的适用性，她们可能仍被认为有较高的乳腺癌风险。此外，在绝经前女性中没有雷洛昔芬的证据，因此不应该考虑在这一患者群体中使用雷洛昔芬。此外，在确认有 *BRCA* 突变的女性中进行的观察性研究表明，激素受体阳性乳腺癌的下降幅度相同，但幅度很小。

现在也认识到芳香化酶抑制药减少绝经前女性循环雌激素的能力有限，实际上可能是有害的，因此限制了其在绝经前人群中的作用[89]。根据 SOFT 试验和 TEXT 试验的结果，与具有高危浸润性疾病史的年轻女性的辅助治疗相比，在这种情况下抑制卵巢的其他益处也尚未确立，且不是标准疗法[90,91]。

五、手术预防策略

考虑到基因筛查的局限性，在发现患有高乳腺癌致病风险的 BRCA1 或 BRCA2 突变的女性中，预防性手术（如预防性双侧乳房切除术和双侧输卵管卵巢切除术）策略仍然是降低风险策略的支柱。然而，这些数据主要是基于关于手术降低风险的预防作用的前瞻性队列研究。事实上，一些研究表明，通过使用经乳双侧乳房切除术（prophy-lactic bilateral mastectomies，PBM），继发乳腺癌的相对风险降低高达 90%[92-95]。最近，一项在北美和欧洲进行的前瞻性多中心队列研究，对 1974—2008 年检测到 BRCA1 和 BRCA2 突变的 2482 名女性进行了研究，结果还显示，乳房切除术显著降低了乳腺癌的风险，而输卵管卵巢切除术则提高了生存率。在开始这条路线之前，应该广泛讨论对身体形象、性行为和生活质量的其他方面的潜在长期影响。人们还探索了降低风险手术的替代方案，包括保留皮肤和保留乳头的手术[96]。无论选择哪种方法，建议事先与患者讨论乳房重建方案，如果需要，可以立即进行重建[16,97]。

此外，预防性双侧输卵管卵巢切除术（prophylactic bilateral salpingo-oophorectomy，BSO）也被证明能有效降低绝经前 BRCA 携带者患乳腺癌的风险，如果在绝经前完成，风险降低近 50%[98]。由于缺乏有效的卵巢癌筛查方式，这种方法被强烈推荐。腹腔镜手术应在 35 岁以后或分娩完成时得到支持和讨论。Meta 分析还表明，全因死亡率的降低有利于接受 BSO 的个体[99]。然而，应该仔细考虑年轻女性面临过早绝经的影响，包括定期测量骨密度、评估心血管危险因素及可能需要激素替代治疗[26]。数据表明输卵管是卵巢癌的起源，主张考虑在非常年轻的女性中单独进行输卵管切除术，并计划在接近自然绝经的时候进行卵巢切除术，使女性免于早绝经期[100]。

然而，虽然这些手术干预措施对携带 BRCA 突变的患者具有预防作用，但它们对具有其他易感突变的女性的预防作用尚未确定。因此，可以考虑对 BRCA 突变携带者进行手术预防，尽管由于缺乏强有力的证据，同样的策略不应该应用于无突变的中到高风险女性。

六、年轻女性的环境因素和预防策略

（一）社会经济地位、种族和癌症治疗

虽然预防策略长期以来一直集中在生物学和临床方面，但人们越来越认识到，环境因素与乳腺癌风险之间存在显著的相互作用，特别是在年轻个体中。这个话题最值得注意的方面之一无疑是社会经

济地位和种族背景对癌症治疗差异的重要作用。事实上，研究表明，乳腺癌5年的相对存活率与社会经济地位有关，居住在较繁荣地区的女性的存活率相对提高，这表明医学进步的益处并没有平等地惠及不同的人群[29, 30]。值得注意的是，受教育程度最低的人的癌症死亡率是受教育程度最高的人的2倍多，详见2011年SEER报告[101]。对初级预防和筛查项目的坚持也与社会经济地位较低的个人依从性低得多相关[102]。在全球层面上仍是如此[103]。

对发病率、死亡率和乳腺癌特定死亡率的回顾显示，高加索女性的乳腺癌发病率最高，而亚洲或太平洋岛屿背景的个体发病率最低。然而，人们普遍认识到，健康差异仍然存在，属于少数群体的女性通常比高加索女性情况更差[104, 105]。值得注意的是，属于少数群体的个体倾向于在诊断时出现更晚期的疾病，并且较少参与临床试验[74, 106]。此外，在非洲裔和西班牙裔女性中，与生存率呈负相关，报告的乳腺癌特异性5年生存率要低得多[29, 30]。虽然这些差异可能部分归因于肿瘤生物学的差异，但也有研究表明，非洲裔美国年轻女性和西班牙裔年轻女性更有可能经历乳腺癌诊断和治疗的延误[107-109]。鉴于宣传乳房健康和癌症筛查重要性的困难，属于少数群体的女性之间的健康不平等似乎在年轻女性中尤其重要[110]。尽管令人鼓舞的是通过大型癌症中心获得肿瘤治疗的进展已经减少了这种不成比例的差异，但在较小的社区，特别是在属于少数群体的年轻女性中，获得治疗仍然存在问题[109]。

（二）辐射风险

预防策略中另一个重要因素是辐射。现在越来越多的人认识到，辐射会显著增加患乳腺癌的风险，特别是在乳房发育到30岁的年轻人中，与青春期相关的风险最高[111, 112]。许多研究表明，儿童癌症幸存者在以后的生活中患乳腺癌的风险非常高，特别是那些淋巴瘤接受过斗篷野照射的人[113-116]。然而，这种影响不仅限于治疗性辐射，还包括诊断性辐射和职业或环境中的总辐射暴露，这也与乳腺癌发病率直接相关[117-119]。在对近2000名*BRCA1*和*BRCA2*突变女性携带者的回顾性研究中，发现30岁之前暴露于诊断性辐射与乳腺癌风险〔HR=1.90（1.20~3.00）〕之间存在显著的关联，并具有剂量–效应模式[120]。同样，一项对*BRCA*突变携带者的研究表明，早期开始乳房X线检查会增加辐射诱导的乳腺癌死亡率[121]，这支持了目前的指南，即30岁后推迟乳房X线检查[16, 22]。此外，除了限制诊断成像之外，围绕职业安全和限制辐射暴露的更好文化可以作为预防策略来降低风险。

（三）饮酒与患癌风险

另一个重要但经常被遗忘的降低风险的目标是饮酒，其是乳腺癌的一个独立风险因素[122]。流行病学研究已将饮酒与患乳腺癌的风险联系在一起，每天饮酒增加约4%，而大量饮酒则增加40%~50%[123]。人们认为这与雌激素水平的升高有关，而雌激素水平的升高又通过多种机制增加了致癌作用[124]。人们还认为，酒精会直接影响乳腺密度，并可能由于这种关联而与患乳腺癌的风险增加相关[125, 126]。根据53项流行病学研究的数据，其中包括将近60 000名患有乳腺癌的女性（与非癌症人群相比），值得注意的是，与不饮酒的女性相比，平均饮酒量女性的乳腺癌相对风险高出30%，而饮酒量高于平均摄入量的女性则高出 46%[127]。

每天每次额外摄入一杯酒精饮料，相对风险也会增加 7%。同样，前瞻性医疗健康研究发现，即使是常规饮酒量（定义为每周 3～6 杯）也与乳腺癌风险增加有关，18—40 岁的人与此有独立的关联[128]。有趣的是，这也与激素受体阳性状态有很强的关联。与饮酒相关的风险也可能与年龄有关，如果在第一次怀孕之前饮酒，风险更高[129-131]。护士健康研究的数据还显示，在月经初潮期间和初产年龄之间饮酒与增殖性良性病变的增加直接相关，也与绝经前女性浸润性乳腺癌的增加直接相关[128]。此外，年轻女性更有可能参与酗酒，这使其成为预防性医疗就诊期间讨论的一个重要话题，并指出接触年轻女性的时机特别重要。

（四）吸烟与患癌风险

为了确定其他预防策略，人们通过二手烟暴露，对主动形式和被动形式的吸烟风险和乳腺癌发病率进行了研究。研究表明，与吸烟相关的风险在月经初潮后 5 年内发生的产妇中增加了 7 倍，但在每天吸烟超过 20 支，且累积吸烟史达到 20 包年或更高的未产妇中也是如此[132]。在月经初潮前或第一次生育前至少 11 年开始吸烟，与乳腺癌风险之间的相关性也得到了美国和欧洲的 Meta 分析数据的支持[133]。一项对 30 多万名挪威女性的研究显示，在第一个孩子出生前 10 年以上开始吸烟的女性患乳腺癌的风险比从不吸烟的女性高 60%[134]。也有人建议，对于有乳腺癌遗传倾向的女性来说，这种风险可能更高。关于被动吸烟，五项病例对照研究得出的结论是，与没有接触过二手烟的人相比，患乳腺癌的风险显著增加[135]，那些被动吸烟暴露最广泛的人，在童年或成年期间在工作中暴露超过 10 年，或在成年期间在家中暴露超过 20 年时，患乳腺癌的风险增加了 30% 以上[136]。

七、生活方式的改变及其影响

预防策略的最后也是最重要的组成部分是生活方式的改变及其对乳腺癌风险的潜在影响。虽然生物学因素可能不一定会带来可改变的变化领域，但可以最少的资源、较低的成本改变生活方式因素，从而降低公共卫生保健的成本。

（一）乳腺癌患者的肥胖与 BMI

首先值得一提的是体重和 BMI 作为癌症风险的预测因子[137]。肥胖是癌症发病率的一个未得到充分认识的因素，占癌症相关死亡率的 20%[138-142]。围绕这一点的假设，与肥胖女性中脂肪组织芳构化增加导致雌激素、胰岛素抵抗、促炎细胞因子、氧化应激和胰岛素样生长因子途径的激活有关[143, 144]。然而，这些数据大部分适用于绝经后的女性，而对于绝经前的女性仍然存在争议。在英国对 500 多万名参与者进行的一项基于人群的队列研究得出结论，肥胖只与绝经后乳腺癌的风险增加有关，而绝经前乳腺癌的风险则相反[145]。虽然有人推测这是由于肥胖绝经前女性的孕激素水平降低所致，但这种差异仍然被误解[146]。

同样，一项对欧洲 7 项前瞻性队列研究的 Meta 分析表明，绝经后肥胖女性患乳腺癌的风险更高[147]。进一步的证据表明，绝经后乳腺癌的风险与肥胖直接相关，并通过乳房脂肪组织的炎症对女性的乳腺癌复发和生存率产生负面影响，这种炎症可以在肥大的早期发生。相反，躯干脂肪在绝经前女性中可能更具预测性[148]。加州教师研究队列还表明，与成年后肥胖的变化相比，青春期的肥胖并不会增加乳腺癌的风险[149]。相比之下，其他研究表明，超重或肥胖是患有三阴性乳腺癌的女性的一个独立预后因素，与正常体重的女性相比，死亡风险更大[150]。鉴于现有的信息，仍然很难对绝经前女性的体重变化提出建议，因为缺乏明确的证据表明这会改变结果，尽管与绝经后乳腺癌存在明显的联系。

（二）饮食和预防的作用

尽管体重与绝经前乳腺癌没有明确的联系，但许多关于饮食习惯的研究都表明这与乳腺癌的风险有关。值得注意的是，在护士健康研究 Ⅱ[151] 中，成年人早期的总膳食纤维摄入量与乳腺癌风险降低 20% 相关。护士健康研究 Ⅱ 的早期结果表明，碳水化合物摄入量和血糖负荷根据基线 BMI 而变化，可以降低低 BMI 个体的风险，也可以增加高 BMI 个体的风险[152]。

水果和蔬菜摄入对乳腺癌风险的作用也是一个有趣的话题，结果喜忧参半。26 项研究的 Meta 分析对此进行了探讨，结果显示，高蔬菜摄入量和水果摄入量的乳腺癌相对风险降低了 25%[153]，尽管欧洲对 285 000 名女性的癌症和营养的前瞻性研究并未表明两者之间存在关联[154]。然而，一些研究表明，较高的蔬菜摄入量与激素受体阴性的肿瘤较少相关，但激素受体阳性的肿瘤没有发现这一点[155, 156]。

此外，根据医疗健康研究 Ⅱ 的数据探讨了肉类摄入量的影响，表明青春期大量食用红肉与绝经前乳腺癌风险增加 42% 相关[157]。一个特别值得注意的发现是，在青春期，每天用家禽、鱼、豆类和坚果代替一份红肉与乳腺癌风险降低 15% 相关[157]。比较吃蔬菜最多的人和吃蔬菜最少的人，也发现绝经前乳腺癌的风险显著降低了 35%。

虽然已经探讨了许多其他预防策略，但值得一提的是，与大豆摄入量和绝经前乳腺癌减少的关系，尽管亚洲的效果与西方国家不同，后者可能与大豆和其他营养素的平衡有关[158]。一项病例队列分析也显示了更好的结果，包括较高水平的 25- 羟基维生素 D[159] 的总存活率，这也可以作为一种预防策略。

（三）运动与风险降低

生活方式改变的一个重要组成部分是运动，过去 20 年的一些研究试图确定运动在癌症预防中的作用。回顾全球 73 项研究的流行病学证据发现，与不运动的女性相比，参加体育运动女性的风险平均降低了 25%[160]。

中等到高强度的运动（＞ 4.5MET，相当于修剪草坪）和定期进行的运动之间的关联最大[161]。对

29 项其他病例对照研究的回顾也表明，运动与乳腺癌风险之间存在负相关，尽管这种影响在绝经前女性中不太明显，为 15%~20%[162]。然而，有证据表明，在本综述所包括的高质量研究中存在剂量 – 效应关系，假设这种关系能够持续下去，每周每增加 1h 的体力运动就会减少高达 6% 的风险[162]。虽然所有数据似乎普遍有利于乳腺癌预防运动，但一些不一致的地方使其应用于临床实践变得困难。部分原因是，目前尚不清楚是否可以尽早开始采用积极的生活方式，将其转化为有意义的改变，但也由于不同研究中体力运动的显著差异，这种影响也因亚组和不同肿瘤生物学的不同而不同。尽管如此，运动还有许多其他的健康益处，因此作为其他医疗条件（包括乳腺癌）的预防策略不应被忽视。

（四）睡眠、轮班工作及其对癌症风险的影响

短的睡眠时间、睡眠质量和昼夜节律的变化已经被证明具有不利的代谢影响，这与癌症的恶化有关，使年轻女性处于高风险状态[163]。此外，8 项流行病学研究中有 6 项发现，与日班相比，夜班工作的人患乳腺癌的风险略有增加，其中一项研究估计，30 年轮班工作后患乳腺癌的风险增加了 36%[164]。这被认为与昼夜节律紊乱、夜间光线、褪黑激素抑制和睡眠剥夺有关[165-167]。从此，国际癌症研究机构（International Agency for Research on Cancer，IARC）就宣称"涉及昼夜节律紊乱的轮班工作可能对人类致癌"[164]。虽然没有明确的解释得到支持，但这可能是由于缺氧、炎症反应、免疫反应、内分泌和神经因素所致。日本对近 24 000 名女性进行的一项大型前瞻性研究报告表明，与每晚睡 7h 的女性相比，睡眠时间较短的女性患乳腺癌的风险更高[168]。因此，虽然轮班工作在某些行业是不可避免的，但其影响远大于以前所认为的，建议采用良好的睡眠卫生作为癌症预防的一部分。

八、总结

虽然许多有吸引力的生活方式干预措施可作为保护性策略，但年轻女性乳腺癌的预防仍然是不同和复杂的。生物学因素显然更为相关，年龄较轻的乳腺癌更可能是由于遗传原因，更可能在晚期发现，性质更具侵袭性。此外，乳腺密度和生殖因素对年轻女性乳腺癌的发生具有重要意义。早期的环境暴露似乎与更大的风险有关，特别是在辐射、酒精和吸烟等方面。关于生活方式干预作为预防策略的研究，因为它们与饮食，运动和睡眠障碍有关，因此也有待进一步评估。

在个体层面上难以推动改变，并且已经采用了许多策略，如 5A 模型，该模型包括询问当前的行为是什么，就适当的改变提供建议，评估改变的障碍或机会，协助行为改变，并安排后续行动以确保新的行为保持[169-171]。但是，至关重要的是要避免预防的惩罚性方面。从社会的角度出发，必须强调预防在年轻女性中的重要性，还需要对预防策略的影响进行进一步的研究。此外，应解决少数族裔与乳腺癌有关的死亡率不成比例的转变，重点是使年轻女性参与预防方案。传播有关生物学因素、环境因素和生活方式因素的信息对于采用更好的行为至关重要，识别风险因素最终可能会带来创新的风险改变机会。

鉴于预测模型的不确定性和可变诊断的准确性，必须进行个体化风险评估，这也对目标预防计划的实施提出了挑战。目前提出的倡议包括由疾病控制和预防中心（Centers for Disease Control and Prevention，CDC）领导的"勇敢面对"运动，旨在向年轻女性提供与乳腺癌有关的信息。其还制订了其他方案，如"了解 BRCA"，为女性提供容易获得的资源，帮助她们做出与健康有关的决定。最后，尽管研究通常集中在各个年龄段，但针对年轻女性的预防性研究仍有很大的需求没有得到满足。

参考文献

[1] Arrospide A, Forne C, Rue M, Tora N, Mar J, Bare M. An assessment of existing models for individualized breast cancer risk estimation in a screening program in Spain. BMC Cancer. 2013;13:587. https:// doi.org/10.1186/1471-2407-13-587.

[2] Anothaisintawee T, Teerawattananon Y, Wiratkapun C, Kasamesup V, Thakkinstian A. Risk prediction models of breast cancer: a systematic review of model performances. Breast Cancer Res Treat. 2012;133(1):1–10.

[3] Decarli A, Calza S, Masala G, Specchia C, Palli D, Gail MH. Gail model for prediction of absolute risk of invasive breast cancer: independent evaluation in the Florence-European Prospective Investigation Into Cancer and Nutrition cohort. J Natl Cancer Inst. 2006;98(23):1686–93.

[4] Gail MH, Brinton LA, Byar DP, Corle DK, Green SB, Schairer C, et al. Projecting individualized probabilities of developing breast cancer for white females who are being examined annually. J Natl Cancer Inst. 1989;81(24):1879–86.

[5] Costantino JP, Gail MH, Pee D, Anderson S, Redmond CK, Benichou J, et al. Validation studies for models projecting the risk of invasive and total breast cancer incidence. J Natl Cancer Inst. 1999;91(18):1541–8.

[6] Chen J, Pee D, Ayyagari R, Graubard B, Schairer C, Byrne C, et al. Projecting absolute invasive breast cancer risk in white women with a model that includes mammographic density. J Natl Cancer Inst. 2006;98(17):1215–26.

[7] Barlow WE, White E, Ballard-Barbash R, Vacek PM, Titus-Ernstoff L, Carney PA, et al. Prospective breast cancer risk prediction model for women undergoing screening mammography. J Natl Cancer Inst. 2006;98(17):1204–14.

[8] Antoniou AC, Cunningham AP, Peto J, Evans DG, Lalloo F, Narod SA, et al. The BOADICEA model of genetic susceptibility to breast and ovarian cancers: updates and extensions. Br J Cancer. 2008;98(8):1457–66.

[9] Lee AJ, Cunningham AP, Kuchenbaecker KB, Mavaddat N, Easton DF, Antoniou AC, et al. BOADICEA breast cancer risk prediction model: updates to cancer incidences, tumour pathology and web interface. Br J Cancer. 2014;110(2):535–45.

[10] Antoniou AC, Pharoah PP, Smith P, Easton DF. The BOADICEA model of genetic susceptibility to breast and ovarian cancer. Br J Cancer. 2004;91(8):1580–90.

[11] Fischer C, Kuchenbacker K, Engel C, Zachariae S, Rhiem K, Meindl A, et al. Evaluating the performance of the breast cancer genetic risk models BOADICEA, IBIS, BRCAPRO and Claus for predicting BRCA1/2 mutation carrier probabilities: a study based on 7352 families from the German Hereditary Breast and Ovarian Cancer Consortium. J Med Genet. 2013;50(6):360–7.

[12] Berry DA, Iversen ES Jr, Gudbjartsson DF, Hiller EH, Garber JE, Peshkin BN, et al. BRCAPRO validation, sensitivity of genetic testing of BRCA1/BRCA2, and prevalence of other breast cancer susceptibility genes. J Clin Oncol. 2002;20(11):2701–12.

[13] Tyrer J, Duffy SW, Cuzick J. A breast cancer prediction model incorporating familial and personal risk factors. Stat Med. 2004;23(7):1111–30.

[14] Claus EB, Risch N, Thompson WD. Autosomal dominant inheritance of early-onset breast cancer. Implications for risk prediction. Cancer. 1994;73(3):643–51.

[15] Turnbull C, Rahman N. Genetic predisposition to breast cancer: past, present, and future. Annu Rev Genomics Hum Genet. 2008;9:321–45.

[16] Paluch-Shimon S, Cardoso F, Sessa C, Balmana J, Cardoso MJ, Gilbert F, et al. Prevention and screening in BRCA mutation carriers and other breast/ovarian

hereditary cancer syndromes: ESMO Clinical Practice Guidelines for cancer prevention and screening. Ann Oncol. 2016;27(Suppl 5):v103–10.

[17] Gonzalez-Angulo AM, Timms KM, Liu S, Chen H, Litton JK, Potter J, et al. Incidence and outcome of BRCA mutations in unselected patients with triple receptor-negative breast cancer. Clin Cancer Res. 2011;17(5):1082–9.

[18] Hartman AR, Kaldate RR, Sailer LM, Painter L, Grier CE, Endsley RR, et al. Prevalence of BRCA mutations in an unselected population of triple-negative breast cancer. Cancer. 2012; 118(11):2787–95.

[19] Grindedal EM, Heramb C, Karsrud I, Ariansen SL, Maehle L, Undlien DE, et al. Current guidelines for BRCA testing of breast cancer patients are insufficient to detect all mutation carriers. BMC Cancer. 2017; 17(1):438. https://doi.org/10.1186/ s12885-017-3422-2.

[20] Couch FJ, Hart SN, Sharma P, Toland AE, Wang X, Miron P, et al. Inherited mutations in 17 breast cancer susceptibility genes among a large triple-negative breast cancer cohort unselected for family history of breast cancer. J Clin Oncol. 2015;33(4):304–11.

[21] LaDuca H, Stuenkel AJ, Dolinsky JS, Keiles S, Tandy S, Pesaran T, et al. Utilization of multigene panels in hereditary cancer predisposition testing: analysis of more than 2,000 patients. Genet Med. 2014;16(11): 830–7.

[22] The NCCN Clinical Practice Guidelines in Oncology. Genetic/Familial High-Risk Assessment: Breast and Ovarian V2.2019. National Comprehensive Cancer Network.

[23] National Collaborating Centre for Cancer (UK). 2013.

[24] Warner E, Plewes DB, Hill KA, Causer PA, Zubovits JT, Jong RA, et al. Surveillance of BRCA1 and BRCA2 mutation carriers with magnetic resonance imaging, ultrasound, mammography, and clinical breast examination. JAMA. 2004;292(11):1317–25.

[25] Kriege M, Brekelmans CT, Boetes C, Besnard PE, Zonderland HM, Obdeijn IM, et al. Efficacy of MRI and mammography for breast-cancer screening in women with a familial or genetic predisposition. N Engl J Med. 2004;351(5):427–37.

[26] Horsman D, Wilson BJ, Avard D, Meschino WS, Kim Sing C, Plante M, et al. Clinical management recommendations for surveillance and risk-reduction strategies for hereditary breast and ovarian cancer among

individuals carrying a deleterious BRCA1 or BRCA2 mutation. J Obstet Gynaecol Can. 2007;29(1):45–60.

[27] Chiarelli AM, Prummel MV, Muradali D, Majpruz V, Horgan M, Carroll JC, et al. Effectiveness of screening with annual magnetic resonance imaging and mammography: results of the initial screen from the ontario high risk breast screening program. J Clin Oncol. 2014;32(21):2224–30.

[28] Daly B, Olopade OI. A perfect storm: how tumor biology, genomics, and health care delivery patterns collide to create a racial survival disparity in breast cancer and proposed interventions for change. CA Cancer J Clin. 2015;65(3):221–38.

[29] DeSantis CE, Lin CC, Mariotto AB, Siegel RL, Stein KD, Kramer JL, et al. Cancer treatment and survivorship statistics, 2014. CA Cancer J Clin. 2014;64(4):252–71.

[30] DeSantis C, Siegel R, Bandi P, Jemal A. Breast cancer statistics, 2011. CA Cancer J Clin. 2011;61(6):409–18.

[31] Chlebowski RT, Chen Z, Anderson GL, Rohan T, Aragaki A, Lane D, et al. Ethnicity and breast cancer: factors influencing differences in incidence and outcome. J Natl Cancer Inst. 2005;97(6):439–48.

[32] Cunningham JE, Montero AJ, Garrett-Mayer E, Berkel HJ, Ely B. Racial differences in the incidence of breast cancer subtypes defined by combined histologic grade and hormone receptor status. Cancer Causes Control. 2010;21(3):399–409.

[33] Kurian AW, Fish K, Shema SJ, Clarke CA. Lifetime risks of specific breast cancer subtypes among women in four racial/ethnic groups. Breast Cancer Res. 2010;12(6):R99.

[34] Howlader N, Altekruse SF, Li CI, Chen VW, Clarke CA, Ries LA, et al. US incidence of breast cancer subtypes defined by joint hormone receptor and HER2 status. J Natl Cancer Inst. 2014;106(5):dju055. https://doi. org/10.1093/jnci/dju055.

[35] Clarke CA, West DW, Edwards BK, Figgs LW, Kerner J, Schwartz AG. Existing data on breast cancer in African-American women: what we know and what we need to know. Cancer. 2003;97(1 Suppl):211–21.

[36] Surveillance, Epidemiology, and End Results program. National Cancer Institute. Surveillance, Epidemiology, and End Results (SEER) stat fact sheets: breast cancer.

[37] Hunt BR, Whitman S, Hurlbert MS. Increasing Black:White disparities in breast cancer mortality in the 50 largest cities in the United States. Cancer Epidemiol.

2014;38(2):118–23.

[38] Iqbal J, Ginsburg O, Rochon PA, Sun P, Narod SA. Differences in breast cancer stage at diagnosis and cancer-specific survival by race and ethnicity in the United States. JAMA. 2015;313(2):165–73.

[39] Brennan M. Breast cancer in ethnic minority groups in developed nations: case studies of the United Kingdom and Australia. Maturitas. 2017; 99:16–9.

[40] Carey LA, Perou CM, Livasy CA, Dressler LG, Cowan D, Conway K, et al. Race, breast cancer subtypes, and survival in the Carolina Breast Cancer Study. JAMA. 2006;295(21):2492–502.

[41] O'Brien KM, Cole SR, Tse CK, Perou CM, Carey LA, Foulkes WD, et al. Intrinsic breast tumor subtypes, race, and long-term survival in the Carolina Breast Cancer Study. Clin Cancer Res. 2010;16(24):6100–10.

[42] Palmer JR, Viscidi E, Troester MA, Hong CC, Schedin P, Bethea TN, et al. Parity, lactation, and breast cancer subtypes in African American women: results from the AMBER Consortium. J Natl Cancer Inst. 2014;106(10):dju237. https://doi.org/10.1093/jnci/dju237.

[43] McCormack VA, dos Santos Silva I. Breast density and parenchymal patterns as markers of breast cancer risk: a meta-analysis. Cancer Epidemiol Biomarkers Prev. 2006 Jun;15(6):1159–69.

[44] Cil T, Fishell E, Hanna W, Sun P, Rawlinson E, Narod SA, et al. Mammographic density and the risk of breast cancer recurrence after breast-conserving surgery. Cancer. 2009;115(24):5780–7.

[45] Eriksson L, Czene K, Rosenberg L, Humphreys K, Hall P. Possible influence of mammographic density on local and locoregional recurrence of breast cancer. Breast Cancer Res. 2013;15(4):R56.

[46] Park CC, Rembert J, Chew K, Moore D, Kerlikowske K. High mammographic breast density is independent predictor of local but not distant recurrence after lumpectomy and radiotherapy for invasive breast cancer. Int J Radiat Oncol Biol Phys. 2009;73(1):75–9.

[47] Porter GJ, Evans AJ, Cornford EJ, Burrell HC, James JJ, Lee AH, et al. Influence of mammographic parenchymal pattern in screeningdetected and interval invasive breast cancers on pathologic features, mammographic features, and patient survival. AJR Am J Roentgenol. 2007;188(3):676–83.

[48] Gierach GL, Ichikawa L, Kerlikowske K, Brinton LA, Farhat GN, Vacek PM, et al. Relationship between mammographic density and breast cancer death in the Breast Cancer Surveillance Consortium. J Natl Cancer Inst. 2012;104(16):1218–27.

[49] Chiu SY, Duffy S, Yen AM, Tabar L, Smith RA, Chen HH. Effect of baseline breast density on breast cancer incidence, stage, mortality, and screening parameters: 25-year follow-up of a Swedish mammographic screening. Cancer Epidemiol Biomarkers Prev. 2010;19(5):1219–28.

[50] Boyd NF, Guo H, Martin LJ, Sun L, Stone J, Fishell E, et al. Mammographic density and the risk and detection of breast cancer. N Engl J Med. 2007;356(3):227–36.

[51] Boyd NF, Huszti E, Melnichouk O, Martin LJ, Hislop G, Chiarelli A, et al. Mammographic features associated with interval breast cancers in screening programs. Breast Cancer Res. 2014;16(4):417. https://doi.org/10.1186/s13058-014-0417-7.

[52] Yan S, Wang Y, Aghaei F, Qiu Y, Zheng B. Applying a new bilateral mammographic density segmentation method to improve accuracy of breast cancer risk prediction. Int J Comput Assist Radiol Surg. 2017; 12(10): 1819–28.

[53] Melnikow J, Fenton JJ, Whitlock EP, Miglioretti DL, Weyrich MS, Thompson JH, et al. Supplemental screening for breast cancer in women with dense breasts: a systematic review for the U.S. preventive services task force. Ann Intern Med. 2016;164(4):268–78.

[54] Greendale GA, Reboussin BA, Slone S, Wasilauskas C, Pike MC, Ursin G. Postmenopausal hormone therapy and change in mammographic density. J Natl Cancer Inst. 2003;95(1):30–7.

[55] Lee E, Ingles SA, Van Den Berg D, Wang W, Lavallee C, Huang MH, et al. Progestogen levels, progesterone receptor gene polymorphisms, and mammographic density changes: results from the Postmenopausal Estrogen/Progestin Interventions Mammographic Density Study. Menopause. 2012;19(3):302–10.

[56] Singletary KW, Gapstur SM. Alcohol and breast cancer: review of epidemiologic and experimental evidence and potential mechanisms. JAMA. 2001;286(17):2143–51.

[57] Harvey JA, Bovbjerg VE. Quantitative assessment of mammographic breast density: relationship with breast cancer risk. Radiology. 2004;230(1):29–41.

[58] Heine JJ, Malhotra P. Mammographic tissue, breast cancer risk, serial image analysis, and digital mammography. Part 1. Tissue and related risk factors.

Acad Radiol. 2002;9(3):298–316.

[59] Heine JJ, Malhotra P. Mammographic tissue, breast cancer risk, serial image analysis, and digital mammography. Part 2. Serial breast tissue change and related temporal influences. Acad Radiol. 2002;9(3):317–35.

[60] Sellers TA, Vachon CM, Pankratz VS, Janney CA, Fredericksen Z, Brandt KR, et al. Association of childhood and adolescent anthropometric factors, physical activity, and diet with adult mammographic breast density. Am J Epidemiol. 2007;166(4):456–64.

[61] Vachon CM, Kushi LH, Cerhan JR, Kuni CC, Sellers TA. Association of diet and mammographic breast density in the Minnesota breast cancer family cohort. Cancer Epidemiol Biomarkers Prev. 2000;9(2):151–60.

[62] Dall GV, Britt KL. Estrogen effects on the mammary gland in early and late life and breast cancer risk. Front Oncol. 2017;7:110.

[63] Collaborative Group on Hormonal Factors in Breast Cancer. Menarche, menopause, and breast cancer risk: individual participant meta-analysis, including 118 964 women with breast cancer from 117 epidemiological studies. Lancet Oncol. 2012;13(11):1141–51.

[64] Sisti JS, Bernstein JL, Lynch CF, Reiner AS, Mellemkjaer L, Brooks JD, et al. Reproductive factors, tumor estrogen receptor status and contralateral breast cancer risk: results from the WECARE study. Springerplus. 2015;30(4):825. https://doi.org/10.1186/s40064-015-1642-y. eCollection 2015

[65] Anderson KN, Schwab RB, Martinez ME. Reproductive risk factors and breast cancer subtypes: a review of the literature. Breast Cancer Res Treat. 2014;144(1):1–10.

[66] Chen L, Li CI, Tang MT, Porter P, Hill DA, Wiggins CL, et al. Reproductive factors and risk of luminal, HER2-overexpressing, and triple-negative breast cancer among multiethnic women. Cancer Epidemiol Biomarkers Prev. 2016;25(9):1297–304.

[67] Gaudet MM, Press MF, Haile RW, Lynch CF, Glaser SL, Schildkraut J, et al. Risk factors by molecular subtypes of breast cancer across a population-based study of women 56 years or younger. Breast Cancer Res Treat. 2011;130(2):587–97.

[68] Lambe M, Hsieh CC, Chan HW, Ekbom A, Trichopoulos D, Adami HO. Parity, age at first and last birth, and risk of breast cancer: a population-based study in Sweden. Breast Cancer Res Treat. 1996;38(3):305–11.

[69] Rao CV. Protective effects of human chorionic gonadotropin against breast cancer: how can we use this information to prevent/treat the disease? Reprod Sci. 2017;24(8):1102–10.

[70] Andrieu N, Goldgar DE, Easton DF, Rookus M, Brohet R, Antoniou AC, et al. Pregnancies, breast-feeding, and breast cancer risk in the International BRCA1/2 Carrier Cohort Study (IBCCS). J Natl Cancer Inst. 2006;98(8):535–44.

[71] Newcomb PA, Storer BE, Longnecker MP, Mittendorf R, Greenberg ER, Clapp RW, et al. Lactation and a reduced risk of premenopausal breast cancer. N Engl J Med. 1994;330(2):81–7.

[72] Lambertini M, Santoro L, Del Mastro L, Nguyen B, Livraghi L, Ugolini D, et al. Reproductive behaviors and risk of developing breast cancer according to tumor subtype: A systematic review and meta-analysis of epidemiological studies. Cancer Treat Rev. 2016;49:65–76.

[73] Jernstrom H, Lubinski J, Lynch HT, Ghadirian P, Neuhausen S, Isaacs C, et al. Breast-feeding and the risk of breast cancer in BRCA1 and BRCA2 mutation carriers. J Natl Cancer Inst. 2004;96(14):1094–8.

[74] Downing NS, Shah ND, Neiman JH, Aminawung JA, Krumholz HM, Ross JS. Participation of the elderly, women, and minorities in pivotal trials supporting 2011–2013 U.S. Food and Drug Administration approvals. Trials. 2016;17:199. https://doi.org/10.1186/s13063-016-1322-4.

[75] Shinde SS, Forman MR, Kuerer HM, Yan K, Peintinger F, Hunt KK, et al. Higher parity and shorter breastfeeding duration: association with triple-negative phenotype of breast cancer. Cancer. 2010;116(21):4933–43.

[76] Soroush A, Farshchian N, Komasi S, Izadi N, Amirifard N, Shahmohammadi A. The role of oral contraceptive pills on increased risk of breast cancer in Iranian populations: a Meta-analysis. J Cancer Prev. 2016;21(4):294–301.

[77] Charlton BM, Rich-Edwards JW, Colditz GA, Missmer SA, Rosner BA, Hankinson SE, et al. Oral contraceptive use and mortality after 36 years of follow-up in the Nurses' Health Study: prospective cohort study. BMJ. 2014;349:g6356.

[78] Li L, Zhong Y, Zhang H, Yu H, Huang Y, Li Z, et al. Association between oral contraceptive use as

a risk factor and triple-negative breast cancer: a systematic review and meta-analysis. Mol Clin Oncol. 2017;7(1):76–80.

[79] Althuis MD, Brogan DR, Coates RJ, Daling JR, Gammon MD, Malone KE, et al. Hormonal content and potency of oral contraceptives and breast cancer risk among young women. Br J Cancer. 2003;88(1):50–7.

[80] Marchbanks PA, McDonald JA, Wilson HG, Folger SG, Mandel MG, Daling JR, et al. Oral contraceptives and the risk of breast cancer. N Engl J Med. 2002;346(26):2025–32.

[81] Lu Y, Ma H, Malone KE, Norman SA, Sullivan-Halley J, Strom BL, et al. Oral contraceptive use and survival in women with invasive breast cancer. Cancer Epidemiol Biomarkers Prev. 2011;20(7):1391–7.

[82] Cuzick J, Powles T, Veronesi U, Forbes J, Edwards R, Ashley S, et al. Overview of the main outcomes in breast-cancer prevention trials. Lancet. 2003;361(9354): 296–300.

[83] Fisher B, Costantino JP, Wickerham DL, Cecchini RS, Cronin WM, Robidoux A, et al. Tamoxifen for the prevention of breast cancer: current status of the National Surgical Adjuvant Breast and Bowel Project P-1 study. J Natl Cancer Inst. 2005;97(22):1652–62.

[84] Cuzick J, Forbes J, Edwards R, Baum M, Cawthorn S, Coates A, et al. First results from the International Breast Cancer Intervention Study (IBIS-I): a randomised prevention trial. Lancet. 2002;360(9336):817–24.

[85] Powles TJ, Ashley S, Tidy A, Smith IE, Dowsett M. Twenty-year follow-up of the Royal Marsden randomized, double-blinded tamoxifen breast cancer prevention trial. J Natl Cancer Inst. 2007;99(4):283–90.

[86] Veronesi U, Maisonneuve P, Rotmensz N, Bonanni B, Boyle P, Viale G, et al. Tamoxifen for the prevention of breast cancer: late results of the Italian Randomized Tamoxifen Prevention Trial among women with hysterectomy. J Natl Cancer Inst. 2007;99(9):727–37.

[87] Nelson HD, Smith ME, Griffin JC, Fu R. Use of medications to reduce risk for primary breast cancer: a systematic review for the U.S. Preventive Services Task Force. Ann Intern Med. 2013; 158(8):604–14.

[88] Visvanathan K, Lippman SM, Hurley P, Temin S, American Society of Clinical Oncology Clinical Practice Guideline. American Society of Clinical Oncology clinical practice guideline update on the use of pharmacologic interventions including tamoxifen,

raloxifene, and aromatase inhibition for breast cancer risk reduction. Gynecol Oncol. 2009;115(1):132–4.

[89] Winer EP. Optimizing endocrine therapy for breast cancer. J Clin Oncol. 2005;23(8):1609–10.

[90] Pagani O, Regan MM, Walley BA, Fleming GF, Colleoni M, Lang I, et al. Adjuvant exemestane with ovarian suppression in premenopausal breast cancer. N Engl J Med. 2014;371(2):107–18.

[91] Saha P, Regan MM, Pagani O, Francis PA, Walley BA, Ribi K, et al. Treatment efficacy, adherence, and quality of life among women younger than 35 years in the international breast cancer study group TEXT and SOFT adjuvant endocrine therapy trials. J Clin Oncol. 2017;35(27):3113–22. https://doi.org/10.1200/JCO.2016.72.0946.

[92] Hartmann LC, Sellers TA, Schaid DJ, Frank TS, Soderberg CL, Sitta DL, et al. Efficacy of bilateral prophylactic mastectomy in BRCA1 and BRCA2 gene mutation carriers. J Natl Cancer Inst. 2001;93(21): 1633–7.

[93] Rebbeck TR, Friebel T, Lynch HT, Neuhausen SL, van 't Veer L, Garber JE, et al. Bilateral prophylactic mastectomy reduces breast cancer risk in BRCA1 and BRCA2 mutation carriers: the PROSE Study Group. J Clin Oncol. 2004;22(6):1055–62.

[94] Heemskerk-Gerritsen BA, Brekelmans CT, Menke-Pluymers MB, van Geel AN, Tilanus-Linthorst MM, Bartels CC, et al. Prophylactic mastectomy in BRCA1/2 mutation carriers and women at risk of hereditary breast cancer: long-term experiences at the Rotterdam Family Cancer Clinic. Ann Surg Oncol. 2007;14(12):3335–44.

[95] Evans DG, Baildam AD, Anderson E, Brain A, Shenton A, Vasen HF, et al. Risk reducing mastectomy: outcomes in 10 European centres. J Med Genet. 2009;46(4):254–8.

[96] Chung AP, Sacchini V. Nipple-sparing mastectomy: where are we now? Surg Oncol. 2008;17(4):261–6.

[97] Morrow M, Mehrara B. Prophylactic mastectomy and the timing of breast reconstruction. Br J Surg. 2009;96(1):1–2.

[98] Rebbeck TR, Kauff ND, Domchek SM. Meta-analysis of risk reduction estimates associated with risk-reducing salpingo-oophorectomy in BRCA1 or BRCA2 mutation carriers. J Natl Cancer Inst. 2009;101(2):80–7.

[99] Marchetti C, De Felice F, Palaia I, Perniola G, Musella A, Musio D, et al. Risk-reducing salpingo-oophorectomy: a meta-analysis on impact on ovarian

cancer risk and all cause mortality in BRCA 1 and BRCA 2 mutation carriers. BMC Womens Health. 2014;14:150. https://doi.org/10.1186/s12905-014-0150-5.

[100] Erickson BK, Conner MG, Landen CN Jr. The role of the fallopian tube in the origin of ovarian cancer. Am J Obstet Gynecol. 2013;209(5):409–14.

[101] Siegel R, Ward E, Brawley O, Jemal A. Cancer statistics, 2011: the impact of eliminating socioeconomic and racial disparities on premature cancer deaths. CA Cancer J Clin. 2011;61(4):212–36.

[102] Hirth JM, Laz TH, Rahman M, Berenson AB. Racial/ Ethnic differences affecting adherence to cancer screening guidelines among women. J Womens Health (Larchmt). 2016;25(4):371–80.

[103] Belkic K, Cohen M, Wilczek B, Andersson S, Berman AH, Marquez M, et al. Imaging surveillance programs for women at high breast cancer risk in Europe: are women from ethnic minority groups adequately included? (Review). Int J Oncol. 2015;47(3):817–39.

[104] Bigby J, Holmes MD. Disparities across the breast cancer continuum. Cancer Causes Control. 2005;16(1): 35–44.

[105] Reeder-Hayes KE, Wheeler SB, Mayer DK. Health disparities across the breast cancer continuum. Semin Oncol Nurs. 2015;31(2):170–7.

[106] Yedjou CG, Tchounwou PB, Payton M, Miele L, Fonseca DD, Lowe L, et al. Assessing the racial and ethnic disparities in breast cancer mortality in the United States. Int J Environ Res Public Health. 2017;14(5):E486. https://doi.org/10.3390/ ijerph14050486.

[107] Gorin SS, Heck JE, Cheng B, Smith SJ. Delays in breast cancer diagnosis and treatment by racial/ethnic group. Arch Intern Med. 2006;166(20):2244–52.

[108] Gwyn K, Bondy ML, Cohen DS, Lund MJ, Liff JM, Flagg EW, et al. Racial differences in diagnosis, treatment, and clinical delays in a population-based study of patients with newly diagnosed breast carcinoma. Cancer. 2004;100(8):1595–604.

[109] Parsons HM, Lathrop KI, Schmidt S, Mazo-Canola M, Trevino-Jones J, Speck H, et al. Breast cancer treatment delays in a majority minority community: is there a difference? J Oncol Pract. 2015;11(2):e144–53.

[110] Kidd AD, Colbert AM, Jatoi I. Mammography: review of the controversy, health disparities, and impact on young African American women. Clin J Oncol Nurs.

2015;19(3):E52–8.

[111] Guibout C, Adjadj E, Rubino C, Shamsaldin A, Grimaud E, Hawkins M, et al. Malignant breast tumors after radiotherapy for a first cancer during childhood. J Clin Oncol. 2005;23(1):197–204.

[112] Kenney LB, Yasui Y, Inskip PD, Hammond S, Neglia JP, Mertens AC, et al. Breast cancer after childhood cancer: a report from the Childhood Cancer Survivor Study. Ann Intern Med. 2004;141(8):590–7.

[113] Bluhm EC, Ronckers C, Hayashi RJ, Neglia JP, Mertens AC, Stovall M, et al. Cause-specific mortality and second cancer incidence after non-Hodgkin lymphoma: a report from the Childhood Cancer Survivor Study. Blood. 2008;111(8):4014–21.

[114] Hancock SL, Tucker MA, Hoppe RT. Breast cancer after treatment of Hodgkin's disease. J Natl Cancer Inst. 1993;85(1):25–31.

[115] Swerdlow AJ, Barber JA, Hudson GV, Cunningham D, Gupta RK, Hancock BW, et al. Risk of second malignancy after Hodgkin's disease in a collaborative British cohort: the relation to age at treatment. J Clin Oncol. 2000;18(3):498–509.

[116] Bhatia S, Yasui Y, Robison LL, Birch JM, Bogue MK, Diller L, et al. High risk of subsequent neoplasms continues with extended follow-up of childhood Hodgkin's disease: report from the Late Effects Study Group. J Clin Oncol. 2003; 21(23):4386–94.

[117] Marcus PM, Newman B, Millikan RC, Moorman PG, Baird DD, Qaqish B. The associations of adolescent cigarette smoking, alcoholic beverage consumption, environmental tobacco smoke, and ionizing radiation with subsequent breast cancer risk (United States). Cancer Causes Control. 2000;11(3):271–8.

[118] Preston DL, Kitahara CM, Freedman DM, Sigurdson AJ, Simon SL, Little MP, et al. Breast cancer risk and protracted low-to-moderate dose occupational radiation exposure in the US Radiologic Technologists Cohort, 1983–2008. Br J Cancer. 2016;115(9):1105–12.

[119] Rajaraman P, Doody MM, Yu CL, Preston DL, Miller JS, Sigurdson AJ, et al. Cancer risks in U.S. radiologic technologists working with fluoroscopically guided interventional procedures, 1994–2008. AJR Am J Roentgenol. 2016;206(5):1101–8. quiz 1109

[120] Pijpe A, Andrieu N, Easton DF, Kesminiene A, Cardis E, Nogues C, et al. Exposure to diagnostic radiation and risk of breast cancer among carriers of BRCA1/2

mutations: retrospective cohort study (GENE-RAD-RISK). BMJ. 2012;345:e5660.

[121] Berrington de Gonzalez A, Berg CD, Visvanathan K, Robson M. Estimated risk of radiation-induced breast cancer from mammographic screening for young BRCA mutation carriers. J Natl Cancer Inst. 2009;101(3):205–9.

[122] McDonald JA, Goyal A, Terry MB. Alcohol intake and breast cancer risk: weighing the overall evidence. Curr Breast Cancer Rep. 2013;5:3. https:// doi.org/10.1007/s12609-013-0114-z.

[123] Seitz HK, Pelucchi C, Bagnardi V, La Vecchia C. Epidemiology and pathophysiology of alcohol and breast cancer: update 2012. Alcohol and Alcoholism. 2012;47(3):204–12.

[124] Oyesanmi O, Snyder D, Sullivan N, Reston J, Treadwell J, Schoelles KM. Alcohol consumption and cancer risk: understanding possible causal mechanisms for breast and colorectal cancers. Evid Rep Technol Assess (Full Rep). 2010;197:1–151.

[125] Boyd NF, Martin LJ, Yaffe MJ, Minkin S. Mammographic density and breast cancer risk: current understanding and future prospects. Breast Cancer Res. 2011;13(6):223.

[126] Conroy SM, Koga K, Woolcott CG, Dahl T, Byrne C, Nagata C, et al. Higher alcohol intake may modify the association between mammographic density and breast cancer: an analysis of three case-control studies. Cancer Epidemiol. 2012;36(5):458–60.

[127] Hamajima N, Hirose K, Tajima K, Rohan T, Calle EE, Heath CW Jr, et al. Alcohol, tobacco and breast cancer--collaborative reanalysis of individual data from 53 epidemiological studies, including 58,515 women with breast cancer and 95,067 women without the disease. Br J Cancer. 2002;87(11):1234–45.

[128] Chen WY, Rosner B, Hankinson SE, Colditz GA, Willett WC. Moderate alcohol consumption during adult life, drinking patterns, and breast cancer risk. JAMA. 2011;306(17):1884–90.

[129] Jayasekara H, MacInnis RJ, Hodge AM, Room R, Milne RL, Hopper JL, et al. Is breast cancer risk associated with alcohol intake before first full-term pregnancy? Cancer Causes Control. 2016;27(9):1167–74.

[130] Colditz GA, Bohlke K, Berkey CS. Breast cancer risk accumulation starts early: prevention must also. Breast

Cancer Res Treat. 2014;145(3):567–79.

[131] Liu Y, Colditz GA, Rosner B, Berkey CS, Collins LC, Schnitt SJ, et al. Alcohol intake between menarche and first pregnancy: a prospective study of breast cancer risk. J Natl Cancer Inst. 2013;105(20):1571–8.

[132] Band PR, Le ND, Fang R, Deschamps M. Carcinogenic and endocrine disrupting effects of cigarette smoke and risk of breast cancer. Lancet. 2002;360(9339):1044–9.

[133] Gaudet MM, Gapstur SM, Sun J, Diver WR, Hannan LM, Thun MJ. Active smoking and breast cancer risk: original cohort data and meta-analysis. J Natl Cancer Inst. 2013;105(8):515–25.

[134] Bjerkaas E, Parajuli R, Weiderpass E, Engeland A, Maskarinec G, Selmer R, et al. Smoking duration before first childbirth: an emerging risk factor for breast cancer? Results from 302,865 Norwegian women. Cancer Causes Control. 2013;24(7):1347–56.

[135] Johnson KC. Accumulating evidence on passive and active smoking and breast cancer risk. Int J Cancer. 2005;117(4):619–28.

[136] Luo J, Margolis KL, Wactawski-Wende J, Horn K, Messina C, Stefanick ML, et al. Association of active and passive smoking with risk of breast cancer among postmenopausal women: a prospective cohort study. BMJ. 2011;342:d1016.

[137] Calle EE, Rodriguez C, Walker-Thurmond K, Thun MJ. Overweight, obesity, and mortality from cancer in a prospectively studied cohort of U.S. adults. N Engl J Med. 2003;348(17):1625–38.

[138] Ligibel JA, Alfano CM, Courneya KS, Demark-Wahnefried W, Burger RA, Chlebowski RT, et al. American Society of Clinical Oncology position statement on obesity and cancer. J Clin Oncol. 2014;32(31):3568–74.

[139] Renehan AG, Zwahlen M, Egger M. Adiposity and cancer risk: new mechanistic insights from epidemiology. Nat Rev Cancer. 2015;15(8):484–98.

[140] Arnold M, Pandeya N, Byrnes G, Renehan AG, Stevens GA, Ezzati M, et al. Global burden of cancer attributable to high body-mass index in 2012: a population-based study. Lancet Oncol. 2015;16(1):36–46.

[141] National Cancer Institute. NC: Fact sheet: Obesity and cancer risk.

[142] Protani M, Coory M, Martin JH. Effect of obesity on survival of women with breast cancer: systematic review and meta-analysis. Breast Cancer Res Treat.

2010;123(3):627–35.

[143] Engin A. Obesity-associated breast cancer: analysis of risk factors. Adv Exp Med Biol. 2017;960:571–606.

[144] Schmidt S, Monk JM, Robinson LE, Mourtzakis M. The integrative role of leptin, oestrogen and the insulin family in obesity-associated breast cancer: potential effects of exercise. Obes Rev. 2015;16(6):473–87.

[145] Bhaskaran K, Douglas I, Forbes H, dos-Santos-Silva I, Leon DA, Smeeth L. Body-mass index and risk of 22 specific cancers: a population-based cohort study of 5.24 million UK adults. Lancet. 2014;384(9945): 755–65.

[146] Dowsett M, Folkerd E. Reduced progesterone levels explain the reduced risk of breast cancer in obese premenopausal women: a new hypothesis. Breast Cancer Res Treat. 2015;149(1):1–4.

[147] Freisling H, Arnold M, Soerjomataram I, O'Doherty MG, Ordonez-Mena JM, Bamia C, et al. Comparison of general obesity and measures of body fat distribution in older adults in relation to cancer risk. meta-analysis of individual participant data of seven prospective cohorts in Europe. Br J Cancer. 2017;116(11):1486–97.

[148] Vaysse C, Lomo J, Garred O, Fjeldheim F, Lofteroed T, Schlichting E, et al. Inflammation of mammary adipose tissue occurs in overweight and obese patients exhibiting early-stage breast cancer. NPJ Breast Cancer. 2017;3:19. https://doi.org/10.1038/ s41523-017-0015-9. eCollection 2017

[149] Horn-Ross PL, Canchola AJ, Bernstein L, Neuhausen SL, Nelson DO, Reynolds P. Lifetime body size and estrogen-receptor-positive breast cancer risk in the California Teachers Study cohort. Breast Cancer Res. 2016;18(1):132. https://doi. org/10.1186/s13058-016-0790-5.

[150] Al Jarroudi O, Abda N, Seddik Y, Brahmi SA, Overweight AS. Is it a prognostic factor in women with triple-negative breast cancer? Asian Pac J Cancer Prev. 2017;18(6):1519–23.

[151] Farvid MS, Eliassen AH, Cho E, Liao X, Chen WY, Willett WC. Dietary fiber intake in young adults and breast cancer risk. Pediatrics. 2016;137(3):e20151226. Epub 2016 Feb 1

[152] Cho E, Spiegelman D, Hunter DJ, Chen WY, Colditz GA, Willett WC. Premenopausal dietary carbohydrate, glycemic index, glycemic load, and fiber in relation to risk of breast cancer. Cancer Epidemiol Biomarkers Prev. 2003;12(11 Pt 1):1153–8.

[153] Gandini S, Merzenich H, Robertson C, Boyle P. Meta-analysis of studies on breast cancer risk and diet: the role of fruit and vegetable consumption and the intake of associated micronutrients. Eur J Cancer. 2000;36(5):636–46.

[154] Bradbury KE, Appleby PN, Key TJ. Fruit, vegetable, and fiber intake in relation to cancer risk: findings from the European Prospective Investigation into Cancer and Nutrition (EPIC). Am J Clin Nutr. 2014;100(Suppl 1):394S–8S.

[155] Emaus MJ, Peeters PH, Bakker MF, Overvad K, Tjonneland A, Olsen A, et al. Vegetable and fruit consumption and the risk of hormone receptor-defined breast cancer in the EPIC cohort. Am J Clin Nutr. 2016;103(1):168–77.

[156] Jung S, Spiegelman D, Baglietto L, Bernstein L, Boggs DA, van den Brandt PA, et al. Fruit and vegetable intake and risk of breast cancer by hormone receptor status. J Natl Cancer Inst. 2013;105(3):219–36.

[157] Farvid MS, Cho E, Chen WY, Eliassen AH, Willett WC. Adolescent meat intake and breast cancer risk. Int J Cancer. 2015;136(8):1909–20.

[158] Chen M, Rao Y, Zheng Y, Wei S, Li Y, Guo T, et al. Association between soy isoflavone intake and breast cancer risk for pre- and post-menopausal women: a meta-analysis of epidemiological studies. PLoS One. 2014;9(2):e89288.

[159] Yao S, Kwan ML, Ergas IJ, Roh JM, Cheng TD, Hong CC, et al. Association of serum level of Vitamin D at diagnosis with breast cancer survival: a case-cohort analysis in the pathways study. JAMA Oncol. 2017;3(3):351–7.

[160] Friedenreich CM, Neilson HK, Lynch BM. State of the epidemiological evidence on physical activity and cancer prevention. Eur J Cancer. 2010;46(14): 2593–604.

[161] Lee IM. Physical activity and cancer prevention- -data from epidemiologic studies. Med Sci Sports Exerc. 2003;35(11):1823–7.

[162] Monninkhof EM, Elias SG, Vlems FA, van der Tweel I, Schuit AJ, Voskuil DW, et al. Physical activity and breast cancer: a systematic review. Epidemiology. 2007;18(1):137–57.

[163] Schmid SM, Hallschmid M, Schultes B. The metabolic burden of sleep loss. Lancet Diabetes Endocrinol.

2015;3(1):52–62.

[164] Erren TC, Morfeld P, Stork J, Knauth P, von Mulmann MJ, Breitstadt R, et al. Shift work, chronodisruption and cancer?--The IARC 2007 challenge for research and prevention and 10 theses from the Cologne Colloquium 2008. Scand J Work Environ Health. 2009;35(1):74–9.

[165] Haus EL, Smolensky MH. Shift work and cancer risk: potential mechanistic roles of circadian disruption, light at night, and sleep deprivation. Sleep Med Rev. 2013;17(4):273–84.

[166] Stevens RG, Brainard GC, Blask DE, Lockley SW, Motta ME. Breast cancer and circadian disruption from electric lighting in the modern world. CA Cancer J Clin. 2014;64(3):207–18.

[167] Blask DE. Melatonin, sleep disturbance and cancer risk. Sleep Med Rev. 2009;13(4):257–64.

[168] Kakizaki M, Kuriyama S, Sone T, Ohmori-Matsuda K, Hozawa A, Nakaya N, et al. Sleep duration and the risk of breast cancer: the Ohsaki Cohort Study. Br J Cancer. 2008;99(9):1502–5.

[169] Grandes G, Sanchez A, Cortada JM, Balague L, Calderon C, Arrazola A, et al. Is integration of healthy lifestyle promotion into primary care feasible? Discussion and consensus sessions between clinicians and researchers. BMC Health Serv Res. 2008;8:213. https://doi.org/10.1186/1472-6963-8-213.

[170] Jamal A, Dube SR, Malarcher AM, Shaw L, Engstrom MC. Centers for Disease Control and Prevention (CDC). Tobacco use screening and counseling during physician office visits among adults- -National Ambulatory Medical Care Survey and National Health Interview Survey, United States, 2005–2009. MMWR Suppl. 2012;61(2):38–45.

[171] Sherson EA, Yakes Jimenez E, Katalanos N. A review of the use of the 5 A's model for weight loss counselling: differences between physician practice and patient demand. Fam Pract. 2014;31(4):389–98.

第 17 章　支持性护理和精神心理相关问题

Supportive Care and Psycho-oncology Issues During and Beyond Diagnosis and Treatment

Luzia Travado　Julia H. Rowland　著

这就是当你被告知得了癌症时的感觉。震惊、麻木、恐惧、虚幻……这不可能真的发生在我身上……突然，我失去了对生活的控制，癌症侵袭了我的身体，恐惧迅速侵袭了我的心灵[1]。

（Scott H,, Me；Why Me?——One Patient's Story，1994，p. xiii）

一、癌症的影响及其后果

（一）概述

女性自己发现乳房肿块或在其他常规乳房筛查中发现乳房肿块，往往会高度焦虑。这种焦虑是由于害怕接受被许多人认为是一种"死刑"的癌症诊断[1-3]。癌症诊断往往迫使人们不得不正视自己的死亡，使人们感受到未来生活的不确定性。如上所示，不确定性、焦虑、困惑、震惊、否认及愤怒是这些人面对癌症这一严重危机的反应。女性对这一诊断的适应过程受多种因素影响，包括疾病性质（阶段、治疗选择、治疗不良反应和复发风险）、疾病和治疗发展的社会背景，以及她可能得到的支持性护理。诊断时的年龄对适应过程也有特定影响。

（二）年轻女性乳腺癌

虽然所有年龄的女性都可能担心未来生命健康受到威胁以及与治疗相关的毁容、残疾和不适，但是这些恐惧往往在年轻女性（BCY 共识准则[4]定义为年龄＜ 40 岁）中表现更加明显。对于她们来说，癌症的诊断就像是给她们的生命设定了截止期限。在美国，诊断乳腺癌的中位年龄为 62 岁。截至 2018 年 1 月 1 日，估计 63% 的乳腺癌幸存者年龄≥ 65 岁[5]。相比之下，年轻女性的乳腺癌并不十分常见。

年轻女性乳腺癌的诊断和治疗常常与她的个人及家庭发展计划相互冲突[4]。年轻女性通常过着非常活跃的生活，每个人都有丰富多彩的个人和社会角色，一些人正在努力追求或已经处于职业生涯的顶峰；一些人正在寻求生活的伴侣；一些人已经做好生育计划。而癌症的诊断干扰了这些正常的角色，让人感觉将要失去很多，对职业生涯和家庭愿望造成严重威胁。在一些极端情况下，癌症的诊断让人感觉生命被缩短、未来被截断。

在所有乳腺癌患者中，虽然年轻女性患者占比较少，但是在治疗期间和治疗后心理社会适应最差的患者中，年轻女性的比例往往偏高。与年龄＞ 50 岁的乳腺癌患者相比，50 岁以下更年轻的患者生活质量更差，抑郁症的患病率也较高[6]。这一年龄组的年轻患者更多关注自身形体、性功能、生育能力、社会关系、对癌症复发的恐惧，以及对孩子的照顾方面，对治疗相关的不良反应及敏感问题未能尽早讨论和干预，也缺乏有针对性的心理社会专业干预方案[7]。但是，这种过度的关注也可能会影响患者的情感和认知，干扰她们的家庭生活和社会关注力。

二、对乳腺癌的阶段性适应过程

对癌症的适应作为个人主要压力源，每个人都有很大的不同，并受到各种因素的影响[8]。

（一）癌症诊断：一个危机事件

为什么是我？我做错了什么？我致癌了吗？有人希望这件事发生在我身上吗？这是惩罚吗？我会死吗？这些问题在初期阶段常常困扰癌症患者。初期阶段，恐惧、焦虑、抑郁、否认、精神麻木、困惑、愤怒和对上帝 / 自我 / 他人的信任丧失是这些癌症患者共同的反应[9]。癌症的诊断会给一个人的生活带来许多改变，她们需要调整、有效地解决问题和积极应对。在确立诊断的早期阶段，她们需要面对与适应的事情很多：需要将诊断的现实融入个人生活，并且容忍情绪波动；适应医疗系统的环境，每天有规律地接受治疗；对治疗方案做出决定，交流疾病 / 诊断及其对家庭和朋友，特别是对年轻患者、他们的孩子和（或）父母的影响。她们还需要努力获得最好的照顾，以使生活的干扰降至最低[9]。

许多女性患者回忆，早期阶段是压力最大的阶段，即生活在不确定性中，与现实做斗争，同时还需要做出下一步该做什么的"正确"决定。随着有关护理的跟进、治疗计划的确定和治疗的实际开始，患者的焦虑通常会减少。

（二）治疗：多样化的旅程

虽然乳腺癌的治疗在过去几十年中极大地提高了生存率，为癌症患者带来了新的希望，但是在大多数情况下，它仍然需要复杂的治疗方案，并且存在很多相关的长期与短期不良反应。癌症及其治疗可能影响女性生活的几乎所有领域：身体、心理、社会和精神，每一个都可能干扰女性的健康和生活质量（表 17-1）[10, 11]。

在身体层面，治疗可能造成身体缺陷（如截肢、脱发）、不愉快的症状（如疼痛、恶心、呕吐、疲劳）及功能影响（包括过早绝经、不孕）。综合起来，这些都可能对患者的形体、幸福感和日常生活产生重大影响[10, 11]。创新的外科手术，包括保乳和乳房切除后重建，改善了女性的美学要求，同时也有助于改善心理社会需求[12-14]。新的止吐药和其他支持性药物现在通常用于减少化疗的不良反应。使用新型冷帽可以帮助预防或减少化疗引起的脱发[15]。

表 17-1 癌症治疗及其对患者的影响[a, b]

治疗方法	癌症治疗对患者的影响
手 术	改变形体（对截肢、重建、瘢痕的顾虑）、毁容、自尊丧失
放 疗	毁容（烧伤、乳房组织纤维化、文身）
化 疗	改变形体（脱发、皮肤变化、体重增加 / 减轻）、认知变化、性功能障碍（过早绝经、潮热、性欲丧失、不孕）
激素治疗	认知变化、性功能障碍、体重增加
其他治疗	人际关系改变、愤怒、焦虑、癌症相关的创伤后压力、（他人 / 自我）的指责、抑郁、存在主义困境（为什么是我？为什么现在？怎么了？）、害怕、经济忧虑、内疚、孤立、应付身体不良反应（如恶心和呕吐、疼痛、疲劳、睡眠中断）的问题、害怕未来、社会分裂（家庭、工作）、精神威胁

a. 影响内容的名称按英文字母顺序，而非按流行率或重要性的顺序，因为流行率或重要性可能因人口和每名女性患者的情况不同而有差异；b. 仍有对生物和免疫新疗法的不良反应，这里未列出。鉴于其中许多疗法都需很长一段时间，应该考虑依从性的挑战

治疗还可能影响患者的神经认知功能，导致注意力下降、注意力不集中和记忆障碍，产生疲劳，并造成其他影响，如睡眠、食欲和性功能问题等[16-20]。乳腺癌患者报告的最常见的症状是疼痛、疲劳、上肢功能损伤和绝经后相关问题[13]。疾病的不同阶段，在生理和心理上也有不同的症状负担（如疼痛、抑郁和精神错乱），较晚期的疾病与较重的生理和心理症状负担有关[20]。激素治疗的不良反应是性欲降低和阴道干燥。对于年轻女性来说，这会降低性行为的舒适度，从而对女性性行为产生重大影响。

从心理学的角度看，很多心理反应会导致痛苦。其中包括感知到健康损失，对未来的不确定性，可能的死亡威胁，情绪管理能力失控，过度依赖他人，以及对自我和未来的看法的改变。这些反应可能是非常强烈的，会进一步增加患者及其家属的痛苦，导致与癌症相关的心理困扰[10, 21]。

家庭、社会和人际关系也受到疾病及其治疗的影响。当癌症发生时，患者需要优先考虑治疗的需求，而其个人、社会和家庭的角色会被严重干扰，日常事务被打断。孤独或孤立的感觉、重返工作的问题、被边缘化的问题是常见问题。癌症的影响也必须在精神层面加以考虑。宗教和信仰是人的一套精神价值观，其赋予信仰者更积极的生命和存在的意义，以及对时间和未来的理解。癌症患者经常会重新审视自我，这时，精神信仰经常是她们生活的核心和宝贵组成部分，这些可能在癌症患者的适应过程中起着重要的作用，因此具有强烈宗教信仰或意识的人可能会受到更大程度的保护，使其免受心理疾病特别是抑郁的影响[22]。

除了这些不同的个人因素的影响外，另一个重要的影响因素是患者与医疗环境和医护人员的关系[23]。医护人员提供的沟通类型和充分的信任是非常重要的，显著影响患者对疾病及其治疗的适应过程[23]。此外，其他一些因素也对患者的适应过程造成挑战，这些因素包括与医院或诊所的距离，专业性护理的可及性，个人隐私的丧失，以及接触令人困惑的专业术语等。

（三）复发性或转移性疾病：应对死亡

当获知癌症已经处于晚期，人的意志可能会被摧毁。如果复发是局部的，并有治愈的希望时，患者可能会随着时间的推移慢慢适应 [24]。然而，即便如此，患者精神疾病的发病率也可能很高。与没有疾病复发的幸存者相比，经历疾病复发的女性，身体功能和健康状况的自我感知更差，情绪影响更大 [24]。

当患者的疾病被诊断为转移、Ⅳ期或治疗中进展时，她会面临一系列新的挑战，其中之一就是，她需要接受这样一个事实：该疾病永远不会治愈，而是将成为一种慢性疾病，必须积极管理。虽然可能有相对缓解的时期，但是症状严重、肿瘤负荷较重的时期也是不可避免的。她需要去面对失去治愈希望的痛苦，需要与各种伴随症状做斗争，甚至需要面临生命终结的准备。在一项对转移性乳腺癌女性（ n=618 ）进行的调查中显示，最常见的症状是疲劳（98%）、失眠（84%）、疼痛（79%）、潮热（79%）、认知问题（78%）、脱发（77%）、性问题（73%）、抑郁（66%）、焦虑（59%）、神经症状（65%）、食欲不振（60%）和恶心（55%）。在疾病的这一阶段，患者所遭受的身体和心理困扰所涉及的范围非常广泛，因此，所需要的身体和心理的关注和管理也多种多样 [25]。一般来说，晚期疾病的女性患者罹患抑郁的比例高于早期患者 [26, 27]。疼痛是晚期癌症患者的一种常见症状，而且往往是令人害怕的经历，因此关注疼痛是心理社会护理的至关重要的一部分。

（四）治疗后：接纳幸存者

对于那些已经接受了乳腺癌治疗的年轻女性患者，她们的心理社会需求并不会在疾病治疗结束时候同时结束。事实上，乳腺癌治疗后的恢复和生活，往往会更加引起患者、患者亲属及医疗保健提供者的关注。正如一些幸存者描述的"结束时还没有结束！"。

在治疗过程中适应性良好的女性会发现：随着治疗的结束，焦虑反而增加。有很多因素助长了这种焦虑的增加，其中包括担心一旦治疗停止癌症就会复发，失去临床医疗环境的支持和关怀，缺乏一个明确的未来护理计划，担心谁会提供这种照顾，如果出现问题求助于谁，治疗副反应的累积性影响（这样的女性往往是在治疗结束时感觉更糟，而不是在治疗结束时更好），以及家庭的压力和与朋友恢复"正常"交往的焦虑。要找到她们的"新常态"需要时间，恢复过程也需要时间。找到患者的"新常态"需要时间，恢复过程也是如此。允许患者花必要的时间来抚慰和疗愈她的经历是有助于康复的。

年轻的乳腺癌幸存者与老年女性相比，治疗后的生活质量较低，功能缺陷较大 [28]。她们必须忍受更加长期的影响，例如，更年期更早的到来（潮热、性欲降低、阴道干燥、性活动频率减少）、乳房敏感度下降、不孕、月经改变、淋巴水肿、疼痛、睡眠问题、体重增加、瘢痕（身体形象问题），以及身体和娱乐活动方面的限制。除此之外，他们的身体状况、女性身份、健康计划、家庭计划受到了破坏，夫妻生活方面受到了同样的负面影响 [28]。

尽管有着各种各样的挑战，但是很多乳腺癌幸存者依然展现了她们非凡的复原力，有些研究者甚至认为"创伤后成长"对疾病的生存有益[29]。然而，治愈需要付出很多的代价。研究表明，转移复发风险更高的乳腺癌幸存者的高转移复发风险，反过来又可能影响她们参与正常的劳动[30]。基于人口的数据表明，随着时间的推移，携带癌症病史的幸存者在身体和心理健康方面遇到问题的风险比没有癌症者更大（24.5% vs. 10.2%，10.1% vs. 5.9%）[31]。一项关于长期乳腺癌幸存者自杀的大型国际回顾性研究表明，乳腺癌患者自杀风险增高，即使是在诊断后 25 年或更长时间，其自杀风险仍较正常人群高[32]。这些发现足以说明，将抑郁 / 焦虑的常规筛查延长到治疗阶段之后至关重要[33, 34]。

三、适应不良的危险因素

对癌症适应不良的危险因素可分为医疗方面（疾病的临床特征）、个人方面（患者应对疾病的资金和债务）和社会方面（疾病治疗的相关资源）三大类[35-38]（表 17-2）。除此之外，其他乳腺癌特有的因素（如遗传或家族史、对乳房缺失的关注）也会降低对疾病的适应性。除了少数患者，大多数年轻女性都适合进行支持性干预。例如，患有孤立症的女性可以与支助团体联系起来，或寻求心理健康工作人员的帮助；有经济负担的女性可以考虑寻求公益机构的帮助；即使是低收入、低教育的不利影响，也可以通过使用适合阅读水平的教材和向社会服务机构求助来帮助接送 / 照顾儿童，以及申请一些保障措施等来消除。其中一些风险因素纳入了当前的快速筛选工具，例如本章后面讨论的温度计量表中。找到一种方法来评估女性的每一个风险因素，并且在一开始就在护理计划中考虑解决这些问题的方法，有助于减少之后适应不良的风险。

表 17-2　适应不良的危险因素

1. 医疗方面
• 疾病进展或预后差 • 更积极的治疗 • 其他相关并发症 • 更多的症状负担（如疼痛、疲劳、淋巴水肿） • 更少的康复选择 • 医患关系不好
2. 个人方面
• 既往存在精神病史 • 既往外伤史（尤其是身体或性虐待） • 有限的应对能力 • 无助 / 毫无希望的前景 • 低收入 / 受教育程度低 • 多种相互矛盾的生活问题（如工作、儿童或其他家庭护理、经济问题） • 不良的婚姻 / 人际关系 • 年龄较小（＜ 40）或年龄较大（＞ 80） • 有 21 岁以下的孩子

（续表）

3. 社会方面
• 缺乏社会支持（包括宗教信仰）/家庭支持（包括单身、离婚、丧偶） • 可获取的服务资源有限 • 多重生活压力 • 文化歧视 • 社会名声受损或存在此类疾病禁忌
4. 其他方面

• 既往乳腺癌病史
  – 复发或再次出现乳腺癌
  – 因乳腺癌失去家人或朋友
• 对身体形象，特别是胸部投入较多

引自 Weisman D. Early diagnosis of vulnerability in cancer patients Am J Med Sci 1976；271：187

四、乳腺癌患者心理困扰、焦虑和抑郁的普遍性

面对癌症的诊断和治疗，许多患者出现了明显的心理困扰症状。美国国家癌症综合网（NCCN）将癌症患者的心理问题命名为"distress（困扰）"，目的是为了与一般的心理健康问题的专业术语和专业分类相区分，这些分类往往不适用于癌症患者。癌症相关的心理困扰被定义为：

……心理（即认知、行为、情感）、社会和（或）精神性质等多因素不愉快的一种情绪体验，这种情绪可能会干扰有效应对癌症的能力。这种心理困扰是一个连续的过程，从常见的脆弱感、悲伤和恐惧，到可能导致心理疾患的问题，如抑郁、焦虑、恐慌、社会孤立和精神危机（NCCN，2018）[39]。

这个定义的前提是，认为当患者面对癌症时，他们会产生诸如恐惧、担心或悲伤的情绪反应是正常的。在一些人中，这些状态可能升级为具有临床意义的症状，如焦虑、抑郁或适应不良。后一种状态是病态的，因此被称为"心理疾病"，而不是困扰。随着时间的推移，大多数患者都会适应癌症的经历，如前所述，甚至可能会找到个人成长的感觉，给生活带来新的更积极的意义（即创伤后成长）[9, 40]。然而，对于大多数患者来说，这种疾病的最初经验及其治疗，对他们的心理仍然有巨大的影响[41]。

世界上许多国家已经研究了癌症患者的心理困扰问题。在 Zabora 等进行的一项具有里程碑意义的研究中，他们评估了 4496 名癌症患者，心理困扰的平均患病率为 35.1%，肺癌患者为 43.4%，妇科肿瘤患者为 29.6%，早期乳腺癌患者为 32.8%[42]。其他国际研究报告了类似的发现，约有 2/5 的癌症患者经历了严重的心理困扰[43, 44]，类似于年轻的早期乳腺癌的患病率[45]。对于转移性乳腺癌患者，患病率可高达 60%[46]。Ruddy 等研究发现，较晚的疾病分期和经济困难增加了心理困扰发生的风险，而未发现教育水平、手术类型、接受化疗、就业状况、婚姻状态、孩子、癌症家族史和饮酒等因素是焦虑、抑郁或总体心理困扰的预测因素[45]。

抑郁和焦虑是与癌症相关的最常见心理困扰[47]，并伴随着适应不良。在一项使用精神疾病诊断和统计手册（DSM）或国际疾病分类（ICD）标准进行的研究中，Mitchell 等发现了抑郁症的患病率为 16.5%（13.1%～20.3%），适应不良的患病率为 15.4%（10.1%～21.6%），焦虑症的患病率为 9.8%（6.8%～13.2%）[47]。虽然这些数据只是涉及单一诊断，但实际发现多种情绪问题合并出现是常见的，所有类型的抑郁症发生在 20.7% 的患者（12.9%～29.8%），抑郁症合并适应不良发生率 31.6%（25.0%～38.7%），任何情绪不良 38.2%（28.4%～48.6%）[47]。值得注意的是，与社会或职业中断相关的心理障碍也可能表现为适应不良[48]。

抑郁和焦虑成为乳腺癌诊断和治疗后最常见的心理困扰[49-51]，这并不奇怪。实际患病率因不同研究而异[36, 52, 53]，但在诊断后的第一年，这些心理困扰在早期乳腺癌女性中的罹患率可能为 20%～50%。在一项对葡萄牙乳腺癌患者进行的研究中发现，因疾病接受治疗后，39.1% 的女性存在焦虑，29.1% 存在抑郁[54]。其他研究也证实了这一结论[55]。重要的是，一些研究显示，乳腺癌患者的生活质量与抑郁和焦虑呈负相关[54, 56, 57]。

抑郁是癌症患者在其疾病轨迹中所面临的心理反应，其特点是存在抑郁情绪和食欲不振、睡眠障碍、精神亢奋或迟钝、精力下降、无价值或负罪感、注意力难以集中和（或）自杀意念的症状[58]。抑郁可以表现为轻度、中度、重度等不同程度的症状，这是不同患者抑郁程度[59]的分级。

焦虑是癌症患者在其疾病轨迹中面临的生命威胁、不确定性和痛苦的心理反应，其特征是存在如下症状：恐惧、注意力难以集中、易怒、睡眠障碍、过度忧虑、心悸、气短、不安、出汗、胃肠不适等[60]。焦虑也可以是从轻微到严重，在疾病过程中的某重要节点或某阶段可能出现峰值[61]。容易产生焦虑的关键阶段往往是不同的诊断时间点，例如，在主要治疗（如手术、化疗、放疗）之前和期间，在临床检查之前和期间（如活检、PET 扫描），当再次出现症状提示复发时，在接受临床结果之前和之后，以及在进入晚期阶段时等[62]。焦虑在治疗初阶段更频繁，而抑郁在治疗后阶段更常见[63]。焦虑的患病率根据患者处于不同阶段而不同。在一项门诊患者大型队列研究中显示，34% 患者有明显的焦虑症状[64]。

心理困扰对患者有显著的负面影响，不仅影响她们的生活质量，而且影响临床结果[65]。有几项研究报道，心理困扰降低了治疗依从性[66, 67]和化疗的有效性[68]，缩短了生存时间[69, 70]，增加了症状负担[71]，导致更长的住院时间[72]，并增加自杀的风险[73]。心理困扰对患者产生明显并且广泛的临床结果负面影响表明，在癌症治疗中，患者的心理社会变量可以发挥独立的作用，促进或使健康相关的结果复杂化。

五、心理干预

女性如何适应癌症与她们评估疾病的方式密切相关。根据 Richard Lazarus 的压力交互影响研究模型[74, 75]，情感反应和一个人对压力事件的心理调整取决于她对威胁的评估。这为心理干预开辟了领域，特别是认知行为治疗（CBT）干预[76]。

事实证明，广泛的干预措施能成功减少各个阶段乳腺癌女性的心理困扰问题，能够减轻患者症状，提高其整体生活质量，以及促进心理社会的调整。这些作用已经被很好阐述[77-80]。干预措施可以因很多因素而不同，如类型（个人 vs. 群体）、取向（行为 vs. 认知 vs. 支持）、交流方式（当面 vs. 远程）、持续时间（有限制 vs. 无限制）、干预时机（治疗前 vs. 治疗期间 vs. 治疗后）及服务的目的受众（疾病处于早期阶段 vs. 晚期阶段，40 岁以下 vs. 更年长，有伴侣 vs. 单身或其他）。所有人都有一个共同的基本目的，即为每个女性提供必要的技能或资源，以应对她的疾病，并改善她的生活质量和健康。但是，这个系统的干预护理过程很多方面还不完善，例如，如何确定谁需要什么、由谁提供以及何时提供这些服务等[81]。然而，可以利用一些广泛的实施方案来照顾和支持乳腺癌患者及其家属。

首先，接受干预的女性比不接受干预的女性恢复更好。重要的是，他们不会有更严重的风险。有报道提示，接受某种形式的个体或群体干预治疗的女性经历了较少的焦虑和抑郁，结果显示其控制感增强，改善了身体形象和性功能，对护理有更大的满意度，并表现出更好的药物依从性[82, 83]。一项 Meta 分析结果显示，一种新的干预措施，如正念减法（mindfulness-based stress reduction，MBSR）能明显减少压力、焦虑和抑郁的发生[84]。

其次，并没有发现不同形式的干预方式之间存在疗效差异。在对不同干预方式进行比较的少数研究中，没有发现接受个人干预和群体干预的女性结果有差异。这一结果是令人欣慰的，因为单独量身定制的项目（可以说是最大化效果的理想）并不总是可行的。一些人认为，团体参与则有更加积极和规范的优势。目前基于在线、网络、电话和数字模式进行的干预有可能克服隔离及距离的障碍，满足对隐私或匿名的渴望，以及针对一些特殊个人和群体实现个体化定制（如行动不便者、年长者）。

再次，在癌症中使用心理社会和行为干预的人数继续增多。使用这些服务既反映了患者的需求，也反映了人们日益意识到，解决心理困扰可能会改善生存质量。目前的观点是，这种干预措施不会延长生存[85, 86]，但确实有助于女性"生活得更好"。但也有一些证据（表 17-1）表明，对于患心理困扰高风险的群体，接受这一干预可实现生存效益[87, 88]。这些干预疗法作为高质量癌症护理的一部分，是用于女性心理治疗的重要资源。根据迄今为止的文献报道，心理社会干预解决癌症患者的需求已被证明有利于患者心理调整。通过适当管理，心理社会干预有可能显著减少抑郁和焦虑的症状，防止心理困扰发生，提高治疗依从性，促进身体恢复和重返工作。在有限的情况下，甚至可能增加存活时间[59, 62, 85-88]。除了降低人类患癌症的成本外，心理社会干预也有可能降低这种疾病的长期经济成本，这可能会引起负担过重的医疗系统的极大兴趣[89]。葡萄牙心理学家于 2011 年编写的 *The Scientific Evidence of Cost-Effectiveness of Psychological Interventions in Health Care* 中报道，当系统地纳入癌症护理时，心理社会护理可以帮助降低医疗成本，在一定程度上根据患者特定的个人、社会和经济需要，为其提供足够的支持和康复[90]。

六、临床诊断标准和指南

为了患者能够取得最佳的临床结果，如今的高质量癌症护理要求定期评估患者的心理社会需求，并要求心理社会肿瘤学服务成为全面癌症治疗和护理的一个组成部分[10, 91-95]。过去十几年来，公布了一些心理社会癌症护理的标准和临床实践指南，并提出了一些国际建议，要求：①将心理社会护理纳入常规癌症实践中；②定期进行抑郁筛查；③心理社会护理要成为癌症政策文件的一个独特组成部分[4, 10, 11, 39, 96-98]。

美国国家癌症综合网（NCCN）心理困扰管理指南是该领域的成果之一，最初是由美国的 NCCN 于 1997 年创建的，每年更新一次。该指南包括使用一种名为"抑郁温度计"的抑郁筛查工具和一份可能导致抑郁的症状和问题的清单，很简单、简短，易于在诊所管理，允许快速识别需要的领域，并有助于指导患者根据指南为专业人员进行适当的转诊[39]。这一工具已在世界上大多数国家得到验证，这些国家制定了癌症政策，并为其癌症患者提供了心理社会肿瘤学护理[63, 99, 100]，目前正在一些地区使用，以了解患者的心理社会需求。

还有一些国家已经做出了更大的努力，通过制订自己的临床指南为癌症患者提供高级护理[101]，提出："今天，如果不使用现有的方法、工具和资源来满足患者的心理健康需求，就不可能提供高质量的癌症护理。所有癌症患者及其家属都应期待和接受癌症护理，以确保提供适当的心理社会保健服务。"[10]

尽管心理社会健康对高质量癌症护理的重要性得到了广泛的承认，而且护理领域已经发表了解决这一问题的建议和临床指南，癌症患者的心理社会需求仍然经常被忽视或低估。未定期与定期进行心理服务的患者在康复结果方面有很大差距[102, 103]。

欧洲委员会最近发表了一份关于乳腺癌的倡议（ECIBC），重点是为在欧洲接受乳腺癌治疗的女性提供心理支持[104]。倡议指出，要求已认证的乳腺癌治疗单位提供心理护理，以此来克服护理方面的差距。为了克服各国在癌症患者治疗和生存方面的许多差异，最近由欧洲联盟委员会共同资助编写了两份指导欧洲癌症政策的指南：①《欧洲国家高质量癌症控制方案指南》，其中有一章是关于心理社会肿瘤学护理的，讨论高质量心理护理的必要性[97]；②《欧洲全面癌症控制质量改进指南》，其中一章关于幸存者和康复患者[98]，载有关于如何提供和实施优质康复及生存护理的指导。在所有这些工作中明确的是，仅靠指导方针不会改变行为。相反，如果我们要真正改变癌症患者、年轻乳腺癌患者和幸存者的结果，需要找到方法将最佳心理社会实践系统地纳入标准肿瘤学护理中。为此，让所有相关利益攸关方，如患者、医疗保健提供者、行政人员、医疗保健支付系统、支付者［个人和（或）政府］及决策者参与这项工作将是关键。

七、适应方面的特殊问题

这里简要介绍了另外两个主题：癌症对性功能的影响，以及家庭／伴侣对幸存者健康和功能中的影响和作用。

（一）性功能

癌症及其治疗对性健康和性功能的影响是所有女性都关切的问题，但对年轻女性来说可能更加重要，因为她们与老年乳腺癌患者相比，年轻女性性角色和性能力通常更重要，癌症的治疗可能会威胁她们的生育功能[6]。癌症对性功能的影响曾经很少被讨论过，但由于女性强烈要求更多地关注这些问题，因此在这一重要的功能领域引起了研究者关注。乳腺癌治疗后女性性功能的一系列变化已经被记录下来，包括规范的性过程（如欲望、唤醒、润滑和性高潮）的破坏，减少性活动和快乐。大多数这些影响是继发于化疗和激素治疗，手术带来的影响比较有限[105]。

当性功能障碍发生时，解决它的一个关键障碍是患者会回避这个敏感的话题。除了大多数人在讨论性时感到的不适之外，从业者还必须在有限的时间和患者交流这些相关的问题。目前这一障碍正在减少，因为关于治疗常见问题的教育，如阴道干燥、潮热、性交疼痛和欲望丧失已经被广泛熟知。最近已经有了关于管理性问题[106-108]的临床指南[109]。这些文件中提出的核心建议是，临床医生有责任提出这一主题，并在护理过程中尽早提出，以便制订计划去管理女性在癌症治疗期间以及治疗后对性功能的需求和关注。

（二）癌症与家庭 / 伙伴

社会支持和联系不仅与一个人的心理健康有关，而且与他 / 她的发病率和死亡率也有关，这一发现除了在一般人口中存在[110]，也存在于幸存者中[111, 112]。人们早就认识到非正式的癌症护理者，主要是家庭成员，在这些癌症患者恢复过程中的重要性[39]。

有充分的记录表明，癌症对患者来说是一个重要的压力源，也会给家庭带来危机，增加家庭成员的情绪困扰，并影响他们的身体健康和幸福感[113]。照顾者，主要是女性和配偶，也显示了与照护者相关的重大负担、压力和抑郁，感觉对他们所执行的照护者任务没有做好准备，并接受了有限的角色培训[114, 115]。照顾者往往需要平衡其他生活责任（例如工作，照顾儿童或其他成年人）[116, 117]，同时往往有自己的健康问题，而且经常忽视自我照顾的方面[114, 115, 118]。研究表明，他们的心理社会健康可能与他们的护理接受者是相互依存的，因此当一个成员表现不佳时，另一个也是如此[119]。因此，改善一个人的干预措施可以积极影响另一个人的正常生活功能[119]。

因为家庭对患者的治疗过程很重要，无论是在实际生活方面（例如，到诊所的交通、日常生活安排，监督药物，提供食物、资金等其他资源）和心理情感方面（例如，给予爱、安慰、支持、养育和生活意义），让家庭参与护理过程，并为他们分配具体的额外心理社会资源，应该是全面护理的一部分。据报道，一个在整个患者的疾病轨迹中没有心理支持的家庭会给患者增加心理创伤的风险[120]。幸运的是，旨在促进夫妇适应的干预措施正在取得进展[121]，关注双方对良好沟通和维持关系的威胁的担忧可能会特别有帮助[122]。

（三）癌症与家庭 / 儿童

当幼儿参与其中时，家庭的适应可能是更具有挑战性的。在一份美国报告中，大约24%的癌症成年人有18岁以下的子女[123]。父母被诊断为癌症的儿童和青少年更有可能经历更多的焦虑和痛苦，也可能出现自尊问题[124-126]。其可能表现为身体症状（如疼痛、不适）、情绪或学校表现的变化，以及社会和人际关系的改变[127]。儿童的情绪和行为反应可能是多样的，也会随着时间的推移而变化。学龄前儿童最易受他们日常生活变化的影响，特别是谁在照顾他们，他们更有可能出现焦虑、抑郁和依恋问题。学龄青少年还有可能感受到绝望的心情。他们也容易对诊断产生愤怒的情绪，以及对父母的疾病负责的感觉[127, 128]。对青春期少女来说，接受母亲患有乳腺癌这一诊断可能特别困难，她们可能会关注疾病的长期影响，并担心是否有类似的命运等待她们[129, 130]。要值得注意的是，与儿童自述相比，父母经常低估或认识不到他们的孩子存在相关的心理问题。在这段经历中，每个父母都可能意识到育儿方面的不同挑战，并使用不同的应对策略和资源来面对这些挑战[131]。

对父母、儿童或两者的各种干预措施已被证明有利于家庭适应[132-135]。一般来说，在这些情况下早期提供支持效果最好。文献表明，帮助孩子应对父母疾病的关键是进行直接的沟通。花时间思考什么时候以及如何进行对话，说什么，以及选择什么词汇是很重要的。除了使用适合年龄的语言外，儿童可能需要父母、其他家庭成员和医疗保健专业人员与其沟通。此外，确保有一个让他们感到舒适的环境，并使他们的这些经历让同龄人感到正常没有偏见也是重要的[135]。对于幼儿，建议保持家庭正常生活环境，注意其在学校表现，与教师讨论家里发生的事情，可以帮助支持学龄儿童应对这些问题[136]，也可以制订一种方法来确保如果出现问题，家庭可以根据需要尽早进行干预，确保青少年有时间自己进行这一改变的适应。癌症晚期患者的家庭发现，让生病的父母给他们的孩子写信，作为他们母亲的爱和关心他们的表现，可以对这些孩子有一个深刻的安慰作用，这是一个有形的遗产，帮助孩子在没有父母的情况下成熟[137]。当问题持续存在时，应考虑向专业人士寻求咨询，辅助儿童心理健康发育。寻找和参与相关的支助小组，以及确定受到父母疾病影响的儿童群体，是促进有效解决问题的另一种方式。

八、结论

总之，虽然在年轻乳腺癌患者和幸存者之间，患心理疾病的确切比率存在差异，但是结果表明，有一部分人的心理困扰和疾病需要专业的关注和护理。受影响的个体数量通常达到评估样本的1/4～1/3，或者更多。这证明癌症心理社会护理是非常重要的，也说明作为高质量癌症护理的一部分的心理社会服务是十分迫切的。这些女性，她们自己的长处和弱点、她们所面临的医疗和治疗现实，以及她们所处的个人和医疗社会环境，都有助于她立即和长期的适应和调节。

从这篇综述中可以清楚地看出，为了尽量减少癌症的不良影响，必须在诊断和整个护理过程中评估女性的心理社会需求，并根据需要进行的支持性护理或干预。尤其对于年轻的乳腺癌患者来说，这些护理和干预可能特别关键。

在制订和颁布将心理社会护理纳入高质量、全面癌症护理的准则方面，国际上取得了巨大进展。然而必须认识到，这些都不足以确保在缺乏集体意志的情况下满足心理社会需要，而且重要的是，缺乏这样做的资源。展望未来，可能有必要将不同实践环境中的个体界定为负责协调和监督护理的心理社会组成部分的人，并与关键利益相关者合作，确保符合护理标准。此外，国家和国际监管机构应强制规定相关乳腺癌治疗单位必须有心理医学专业人员对患者、伴侣和儿童提供心理治疗。确保患者的整个癌症护理将会优化患者和家庭的临床结果，这具有重要的社会价值。

参考文献

[1] Scott H. "Me: why me?"- One patient story. In: Barraclough J, editor. Cancer and emotion: a practical guide to psycho-oncology. Chichester: John Wiley and Sons; 1994. p. xiii.

[2] Travado L, Reis J. What do they think about their illness? Breast cancer patients' conceptions about their illness and recovery. Psycho-Oncology. 2000;9(5):386.

[3] Travado L, Reis JC. Breast cancer meanings: a cognitive-developmental study. Psychooncology. 2013;22(9):2016–23. https://doi.org/10.1002/pon.3246. Epub 2013 Feb 18.

[4] Paluch-Shimon S, Pagani O, Partridge AH, Abulkhair O, Cardoso MJ, Dent RA, Gelmon K, Gentilini O, Harbeck N, Margulies A, Meirow D, Pruneri G, Senkus E, Spanic T, Sutliff M, Travado L, Peccatori F, Cardoso F. ESO-ESMO 3rd international consensus guidelines for breast cancer in young women (BCY3). Breast. 2017;35:203–17. https://doi.org/10.1016/j.breast.2017.07.017. Epub 2017 Aug 17. http://www.thebreastonline.com/ article/S0960-9776(17)30548-9/pdf

[5] Rowland JH, Mariotto A, Elena JW. Epidemiology of cancer survivorship: past, current and future. In: Feuerstein M, Nekhlyudov L, editors. Handbook of cancer survivorship. Philadelphia: Springer Verlag; 2018.

[6] Howard-Anderson J, Ganz PA, Bower JE, et al. Quality of life, fertility concerns and behavioral health outcomes in younger breast cancer survivors: a systematic review. J Natl Cancer Inst. 2012;104:386–405.

[7] Ahmad S, Fergus K, McCarthy M. Psychosocial issues experienced by young women with breast cancer: the minority group with the majority of need. Curr Opin Support Palliat Care. 2015;9(3):271–8.

[8] Stanton AL, Wiley JF, Krull JL, et al. Depressive episodes, symptoms, and trajectories in women recently diagnosed with breast cancer. Breast Cancer Res Treat. 2015;154:105–15.

[9] Loscalzo M, BrintzenhofeSzoc K. Brief crisis counseling. In: Holland J, editor. Psycho-oncology. New York: Oxford University Press; 1998. p. 662–75.

[10] Adler NE, Page AEK. Cancer care for the whole patient: meeting psychosocial health needs. Washington, DC: The National Academies Press; 2008.

[11] Grassi L, Travado L. The role of psychosocial oncology in cancer care. In: Coleman MP, Alexe D, Albreht T, McKee M, editors. Responding to the challenge of cancer in Europe. Ljubljana: Institute of Public Health of the Republic of Slovenia; 2008. p. 209–29.

[12] Monteiro-Grillo I, Marques-Vidal P, Jorge M. Psychosocial effect of mastectomy versus conservative surgery in patients with early breast cancer. Clin Transl Oncol. 2005;7(11):499–503.

[13] Montazeri A. Health-related quality of life in breast cancer patients: a bibliographic review of the literature from 1974 to 2007. J Exp Clin Cancer Res. 2008;27:32.

[14] Al-Ghazal SK, Fallowfield L, Blamey RW. Comparison of psychological aspects and patient satisfaction following breast conserving surgery, simple mastectomy and breast reconstruction. Eur J Cancer. 2000;36: 1938–43.

[15] Cigler T, Isseroff D, Fiederlein B, et al. Efficacy of scalp cooling in preventing chemotherapy-induced alopecia in

breast cancer patients receiving adjuvant docetaxel and cyclophosphamide chemotherapy. Clin Breast Cancer. 2015;15(5):332–4.

[16] Ahles TA, Correa DD. Neuropsychological impact of cancer and cancer treatments. In: Holland J, Breitbart W, Jacobsen P, Lederberg M, Loscalzo M, McCorkle R, editors. Psycho-oncology. New York: Oxford University Press; 2010. p. 251–7.

[17] Goedendorp MM, Jacobsen PB, Andrykowski MA. Fatigue screening in breast cancer patients: identifying likely cases of cancer-related fatigue. Psycho-Oncology. 2016;25(3):275–81. https://doi. org/10.1002/pon.3907.

[18] Yue HJ, Dimsdale JE. Sleep and cancer. In: Holland J, Breitbart W, Jacobsen P, Lederberg M, Loscalzo M, McCorkle R, editors. Psycho-oncology. New York: Oxford University Press; 2010. p. 259–69.

[19] Fleishman SB, Chadha JS. Weight and appetite loss in cancer. In: Holland J, Breitbart W, Jacobsen P, Lederberg M, Loscalzo M, McCorkle R, editors. Psycho-oncology. New York: Oxford University Press; 2010. p. 270–4.

[20] Roth AJ, Carter J, Nelson CJ. Sexuality after cancer. In: Holland J, Breitbart W, Jacobsen P, Lederberg M, Loscalzo M, McCorkle R, editors. Psycho-oncology. New York: Oxford University Press; 2010. p. 245–50.

[21] Grassi L, Travado L, Gil F, Sabato S, Rossi E, The SEPOS Group. Psychosocial morbidity and its correlates in cancer patients of the Mediterranean area: findings from the southern European psycho-oncology study (SEPOS). J Affect Disord. 2004;83:243–8.

[22] Travado L, Grassi L, Gil F, Martins C, Ventura C, Bairradas J, The SEPOS Group. Do spirituality and faith make a difference? Report from the southern European psycho-oncology study (SEPOS). Palliat Support Care. 2010;8:405–13.

[23] Epstein RM, Street RL Jr. Patient-centered communication in cancer care: promoting healing and reducing suffering. Bethesda: MD: National Cancer Institute., NIH Publication No. 07–6225; 2007.

[24] Yang HC, Thornton LM, Shapiro CL, et al. Surviving recurrence: psychological and quality-of-life recovery. Cancer. 2008;112:1178–87.

[25] MayerM, GroberS. Silent voices: women with metastatic breast cancer share their needs and preferences for information, support and practical services. Living Beyond Breast Cancer. 2006. http://www. advancedbc. org/content/silent-voices. Accessed 24 Jan 2018

[26] Grabsch B, Clarke DM, Love A, McKenzie DP, Snyder RD, Bloch S, Smith G, Kissane DW. Psychological morbidity and quality of life in women with advanced breast cancer: a cross-sectional survey. Palliat Support Care. 2006;4:47–56.

[27] Lo C, et al. Longitudinal study of depressive symptoms in patients with metastatic gastrointestinal and lung cancer. J Clin Oncol. 2010;28:3084–9.

[28] Baucom DH, Porter LS, Kirby JS, Gremore TM, Keefe FJ. Psychosocial Issues confronting young women with breast cancer. Breast Dis. 2005–2006;23:103–13.

[29] Bellizzi KM, Smith AW, Reeve BB, et al. Posttraumatic growth and health-related quality of life in a racially diverse cohort of breast cancer survivors. J Health Psychol. 2010;15:615–26.

[30] Bradley CJ, Neumark D, Luo Z. Employment and cancer: findings from a longitudinal study of breast and prostate cancer survivors. Cancer Investig. 2007;25:47–54.

[31] Weaver KE, Forsythe LP, FReeve BB, et al. Mental and physical health-related quality of life among US cancer survivors: population estimates from the 2010 National Health Interview Survey. Cancer Epidemiol Biomark Prev. 2012;21:2108–17.

[32] Schairer C, Brown LM, Chen BE, et al. Suicide after breast cancer: an international population-based study of 723,810 women. J Natl Cancer Inst. 2006;98(19): 1416–9.

[33] Andersen BL, Rowland JH, Somerfield MR. Screening, assessment, and care of anxiety and depressive symptoms in adults with cancer: an American Society of Clinical Oncology guidelines adaptation. J Oncol Pract. 2015;11(2):133–4.

[34] Andersen BL, DeRubeis RJ, Berman BS, et al. Screening, assessment, and care of anxiety and depressive symptoms in adults with cancer: an American Society of Clinical Oncology guidelines adaptation. J Clin Oncol. 2014;20(32):1605–19.

[35] Brandao T, Schulz MS, Matos PM. Psychological adjustment after breast cancer: a systematic review of longitudinal studies. Psychooncology. 2017;26(7):917–26.

[36] Burgess C, Cornelius V, Love S, Graham J, Richards M, Ramirez A. Depression and anxiety in women with early breast cancer: five year observational cohort study. Br Med J. 2005;330(7493):702–5.

[37] Janz NK, Mujahid M, Lantz PM, Fagerlin A, Salem B, Morrow M, Deapen D, Katz SJ. Populationbased study

of the relationship of treatment and sociodemographics on quality of life for early stage breast cancer. Qual Life Res. 2005;14(6):1467–79.

[38] Miller KL, Rowland JH, Massie MJ. Psychosocial adaptation during and after breast cancer. In: Harris JR, Lippman ME, Morrow M, Osborne CK, editors. Diseases of the breast. 5th ed. Philadelphia: Wolters Kluwer; 2014. p. 1138–54.

[39] National Comprehensive Cancer Network. Clinical practice guidelines in oncology™. Distress management. Version 1. 2018. http://www.nccn.org/professionals/physician_gls/default.asp

[40] Stanton A. Positive consequences of the experience of cancer: perceptions of growth and meaning. In: Holland J, Breitbart W, Jacobsen P, Lederberg M, Loscalzo M, McCorkle R, editors. Psycho-oncology. New York: Oxford University Press; 2010. p. 547–50.

[41] Spijker A, Trijsburg RW, Duivenvoorden DJ. Psychological sequelae of cancer diagnosis: a meta-analytical review of 58 studies after 1980. Psychosom Med. 1997;59: 280–93.

[42] Zabora J, BrintzenhofeSzoc K, Curbow B, Hooker C, Piantadosi S. The prevalence of psychological distress by cancer site. Psycho-Oncology. 2001;10:19–28.

[43] Carlson LE, et al. High levels of untreated distress and fatigue in cancer patients. Br J Cancer. 2004b;90: 2297–304.

[44] Carlson LE, Waller A, Mitchell AJ. Screening for distress and unmet needs in patients with cancer: review and recommendations. J Clin Oncol. 2012;30:1160–77.

[45] Ruddy K, Gelber S, Tamimi R, Mayer E, Schapira L, Come S, Meyer M, Winer E, Partridge A. Prevalence and predictors of distress in young women with newly diagnosed early stage breast cancer. Cancer Res. 2009;69(24 Suppl):abs 1067.

[46] Mosher CE, DuHamel KN. An examination of distress, sleep, and fatigue in metastatic breast cancer patients. Psycho-Oncology. 2012;21(1):100–7. https://doi.org/10.1002/pon.1873.

[47] Mitchell AJ, et al. Prevalence of depression, anxiety, and adjustment disorder in oncological, haematological, and palliative-care settings: a meta-analysis of 94 interview-based studies. Lancet Oncol. 2011;12(2):160–74.

[48] Li M, Hales S, Rodin G. Adjustment disorders. In: Holland JC, et al., editors. Psycho-oncology. 2nd ed. New York: Oxford University Press; 2010.

[49] Fann J. Major depression after breast cancer: a review of epidemiology and treatment. Gen Hosp Psychiatry. 2008;30(2):112–26.

[50] Mehnert A, Koch U. Psychological comorbidity and health-related quality of life and its association with awareness, utilization, and need for psychosocial support in a cancer register-based sample of long-term breast cancer survivors. J Psychosom Res. 2008;64(4):383–91.

[51] Reich M, Lesur A, Perdrizet-Chevallier C. Depression, quality of life and breast cancer: a review of the literature. Breast Cancer Res Treat. 2008;110:9–17.

[52] Akechi T, Okuyama T, Imoto S, Yamawaki S, Uchitomi Y. Biomedical and psychosocial determinants of psychiatric morbidity among postoperative ambulatory breast cancer patients. Breast Cancer Res Treat. 2001;65:195–202.

[53] Hopwood P, Sumo G, Mills J, Haviland J, Bliss JM. The course of anxiety and depression over 5 years of follow-up and risk factors in women with early breast cancer: results from UK Standardization of Radiotherapy Trials (START). Breast. 2010;19(2):84–91.

[54] Travado L, Ventura C, Martins C. Breast cancer patients' psychosocial profile: a study with a Portuguese population. Psycho-Oncology. 2006;15(S2):1023.

[55] Jassim GA, Whitford DL, Grey IM. Psychological interventions for women with non-metastatic breast cancer. Cochrane Database Syst Rev. 2015;5:CD008729. https://doi.org/10.1002/14651858.CD008729.

[56] Longman AJ, Braden CJ, Mishel MH. Sideeffects burden, psychological adjustment, and life quality in women with breast cancer: pattern of association over time. Oncol Nurs Forum. 1999;26(5):909–15.

[57] Okamura M, Yamawaki S, Akechi T, Tanigychi K, Uchitomi Y. Psychiatric disorders following first breast cancer recurrence: prevalence, associated factors and relationship to quality of life. Jpn J Clin Oncol. 2005;35(6):302–9.

[58] Miller K, Massie MJ. Depressive disorders. In: Holland J, Breitbart W, Jacobsen P, Lederberg M, Loscalzo M, McCorkle R, editors. Psycho-oncology. New York: Oxford University Press; 2010. p. 311–8.

[59] Li M, Fitzgeral P, Rodin G. Evidence-based treatment of depression in patients with cancer. J Clin Oncol. 2012;30(11):1187–96.

[60] Levin TT, Alici Y. Anxiety disorders. In: Holland J, Breitbart W, Jacobsen P, Lederberg M, Loscalzo M,

McCorkle R, editors. Psycho-oncology. New York: Oxford University Press; 2010. p. 324–31.

[61] Doka KJ. Counseling individuals with life-threatening illness. New York: Springer Publishing Company; 2009.

[62] Traeger L, Greer JA, Fernandez-Robles C, Temel JS, Pirl WF. Evidence-based treatment of anxiety in patients with cancer. J Clin Oncol. 2012;30:1197–205.

[63] Gil F, Grassi L, Travado L, Tomamichele M, Gonzalez JR, The SEPOS Group. Use of distress and depression thermometers to measure psychosocial morbidity among southern European cancer patients. Support Care Cancer. 2005;13:600–6.

[64] BrintzenhofeSzoc KM, Kevin TT, Li Y, Kissane DW, Zabora JR. Mixed anxiety/depression symptoms in a large cancer cohort: prevalence by cancer type. Psychosomatics. 2009;50:383–91.

[65] Parker PA, Baile WF, de Moor C, Cohen L. Psychosocial and demographic predictors of quality of life in a large sample of cancer patients. Psychooncology. 2003;12(2):183–93.

[66] Colleoni M, Mandala M, Peruzzotti G, Robertson C, Bredart A, Goldhirsch A. Depression and degree of acceptance of adjuvant cytotoxic drugs. Lancet. 2000;356(9238):1326–7.

[67] DiMatteo MR, Lepper HS, Croghan TW. Depression is a risk factor for noncompliance with medical treatment: Meta-analysis of the effects of anxiety and depression on patient adherence. Arch Intern Med. 2000;160:2101–7.

[68] Walker LG, Heys SD, Walker MB, Ogston K, Miller ID, Hutcheon AW, Sarkar TK, Ah-See AK, Eremin O. Psychological factors can predict the response to primary chemotherapy in patients with locally advanced breast cancer. Eur J Cancer. 1999;35(13):1783–8.

[69] Watson M, Homewood J, Haviland J, Bliss JM. Influence of psychological response on breast cancer survival: 10-year follow-up of a population-based cohort. Eur J Cancer. 2005;41(12):1710–4.

[70] Prieto JM, Atala J, Blanch J, et al. Role of depression as a predictor of mortality among cancer patients after stem-cell transplantation. J Clin Oncol. 2005; 23(25):6063–71.

[71] Katon W, Lin EH, Kroenke K. The association of depression and anxiety with medical symptom burden in patients with chronic medical illness. Gen Hosp Psychiatry. 2007;29:147–55.

[72] Prieto JM, Blanch J, Atala J, Carreras E, Rovira M, Cirera E, Gastó C. Psychiatric morbidity and impact on hospital length of stay among hematologic cancer patients receiving stem-cell transplantation. J Clin Oncol. 2002;20(7):1907–17.

[73] Henriksson MM, Isometsä ET, Hietanen PS, Aro HM, Lönnqvist JK. Mental disorders in cancer suicides. J Affect Disord. 1995;36:11–20.

[74] Lazarus RS, Folkman S. Stress, appraisal and coping. New York: Springer; 1984.

[75] Lazarus RS. Stress and emotion: a new synthesis. London: Free Association Books; 1999.

[76] Antoni MH. Psychosocial intervention effects on adaptation, disease course and biobehavioral processes in cancer. Brain Behav Immun. 2013;30:S88–98. https://doi.org/10.1016/j.bbi.2012.05.009. Epub 2012 May 22

[77] Faller H, Schuler M, Richard M, et al. Effects of psycho-oncologic interventions on emotional distress and quality of life in adult patients with cancer: systematic review and meta-analysis. J Clin Oncol. 2013;31(6):782–93.

[78] Stanton AL, Rowland JH, Ganz PA. Life after diagnosis and treatment of cancer in adulthood: contributions from psychosocial oncology research. Am Psychol 2015;70(2):159–74.

[79] Matthews H, Grunfeld EA, Turner A. The efficacy of interventions to improve psychosocial outcomes following surgical treatment for breast cancer: a systematic review and meta-analysis. Psycho-oncology Epub ahead of print. 2017;26(5):593–607.

[80] Gudenkauf LM, Ehlers SL. Psychosocial interventions in breast cancer survivorship care. Breast. 2017;38:1–6. https://doi.org/10.1016/j. breast.2017.11.005. Epub ahead of print

[81] Zimmerman T, Heinrichs N, Baucom DH. "Does one size fit all?" Moderators in psychosocial interventions for breast cancer patients: a meta-analysis. Ann Behav Med. 2007;34:225–39.

[82] Osborn RL, Demoncada AC, Feuerstein M. Psychosocial interventions for depression, anxiety, and quality of life in cancer survivors: meta-analyses. Int J Psychiatry Med. 2006;36:1334.

[83] Rehse B, Pukrop R. Effects of psychosocial interventions on quality of life in adult cancer patients: meta analysis of 37 published controlled outcome studies. Patient Educ Couns. 2003;50:225–39.

[84] Zainal NZ, Booth S, Huppert FA. The efficacy of mindfulness-based stress reduction on mental health

of breast cancer patients: a meta-analysis. Psycho-Oncology. 2013;22:1457–65. https://doi. org/10.1002/pon.3171.

[85] Smedslund G, Ringdal GI. Meta-analysis of the effects of psychosocial interventions on survival time in cancer patients. J Psychosom Res. 2004;57:123–35.

[86] Barrera I, Spiegel D. Review of psychotherapeutic interventions on depression in cancer patients and their impact on disease progression. Int Rev Psychiatry. 2014;26(1):31–43.

[87] Andersen BL, Yan HC, Farrar WB, et al. Psychologic intervention improves survival for breast cancer patients. A randomized clinical trial. Cancer. 2008;113:3450–8.

[88] Stagl JM, Lechner SC, Carver CS, et al. A randomized controlled trial of cognitive-behavioral stress management in breast cancer: survival and recurrence at 11-year follow-up. Breast Cancer Res Treat. 2015;154:319–28. https://doi.org/10.1007/ s10549-015-3626-6.

[89] Carlson LE, Bultz BD. Efficacy and medical cost offset of psychosocial interventions in cancer care: making the case for economic analyses. Psycho-Oncology. 2004;13(12):837–49.

[90] The Scientific Evidence of Cost-Effectiveness of Psychological Interventions in Health Care, prepared by the Portuguese College of Psychologists in 2011 (OPP, 2011).

[91] Bultz BD, Johansen C. Screening for distress, the 6th vital sign: where are we, and where are we going? Psycho-Oncology. 2011;20:569–71.

[92] Jacobsen PB, Wagner LI. A new quality standard: the integration of psychosocial care into routine cancer care. J Clin Oncol. 2012;30(11):1154–9.

[93] Bultz BD, Travado L, Jacobsen PB, Turner J, Borras JM, Ullrich AW. 2014 President's plenary international psycho-oncology society: moving toward cancer care for the whole patient. Psycho-Oncology. 2014;24:1587–93. https://doi.org/10.1002/pon.3844.

[94] Travado L, Breitbart W, Grassi L, et al. 2015 President's plenary international psycho-oncology society: psychosocial care as a human rights issue— challenges and opportunities. Psycho-Oncology. 2017;26:563–9. https://doi.org/10.1002/pon.4209.

[95] Dunn J, Bultz BD, Watson M. Emerging international directions for psychosocial care. In: Holland JC, Breitbart WS, Jacobsen PB, Loscalzo MJ, McCorkle R, Butow PN, editors. Psycho-oncology textbook. 3rd ed.

New York: Oxford University Press; 2015. p. 739–44.

[96] National Breast Cancer Centre and National Cancer Control Initiative. Clinical practice guidelines for the psychosocial care of adults with cancer. Camperdown, NSW: National Breast Cancer Centre; 2003. http://canceraustralia.gov.au/sites/ default/files/publications/pca-1-clinical-practiceguidelines- for-psychosocial-care-of-adults-withcancer_ 504af02682bdf.pdf. Accessed 10 Dec 2017

[97] Travado L, Dalmas M. Psychosocial oncology care. In: Albreht T, Martin-Moreno JM, Jelenc M, Gorgojo L, Harris M, editors. European guide for quality national cancer control programmes. Ljubljana, Slovenia: National Institute of Public Health; 2015. p. 35–9.

[98] Albreht T, Borrás JM, Dalmas M, et al. Survivorship and rehabilitation: policy recommendations for quality improvement in cancer survivorship and rehabilitation in EU Member States. In: Albreht T, Kiasuwa R, Vanden Bulcke M, editors. EUROPEAN guide on quality improvement in comprehensive cancer control. Ljubljana: National Institute of Public HealthBrussels: Scientific Institute of Public Health. https://cancercontrol.eu/archived/uploads/images/ Guide/pdf/CanCon_Guide_FINAL_Web.pdf; 2017.

[99] Baken DM, Woolley C. Validation of the distress thermometer, impact thermometer and combinations of these in screening for distress. Psycho-Oncology. 2011;20:609–14.

[100] Mitchell AJ. Short screening tools for cancer-related distress: areview and diagnostic validity meta-analysis. J Natl Compr Cancer Netw. 2010;8:487–94.

[101] Bultz BD, Travado L, Jacobsen PB, Turner J, Borras JM, Ullrich AW. 2014 President's plenary international psycho-oncology society: moving toward cancer care for the whole patient. Psycho-Oncology. 2015;24:1587–93. https://doi.org/10.1002/pon.3844.

[102] Travado L, Reis JC, Watson M, Borràs J. Psychosocial oncology care resources in Europe: a study under the European Partnership for Action Against Cancer (EPAAC). Psycho-Oncology. 2017;26:523–30. https://doi.org/10.1002/pon.4044.

[103] Grassi L, Fujisawa D, Odyio P, Asuzu C, Ashley L, Bultz B, Travado L, Fielding R. Disparities in psychosocial cancer care: a report from the International Federation of Psycho-oncology Societies. Psycho-Oncology. 2016;25(10):1127–36. https://doi.

org/10.1002/pon.4228.

[104] Neamţiu L, Deandrea S, Pylkkänen L, et al. Psycho-oncological support for breast cancer patients: a brief overview of breast cancer services certification schemes and national health policies in Europe. Breast. 2016;29:178–80. https://doi.org/10.1016/j.breast.2016.07.002. Epub 2016 Aug 13

[105] Gilbert E, Ussher JM, Perz J. Sexuality after breast cancer: a review. Maturitas. 2010;66:398–407.

[106] Lee SJ, Schover LR, Partridge AH, et al. American Society of Clinical Oncology recommendations on fertility preservation in cancer patients. J Clin Oncol. 2006;24:2917–31.

[107] Loren A, Mangu PB, Beck LN, et al. Fertility preservation for patients with cancer: American Society of Clinical Oncology clinical practice guideline update. J Clin Oncol. 2013;31:2500–10.

[108] Goldfarb SB, Kramer AS, Oppong BA, et al. Fertility preservation for the young breast cancer patient. Ann Surg Oncol. 2016;23:1530–6.

[109] Carter J, Lacchetti C, Andersen BL, et al. Interventions to address sexual problems in people with cancer: American Society of Clinical Oncology clinical practice guideline adaptation of Cancer Care Ontario guidelines. J Clin Oncol. 2017;11:492. https://doi.org/10.1200/JCO.2017.75.8995. [Epub ahead of print.

[110] Holt-Lumstad J, Smith TB, Layton JB. Social relationships and mortality risk: a meta-analytic review. PLoS Med. 2010;7:e1000316.

[111] Weihs KL, Enright TM, Simmens SJ. Close relationships and emotional processing predict decreased mortality in women with breast cancer: preliminary evidence. Psychosom Med. 2008;70:117–24.

[112] Kroenke CH, Quesenberry C, Kwan ML, et al. Social networks, social support, and burden in relationships, and mortality after breast cancer diagnosis in the Life After Breast Cancer Epidemiology (LACE) study. Breast Cancer Res Treat. 2013;137:261–71.

[113] Northouse L, Williams AL, Given B, McCorkle R. Psychosocial care for family caregivers of patients with cancer. J Clin Oncol. 2012;30(11):1227–34. https://doi.org/10.1200/JCO.2011.39.5798. Epub 2012 Mar 12

[114] Van Ryn M, Sanders S, Kahn D, et al. Objective burden, resources, and other stressors among informal cancer caregivers: a hidden quality issue?

Psychooncology. 2011;20(1):44–52.

[115] Cancer Caregiving in the U.S.: An Intense, Episodic and Challenging Care Experience. Report prepared by the National Alliance for Caregiving, in collaboration with the National Cancer Institute and the Cancer Support Community, June 2016. http://www.caregiving.org/wp-content/ uploads/2016/06/CancerCaregivingReport_ FINAL_June-17-2016.pdf

[116] de Moor JHS, Dowling EC, Ekwueme DU, et al. Employment implications of informal cancer caregiving. J Cancer Surviv. 2017;11(1):48–57.

[117] Weaver KE, Rowland JH, Alfano CM, NcNeel TS. Parental cancer and the family: a population based estimate of the number of US cancer survivors residing with their minor children. Cancer. 2010;116(18):4395–401.

[118] Girgis A, Lambert S, Johnson C, Waller A, Currow D. Physical, psychosocial, relationship, and economic burden of care for people with cancer: a review. J Oncol Pract. 2013;9(4):197–202.

[119] Litzelman KI, Green PA, Yabroff KR. Cancer and quality of life in spousal dyads: spillover in couples with and without cancer-related health problems. Support Care Cancer. 2016;24(2):763–71.

[120] Frambes D, Given B, Lehto R, Sikorskii A, Wyatt G. Informal caregivers of cancer patients: review of interventions, care activities, and outcomes. West J Nurs Res. 2018;40(7):1069–97. https://doi.org/10.1177/0193945917699364.

[121] Badr H, Krebs P. A systematic review and meta-analysis of psychosocial interventions for couples coping with cancer. Psychooncology. 2013;22(8):1688–704.

[122] Dorros SM, Segrin C, Badger TA. Cancer survivors' and partners' key concerns and quality of life. Psychol Health. 2017;32(11):1407–27.

[123] Weaver KE, Rowland JH, Alfano CM, McNeel TS. Parental cancer and the family: a population-based estimate of the number of US cancer survivors residing with their minor children. Cancer. 2010;116(18):4395–401.

[124] Shah BK, Armaly J, Swieter E. Impact of parental cancer on children. Anticancer Res. 2017;37:4025–8.

[125] Osborn T. The psychosocial impact of parental cancer on children and adolescents: a systematic review. Psychooncology. 2007;16(2):101–26.

[126] Purc-Stephenson R, Lyseng A. How are the kids holding up? A systematic review and meta-analysis on the psychosocial impact of maternal breast cancer on children. Cancer Treat Rev. 2016;49:45–56.

[127] Huizinga GA, Visser A, Zelders-Steyn YE, Teule JA, Reijneveld SA, Roodbol PF. Psychological impact of having a parent with cancer. Eur J Cancer. 2011;47(Suppl 3):S239–46.

[128] Morris JN, Martini A, Preen D. The well-being of children impacted by a parent with cancer: an integrated review. Support Care Cancer. 2016;24(7):3235–51.

[129] Brown RT, Fuemmeler B, Anderson D, Jamieson S, Simonian S, Hall RK, Brescia F. Adjustment of children and their mothers with breast cancer. J Pediatr Psychol. 2007;32(3):297–308.

[130] Wellisch DK, Ormseth SR, Hartoonian N, Owen JE. A retrospective study predicting psychological vulnerability in adult daughters of breast cancer patients. Fam Syst Health. 2012;30(3):253–64.

[131] Inhestern L, Bergelt C. When a mother has cancer: strains and resources of affected families from the mother's and father'sperspective – a qualitative study. BMC Womens Health. 2018;18(1):72. https://doi.org/10.1186/s12905-018-0562-8.

[132] Coscarelli A. When a parent has cancer: taking care of the children. Informative resource found at: http://www.simmsmanncenter.ucla.edu/index.php/resources/articles-from-the-director/when-a-parenthas- cancer-taking-care-of-the-children/. Accessed 17 Dec 2018.

[133] Harpham W. When a parent has cancer: a guide to caring for your children. New York: Harper Collins Publishers; 1997.

[134] Heiney SP, Hermann JF. Cancer in our family: helping children cope with a parent's illness. 2nd ed. Atlanta, GA: American Cancer Society; 2013.

[135] Ellis SJ, Wakefield CE, Antill G, Burns M, Patterson P. Supporting children facing a parent's cancer diagnosis: a systematic review of children's psychosocial needs and existing interventions. Eur J Cancer Care. 2016;26:e12432.

[136] Visser A, Huizinga GA, Van der graaf WT, Hoekstra HJ, Hoekstra-weebers JE. The impact of parental cancer on children and the family: a review of the literature. Cancer Treat Rev. 2004;30(8):683–94.

[137] Shea SE, Moore CW. Parenting with a life-limiting illness. Child Adolesc Psychiatr Clin N Am. 2018;27(4):567–78.

相 关 图 书 推 荐

中国科学技术出版社·荣誉出品

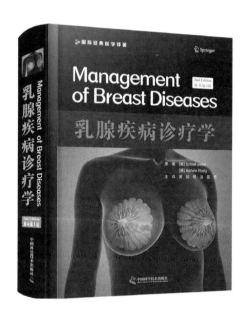

书　名：乳腺疾病诊疗学（原书第 2 版）
引进地：Springer
主　译：黄　韬　明　洁　聂　秀
开　本：大 16 开（精装）
定　价：398.00 元

本书引进自德国 Springer 出版社，是一部新颖、独特、全面的乳腺疾病诊疗学著作。本书由国际知名教授 Ismail Jatoi 和 Achim Rody 共同编写，涉及乳腺的胚胎发育、详细解剖及生理病理，常见的乳腺异常表现与处理等内容，特别对女性最常见的恶性乳腺癌进行了重点介绍，还对雌激素与绝经后女性乳腺癌相关性、雌激素与心血管相关事件及相关死亡风险进行了综述。本书系统全面，实用性强，适合乳腺疾病诊疗相关的内外科医生、肿瘤科医生，以及想了解乳腺疾病，尤其是乳腺癌的医护人员和相关专业研究生阅读参考。

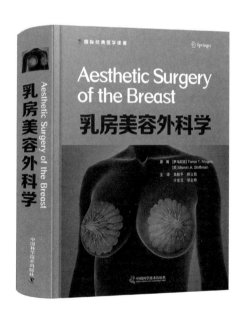

书　名：乳房美容外科学
引进地：Springer
主　译：吴毅平　郝立君　亓发芝　胡志奇
开　本：大 16 开（精装）
定　价：498.00 元

本书是引进自 Springer 出版社的一部高质量乳房整形美容外科技术方面的著作，由罗马尼亚资深整形外科 Mugea 教授编撰，由华中科技大学同济医学院附属同济医院整形美容外科吴毅平教授、哈尔滨医科大学附属第一医院整形美容外科郝立君教授、复旦大学附属中山医院整形外科亓发芝教授、南方医科大学南方医院整形美容外科胡志奇教授共同主持翻译。

焦点医学，中国科学技术出版社重点打造的医学品牌
聚焦医学前沿，致力医学专著出版、版权引进输出

相 关 图 书 推 荐

中国科学技术出版社·荣誉出品

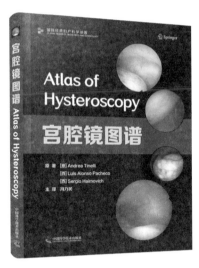

书　名：宫腔镜图谱
引进地：Springer
主　译：冯力民
开　本：大 16 开（精装）
定　价：168.00 元

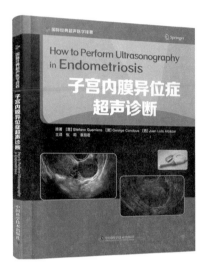

书　名：子宫内膜异位症超声诊断
引进地：Springer
主　译：张　莉　袁丽君
开　本：大 16 开（精装）
定　价：128.00 元

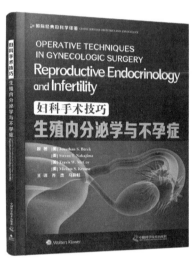

书　名：生殖内分泌学与不孕症
引进地：Wolters Kluwer
主　译：乔　杰　马彩虹
开　本：大 16 开（精装）
定　价：148.00 元

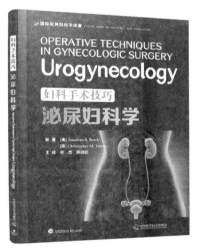

书　名：泌尿妇科学
引进地：Wolters Kluwer
主　译：乔　杰　韩劲松
开　本：大 16 开（精装）
定　价：128.00 元

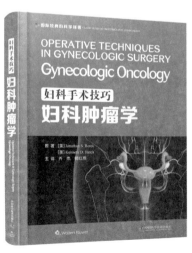

书　名：妇科肿瘤学
引进地：Wolters Kluwer
主　译：乔　杰　郭红燕
开　本：大 16 开（精装）
定　价：180.00 元

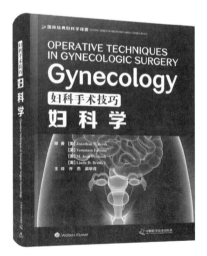

书　名：妇科学
引进地：Wolters Kluwer
主　译：乔　杰　梁华茂
开　本：大 16 开（精装）
定　价：288.00 元